# 好きになる解剖学 Part 3

自分の体の
ランドマークを
確認してみよう

竹内修二 著
Shuji Takeuchi

講談社サイエンティフィク

ブックデザイン――安田あたる
カバーイラスト――角口美絵
メディカルイラスト――スタジオ・コア、MEDICA ほか
かえるイラスト――くまこデザイン室

# まえがき

「自分の身体を愛しく思い好きになってもらいたい」との気持ちも含め、それが『好きになる解剖学』という表題です。

○○を好きになるには、その○○をよく知ることですよね。

普段何気なく使っている自分の身体のこと、どこまで知っていますか？　よくわかっていますか？

そう、何気なく使っていますよね。でも、いったん不都合が起きると、不便さを感じます。

目、鼻、口、耳で、目と耳は２つあります。１つが上手く働かなくなっても、２つあるからもう１つだけで大丈夫、という訳にはいきませんよね。

結膜炎とかで眼帯をしたことのある人は、多分気づいていると思いますが、片眼のみで階段を降りる時など、足を降ろす、すぐ下の階段までの距離がわからず、おっかなびっくり降りることになります。

眼は左右２つで同じものを見て（両眼視）、そのことによって距離感、立体感がわかる（立体視）のです。

「左右の眼で同じものを見て」といいましたが、同じようには見ていませんよね。

両方の手で輪を作ってみて、腕を伸ばしてその輪の少し離れた先のほうで、輪の中に縦長な長方形が中央に入るように、輪の右側と長方形の右端と輪の左側と長方形の左端との幅が同じようになるように、両眼で見てください。そして、片側の眼をつむってみてください。右眼をつむる、つまり左眼片側のみで見ますと、長方形が左に偏って、輪の右と長方形の右端との幅が広がったでしょう。今度は左眼をつむって右眼のみで見ますと、長方形が右に偏って、輪の左と長方形の左端との幅が広がったでしょう。つまり、左右の眼で見え方が違うのです。

ただ、筆者の場合は左眼のみで見るほうが、輪の中の長方形が極端に左に偏ります。利き目という概念では、移動の少ないほうが利き目というそうですから、右眼が利き目ということになります。

階段を降りるといえば、膝の靱帯を切ってギブスを着けて、片足の膝の屈伸がままならず、松葉杖で駅などの階段を降りる時、苦労したことを思い出しました。

やはり、両足とも股関節も膝関節も足関節、もちろん骨格筋も末梢神経も健常で歩行できることが普通で、なんとありがたいことなのですね。

この健常な、正常な身体の各部、各器官、それらがどのような形、構造をもっているのかを知るのは、今更ですが解剖学です。

ですから『好きになる解剖学』なのです。

ただ、1個の器官の構造というだけでなく、関節でつながるとか、その関節はどのような構造でどう結合しているとか、相互の関連性や、どのように働くのかとの機能も同時に考えて知っていただくと、より自分の身体を愛しく思えるようになるのではないでしょうか。

この本を読んで、解剖学を好きになってください。

2018年11月

竹内　修二

好きになる解剖学 Part 3

# contents

目次

## 第1部 上肢 1

## 第2部 下肢　55

# 第1部

# 上肢

体幹（胴体）から分かれている（肢）、上の部分が上肢です。四足動物の前足に相当する部分です。具体的にはどんな部位なのでしょうか？　腕や手は上肢に含まれるとわかりますね。意外に思われるかもしれませんが、鎖骨や肩甲骨も上肢に含まれます。

# 上腕・前腕・手　1

まずは「くぼみ」や「しわ」に注目。後半は神経や腱の走行をみます

## 〈肘①〉ひじのくぼみ——肘窩

わき（腋）の下はくぼんでいます。この場所を腋窩といいます。眼窩とかに使われる「窩」とはくぼみを表し、皮膚におけるくぼみにも使用します。ひじを軽く曲げると、ひじの前にくぼみができます。このくぼみにも「窩」を使い、ひじ（肘）のくぼみ（窩）で**肘窩**といいます。

**この肘窩に指を当てて、ひじを曲げてください。**すじっぽいものが浮き上がってきますね。摘まんでみるとコリコリしています。それを上にたどっていくと、力こぶに到達します。コリコリするそれは、力こぶとなる筋肉の腱なのです。その腱の下方は、前腕の骨（橈骨）に付いています。

上腕の前の筋が、肩のほうに縮んで、肘窩で浮き上がり触れた腱を引き、その腱はひじの関節の前を通って、付いている前腕の骨を引き寄せますからひじの関節が曲がるのです。力こぶは、ひじを曲げるために上腕の前の筋が縮んでこぶ状に膨らみ硬くなったものです。つまり、力こぶとなる筋（上腕二頭筋）がひじを曲げる働きをする筋なのです。

先ほどと同じように軽くひじを曲げ、浮き上がった腱を触れて、**その腱の内側やや奥を探るともう１本腱が触れます。**その腱の肩のほうの先の筋は力こぶの下に入り込んで触れられないのですが、上腕二頭筋同様にひじを曲げる筋で上腕筋といいます。

**それら２本の腱に触れたまま、ひじを伸ばし、その内側を触れてみますと、動脈（上腕動脈）の拍動が触れます。**その拍動を上のほうにたどっていくと、力こぶの筋に突き当たり拍動が感じられなくなります。動脈がその筋の下に入り込んで、つまり、筋に覆われて皮膚のすぐ下での拍動が感じられなくなったのです。何かにぶつかって切れては困る動脈は、基本、その走行は筋や骨に覆われて深部を走り、保護されています。しかし、今回のように、力こぶとなる筋線維の束が骨に付くため腱となり細くなって、覆いから外れると、皮膚の下で脈がとれてしまうようになってしまうのです。

## ●肘窩

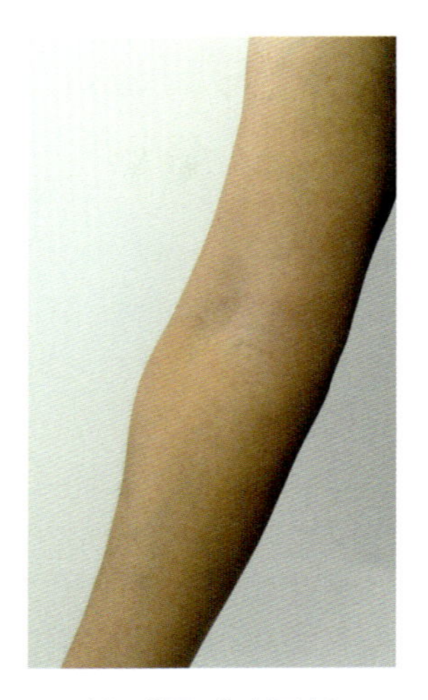

（右 前面 体表写真）

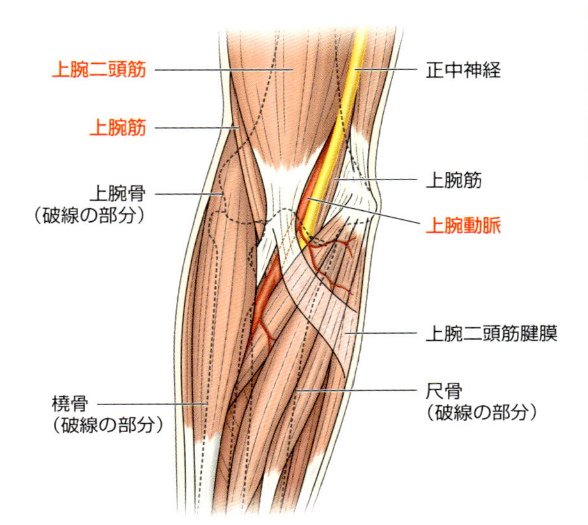


（右 前面 浅層）

確かめてみよう

### 肘窩における脈拍の触診

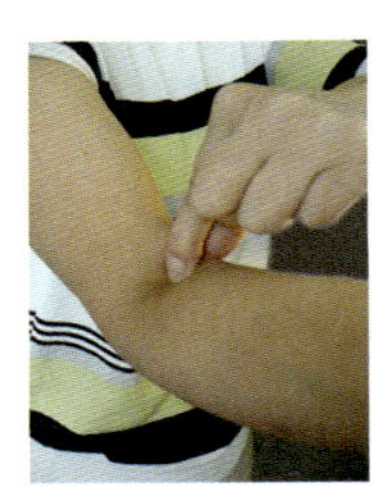

①肘窩に指を当てて、ひじを曲げる。摘まむ。

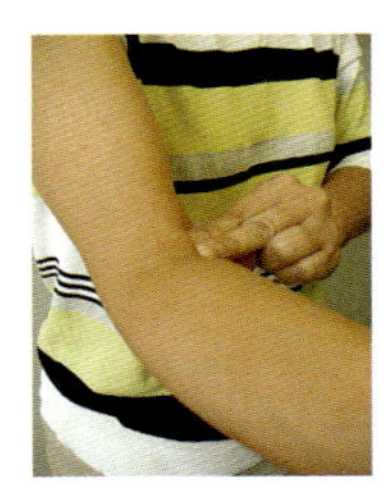

②肘を伸ばして指先を内側にずらす。

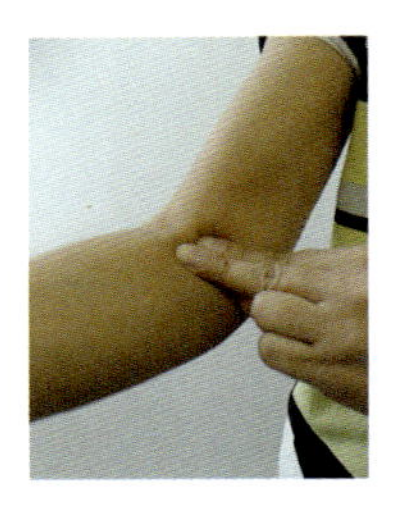

③拍動に触れる。

**ポイント**

◆肘のくぼみを肘窩という。力こぶの筋肉は上腕二頭筋で、ひじを曲げる働きがある。
◆上腕二頭筋の奥には、上腕筋がある。
◆上腕二頭筋の停止は橈骨、上腕筋の停止は尺骨。

## 〈肘②〉ひじの出っ張り——肘頭

ひじの前はくぼんだ肘窩でしたが、後ろは逆に出っ張ってひじ頭となり肘頭といいます。肘頭から手首まで骨が触れられますが、小指側でですよね。この骨が前腕の内側にある骨、尺骨です。**肘頭は尺骨の一部**なのです。肘頭の手前は腱になっていて、上腕の後面の筋に続いています。上腕の後面の筋は**上腕三頭筋**といい、縮むと肘頭、尺骨を引き、曲げたひじを伸ばす働きをもった筋です。肘頭を触れてひじを曲げ伸ばしすると、肘頭、尺骨が動いて曲げ伸ばしされていることがわかると思います。

曲げていると肘頭は出っ張っていますが、ひじを伸ばすと一直線状になり、あまり肘頭の出っ張りは感じられません。なぜなら、上腕骨のひじ側の裏面にくぼみが開いているのです。ひじを伸ばすと、出っ張りである肘頭は、このくぼみに入り込んでしまい平らに近いひじとなります。そう、ひじ頭がくぼみに入り込んでしまい、それ以上は伸びなくなるのです。このくぼみを**肘頭窩**といいます。

尺骨の肘頭の前側は関節面となっていて、上腕骨と関節をします（**腕尺関節**）。その上腕骨の関節面のすぐ上、裏側に、先ほど話した大きなくぼみがあり、ひじが伸びた時に、尺骨の出っ張りである肘頭が入り込むようにできているのです。出っ張りがくぼみに入り込めば、出っ張った状態ではなくなり、ひじを伸ばすと肘頭の出っ張りはあまり感じなく、前腕と上腕が一直線状近くになるのです。

ということで、ひじは伸ばしても180度以上には伸びないわけなのですが、しかし、過伸展して後ろに、くの字に曲がってしまう人もいます。男性より女性に、くの字に曲がる人が多いようです。くぼみに比べて入り込む出っ張りが小さいと、入り込みすぎますよね。この肘頭は、筋の付くところですから、筋肉が発達しているとより出っ張ります。男性に比べ筋力の弱い女性は肘頭が小さい人が多く、伸ばすと入り込みすぎて後ろに「くの字」に曲がってしまうようです。

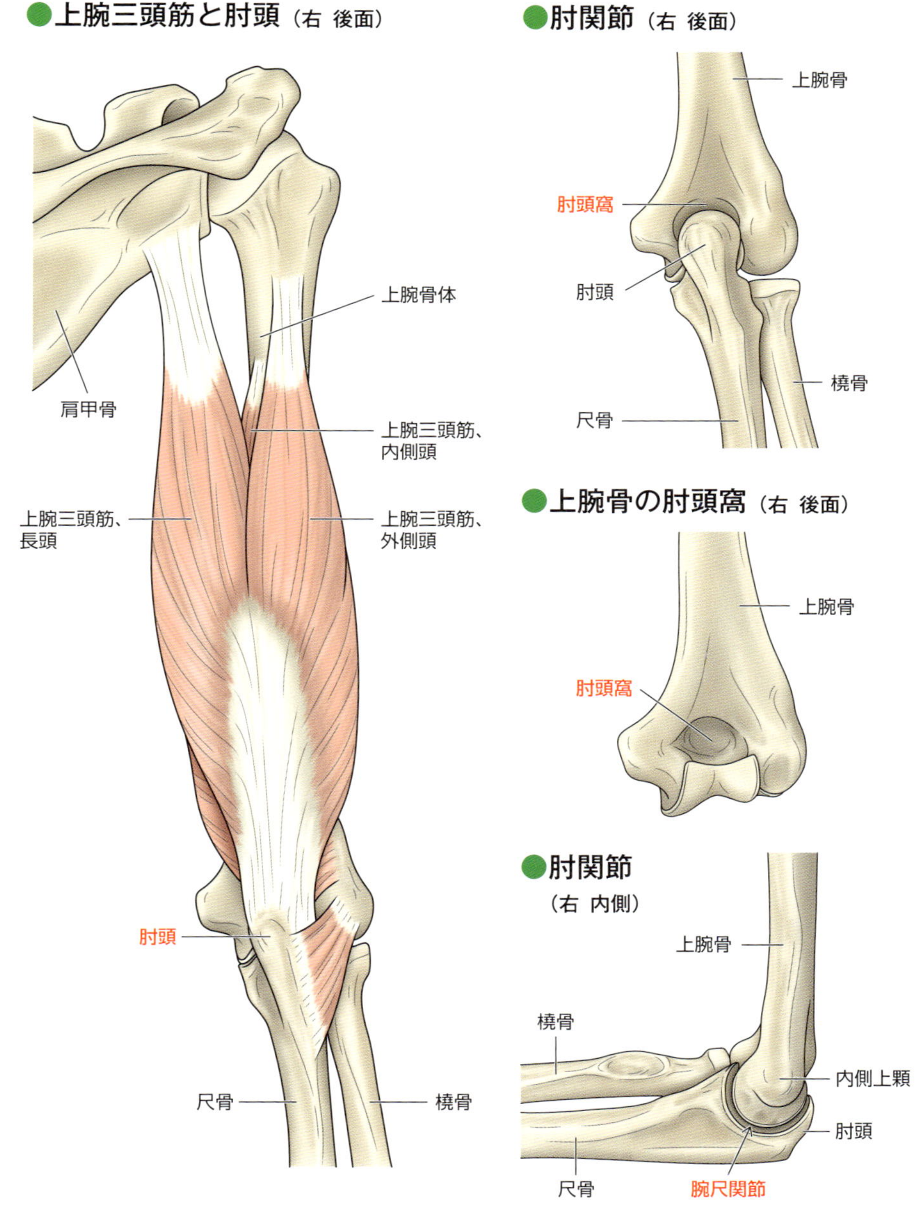


**ポイント**

◆肘頭は尺骨の一部である。

◆上腕の後面の筋は上腕三頭筋。縮むと肘頭を引き、曲げたひじを伸ばす。

# 〈肘③〉ひじと手首の皺とたるみ

ひじは曲げると、前側に折れ曲がります。ひざは逆で、後ろに折れ曲がります。折れ曲がる側であるひじの前の皮膚を見ますと、横に筋が見えます。その筋は後ろ側までは達していなくて、およそ前半分だけで、ひじを曲げていくと徐々に溝となっていきます。紙を折る時に、折る面に溝をつけると折りやすいですが、皮膚も同じような理由で、溝がついていて何本もあり皮膚の皺となっているのです。

手首の皮膚も見てみますと、前側で同様に横線が見られます。しかし、手のひらを返して見ますと、手の甲側の手首にも横線、溝が見られます。ひじと違い、手首は手のひら側へも、手の甲側へも折れ曲がるので、前にも後ろにも皮膚の横皺が見られるのです。その前後にある皮膚の皺は、手首を手のひら側に曲げると手の甲側の横皺が伸びて、皮膚の突っ張りを軽減します。逆に甲側に曲げると、手のひら側の手首の横皺が伸びます。手首の横皺は、曲げる時だけでなく伸ばされた時にも働いているようです。

ひじはどうでしょう。前述したように曲がる側である前には横線、溝が見られますが、手首と違い後ろには曲がりません。しかも、前の曲がりは力こぶを出す時のように、手首よりもかなり曲がります。そのため、**ひじの後ろの皮膚は皺ではなく、かなりたるんでいます**。

ぴったりしたズボンをはいてひざを曲げると、ひざの前の布が伸びて、それからひざを伸ばすとその伸びた布がたるんだままで、次にひざを曲げる時に、布が伸びているので曲げやすいですね。ひじの後ろの皮膚のたるみは、それと同じです。そうです、曲げた時に突っ張らないように、伸ばした時には皮膚がたるんでいるのです。摘まめるぐらいでしょう！　ですから、ひじを曲げてひじ頭が出っ張っても皮膚は突っ張らないのです。

ぴったりしたズボンでひざを曲げると、ひざの後ろの布は、折れ曲がり皺になります。ひじの前の、折れ曲がる側の皮膚に皺があるのと同じようにです。

## ●ひじと手首（右 体表写真）

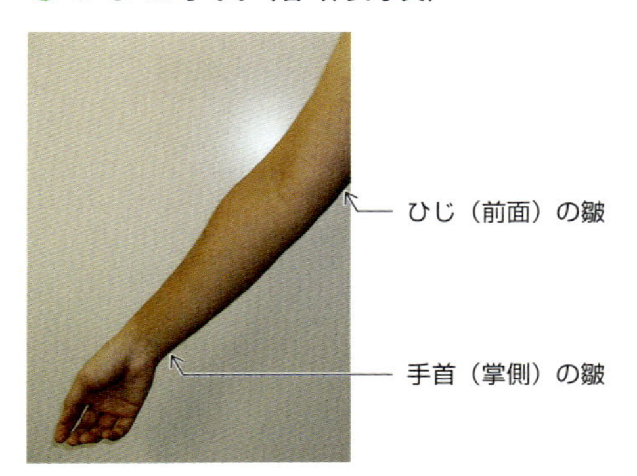


## ●手首の皺（右 体表写真）

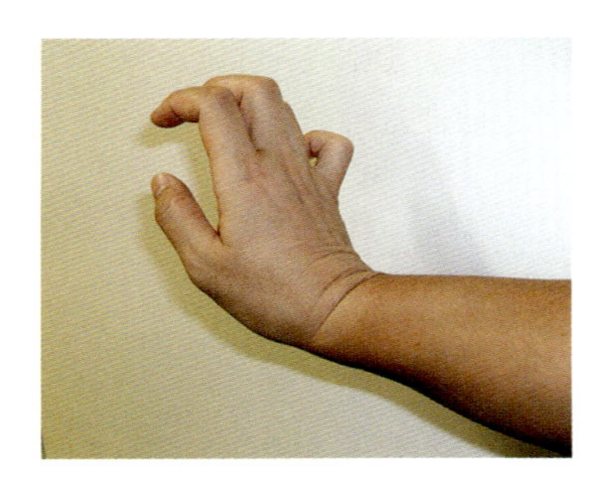

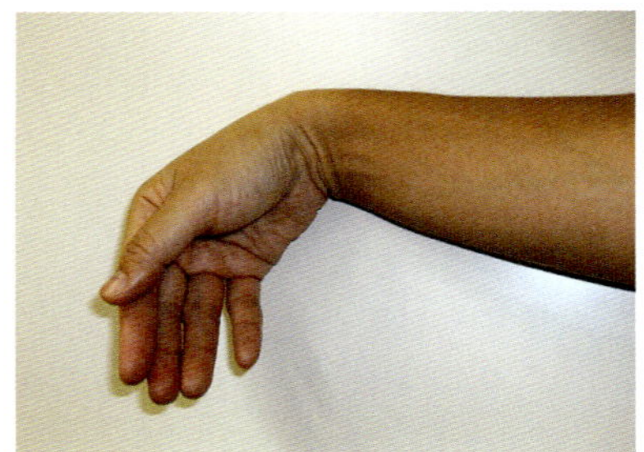

## ●ひじの後ろのたるみ（右 体表写真）

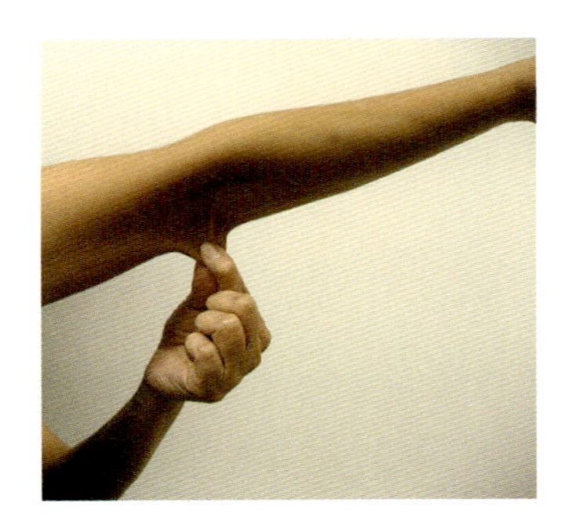

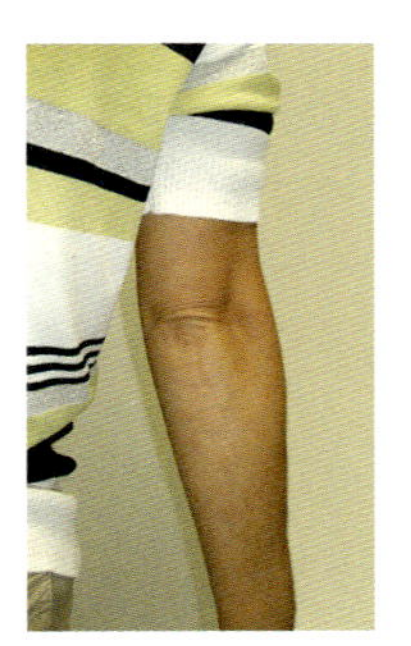

**ポイント**

◆皺は折れ曲がる側にできる。そして、その後ろ側には、折れ曲げた時に突っ張らないように、皮膚のたるみがある。

column

# 感情線は何のためにある？

## 手のひらの線

さて、前ページでは、ひじと手首の皮膚の線、「皺（しわ）」についてお話ししました。では手のひらはどうでしょうか？

手のひらには生命線とか感情線とか，多くの線があります。手をゆっくり握（にぎ）ってみてください。その線に沿って手のひらがつぼまってきます。

### ●指の皺（しわ）

では、**手のひらをひらいて指を見てください。**人指し指から小指の4本指には、3か所に横線があります。指の根元と指先の腹の根元とその間にです。親指の横線は2か所。なぜ横線の数が違うのでしょうか？　それらの横線は指の関節に合わせてあります。人指し指から小指の骨は3個ですが、親指の骨は2個しかなく、それで横線は2か所だけなのです。

### ●手のひらの皺（しわ）

もう一度、**指を曲げ握ってみてください。**人指し指から小指までの4指の指の根元の関節の位置は、指の股の横線とは合っていませんね。げんこつをつくった時の手の甲の先の出っ張りが指の根元の関節です。そうすると、指4本を曲げて握る時の手のひらの折れるところはどうなっているかというと、感情線と知能線といわれる横線になっています。

**物を握るようにではなく、指を軽く曲げて手のひらをくぼめてみてください。**そう、水をすくうようにです。すると、感情線、知能線、生命線といわれる手のひらの線状の溝がはっきりすると思います。

もう一度、**すべての指を伸ばして、今度は小指から始めて薬指、中指ぐらいまでで手のひらをくぼめてください。**感情線が深い溝となります。では、人差し指から始めてみてください。知能線が人差し指側から深い溝となります。

**1つ2つと指を折って数える時のように、親指を手のひら側に折ってみてください。**そうすると生命線がはっきりした溝となりま

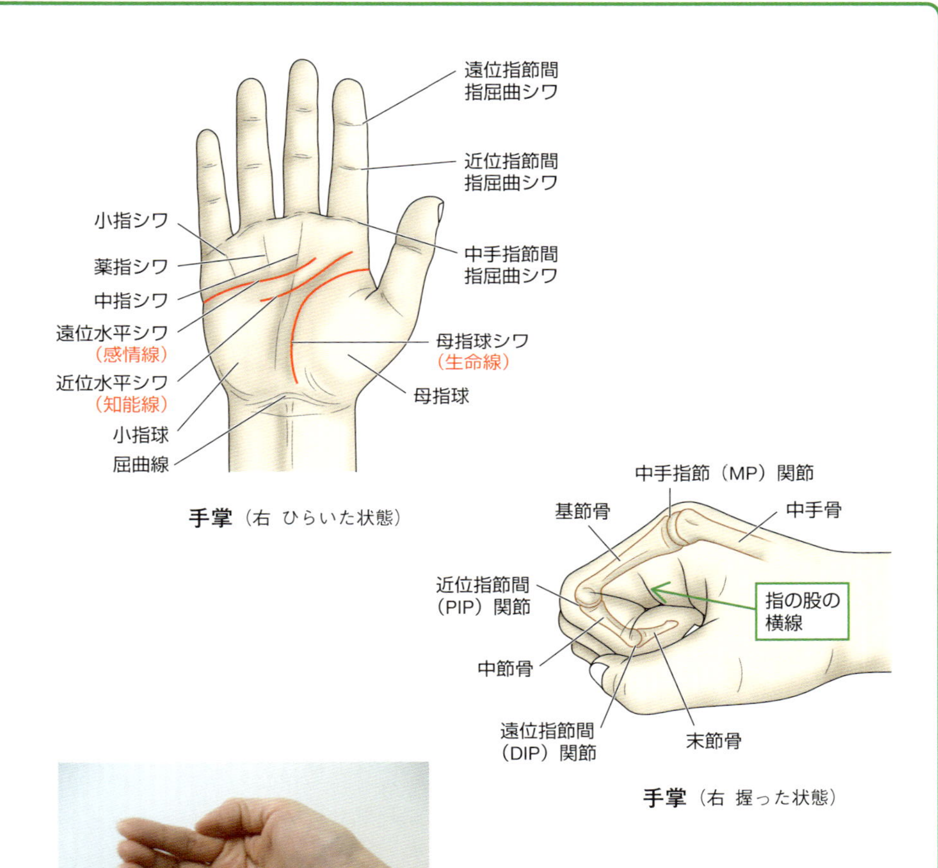


**手掌**（右 ひらいた状態）

**手掌**（右 握った状態）

**手掌**（右 つぼんだ状態 体表写真）

す。生命線は、親指を小指側に向かって折る、対立運動の時に手のひらの皮膚を折る際の折り目となっているのです。

手相で使われる手のひらの線は、手の指を曲げる際に手のひらの皮膚を折れやすくするための折り目だったのです。

## 〈手首 1〉 **腱の横から動脈**——橈側手根屈筋

手首の皮膚の横線、横皺の話に戻りましょう。手首は手のひら側にも手の甲側にも曲がるので、両方とも皮膚に折れ目としての溝があります。関節を伸ばした時の皮膚のたるみや、折れ目としての溝は、それらが引き延ばされて、皮膚の突っ張りを軽減しているのでした。

手首や指を曲げる筋肉の本体（筋線維の束＝筋束）は、前腕前面のひじに近いほうにあります。その筋束から続く腱が、手のひらの根元付近の骨（手根骨）や指の骨にまで伸びてくっ付いています。筋線維は収縮して腱を引っ張り、腱は関節の先に付いている骨を引っ張って関節を曲げたり、曲がっている関節を伸ばしたりするのです。

**関節を通り越すのは腱です。**指を曲げて手を握り、手首を折ってみてください。手首付近は腱ばかりになっているのがわかると思います。筋束ではほとんど隙間がありませんが、筋束より細い腱となってしまうと、腱と腱との間に隙間ができてしまいます。筋束に覆われてカバーされていた動脈も、腱と腱との隙間を走るようになると、皮膚の上から拍動が触れるようになります。

手首を曲げて皮膚を押し上げて出てくる腱で、親指側のやや太い腱（**橈側手根屈筋の腱**）の外側で骨（橈骨）との間を触れると、動脈の拍動を感じると思います。**橈骨動脈**といいます。普段、脈をとっているのはその橈骨動脈の拍動を数えています。拍動が感じられる手首から、徐々に指をひじのほうに移動してみてください。そのうち、拍動が感じられなくなります。触れていた動脈が腱の先の筋束の下に入って、カバーされたからです。

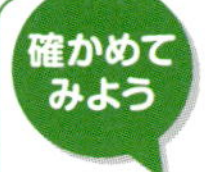


**手首で脈をとってみよう**

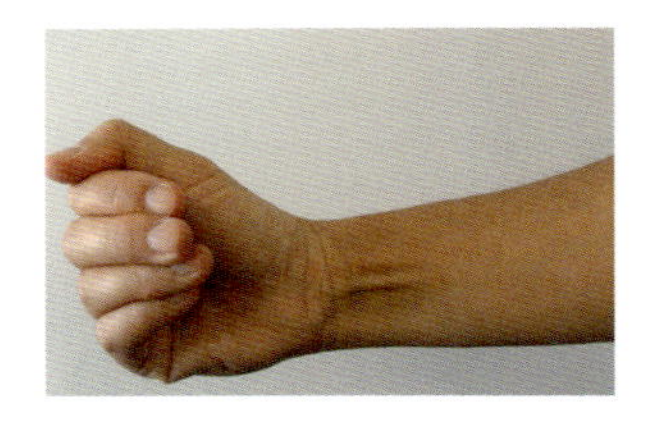

①親指側の橈側手根筋の腱を確認。

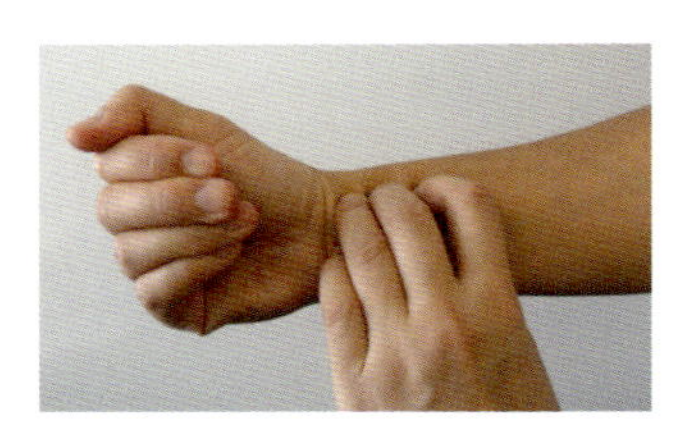

②その外側に触れると、橈骨動脈の拍動を感じることができる。

## ●上肢（右 前面 体表）

肩峰
鎖骨
三角筋
大胸筋
上腕三頭筋、外側頭
上腕二頭筋
腕橈骨筋
長掌筋の腱
母指球
小指球
母指
手掌
示指
小指
薬指
中指

## ●手首

母指球筋
小指球筋
豆状骨
尺側手根屈筋の腱
長掌筋の腱
橈側手根屈筋の腱

（右 前面 体表）

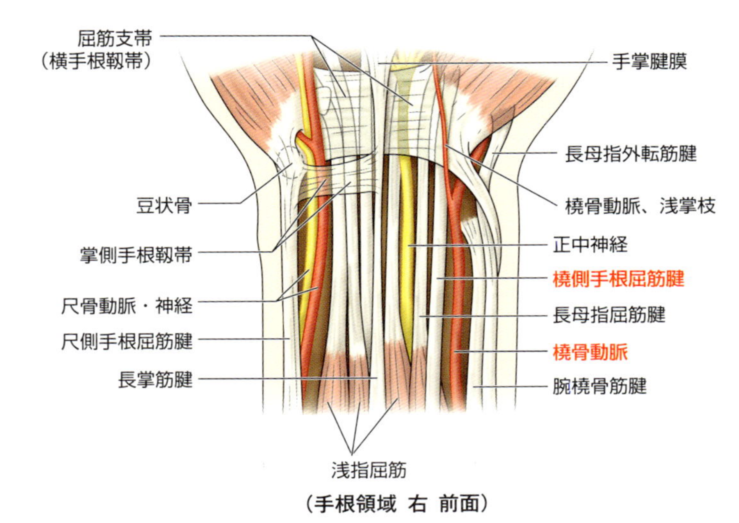


（手根領域 右 前面）

**ポイント**

◆手首や指を曲げる筋肉の本体は、前腕のひじに近いところにある。
◆手首付近は腱ばかりになり、腱と腱の隙間にて拍動を触れることができる。

## 〈手首②〉皮膚の下のリストバンド——屈筋支帯と伸筋支帯

脈は、手首だけではなく、ひじの内側でもとれました。そうです、肘窩の項（p.2）で述べましたように、上腕二頭筋や上腕筋の停止腱の内側で、上腕動脈の拍動が触れたのでした。上腕二頭筋の停止腱は、ひじを曲げると皮膚を押し上げて浮き上がってくるのでしたよね。

本を見開きにして片側のページの端の真ん中にひもを留め、ページをまたいで反対側の端までひもを横切らせ、そのひもを引っ張ると、本は左右のページの間で折られてきます。この時、引っ張ったひもはピンと斜めに張り左右ページの間から離れます。ひじを曲げて、ひじの関節の上で腱が斜めに張り皮膚を押し上げているのはこのことです。手首の腱は、手の根元の骨だけでなく指先の骨（末節骨）やその手前の指の骨（中節骨）まで伸びています。指を曲げたら、それらの腱は手のひらや手首の皮膚を数センチも押し上げてしまいます。先ほどのひもですが、左右ページの折れるところを指ででも押さえたうえで引っ張れば、斜めに張ることなくページを立てることができます。腱も同じで、関節部のところで押さえておければ少々のもち上がりはあっても、腱が皮膚を押し上げて斜めに張ることはないでしょう。筋束や腱の外側を筋膜が覆っていますが、その筋膜が手首のところでリストバンドのように厚くなって腱の押さえになっています。手のひら側の手前の部分は、屈筋の腱の押さえとなっていて**屈筋支帯**と呼ばれています。手の甲側の根元の手首は、曲がっていた手首や指を伸ばす伸筋の腱が通っています。手首は手の甲側にも曲がりますので、伸筋の腱が浮き上がらないように甲側の手首にも押さえとして、筋膜の厚くなった**伸筋支帯**があります。これら支帯の下を腱が引っ張られたり伸ばされたりと移動するので、摩擦が起きないようにと、移動する腱を取り巻いている筒が置かれています。その筒は、刀を入れる鞘のようで、刀の代わりに腱が入っているので、**腱鞘**と呼ばれています。

**確かめてみよう**

### 筋肉と腱の関係をバインダーで再現

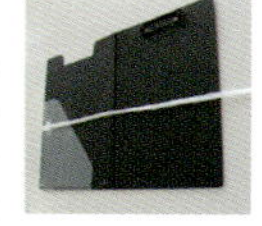

①2つ折りのバインダーを開き、片側にひもの端をセロテープなどで留め、まっすぐ反対側まで伸ばす。【ひじを伸ばした状態】

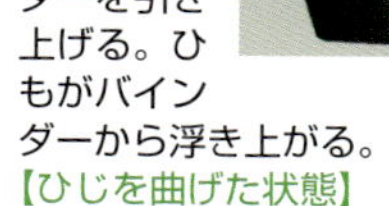

②ひもを引っ張って、片側のバインダーを引き上げる。ひもがバインダーから浮き上がる。【ひじを曲げた状態】

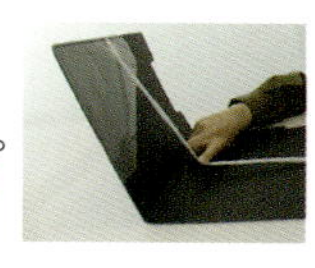

③指でひもの浮き上がりを押さえる。【手首の屈筋支帯が、腱の押さえとなっている状態】

## ●手

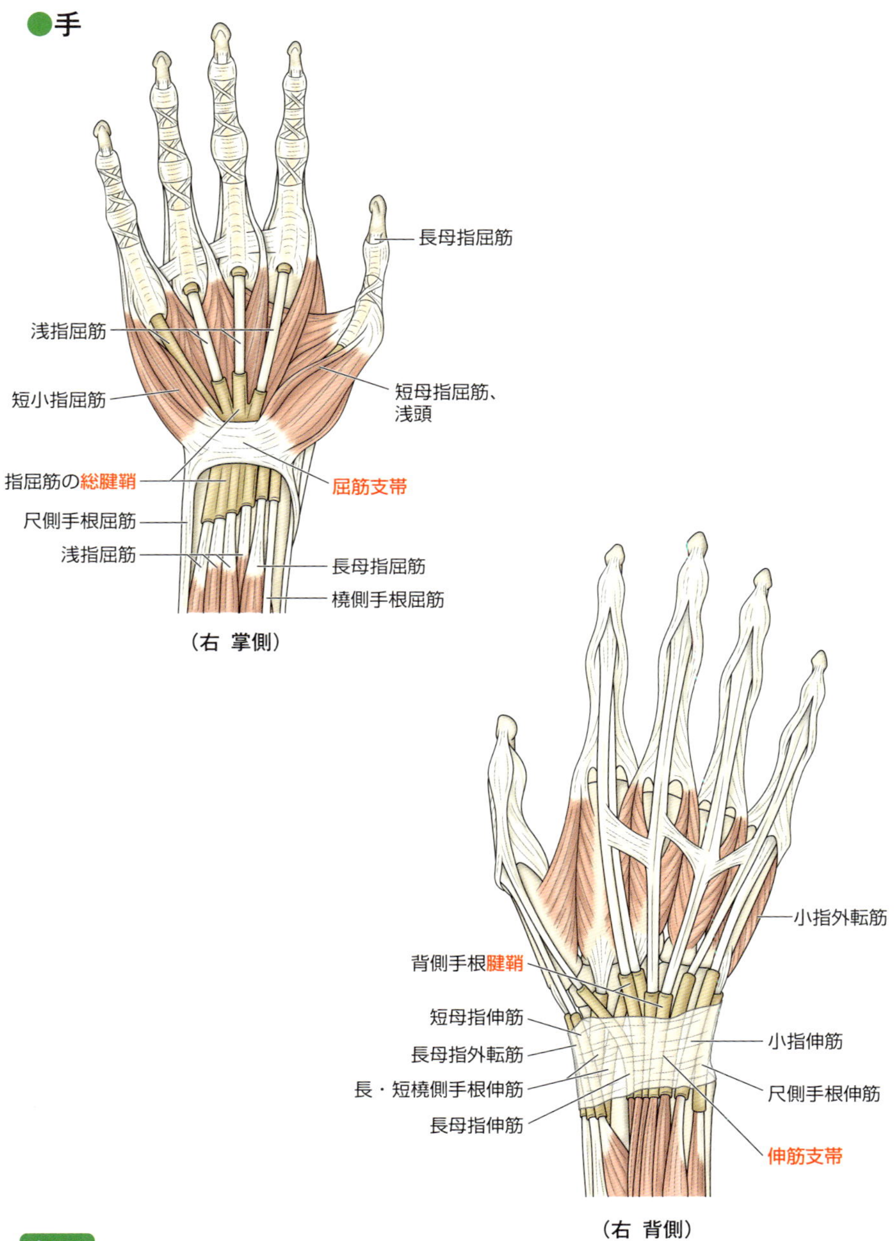


（右 掌側）

（右 背側）

**ポイント**

◆手首のところで、筋膜がリストバンドのように厚くなり、腱の押さえとなっている。
◆手のひら側には、屈筋支帯があり、手の甲側には伸筋支帯がある。

## 〈前腕①〉「橈」と「尺」。どちらが外側？——橈側と尺側

ひじから手首までの前腕には、２本の骨が並んでいます。親指側（外側）の骨を橈骨、小指側（内側）の骨を尺骨といい、前腕の外側を橈側、内側を尺側といいます。

手首（手根）を曲げる、屈曲する筋が前腕の外側と内側にあり、前述したように、外側が**橈側手根屈筋**、そして内側が**尺側手根屈筋**と呼ばれています。

動脈も、メインは外側と内側を走っていて、それぞれ**橈骨動脈**と**尺骨動脈**と呼ばれます。橈骨動脈は、橈側手根屈筋の手首側の腱の外側を走っています。脈のとりやすい動脈ですね。

神経も同様に、**橈骨神経**と**尺骨神経**というように呼ばれています。腕や手の皮膚に分布したり筋を支配している神経は、首の真ん中より下の椎骨と椎骨の間から出てきます。むち打ち症になったりした時に、腕がしびれたり関節が動かなくなったりするのは、これらの神経が麻痺したためです。

ひじの内側のやや出っ張った骨（上腕骨内側上顆）をぶつけたりして、ビリビリと電気が走ったことがありませんか？　その際に、しびれるのは前腕や手の尺側です。先ほどのひじの裏側の出っ張り、肘頭との間を探ってみますと溝が感じられます。その溝にすじっぽいひも状のものが触れ、ゴリゴリさわっていると、手先のほうへ向かって電気が走ります。それは神経で、尺骨側を走行する**尺骨神経**です。先ほどの溝は、尺骨神経が入って走る溝ということで尺骨神経溝と呼ばれています。ゆめゆめ、前に座っている友人のひじを見て、ついついピンとはじくことのないように。

尺骨神経溝を通った尺骨神経は、上腕骨内側上顆から始まる**橈側手根屈筋**や長掌筋や**尺側手根屈筋**の筋束に覆われ保護されて走行します。橈側手根屈筋も始まりは、尺側手根屈筋と同じ内側、尺側です。尺側手根屈筋は手首手前で長い腱となり、手根骨に付きます。手のひらの小指側の縁の根元を触れると、豆のように丸いコリッとした骨を触れると思います。その豆状骨に、尺側手根屈筋の腱が付くのです（p.11 参照）。

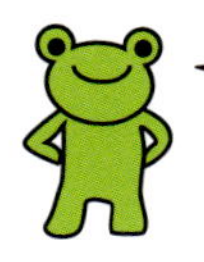

手はクルクル回るから、どっちが内側でどっちが外側か、わかりにくいケロ。腕をだらんと伸ばして立った時、手のひらを前に向けた状態を基準に考えるとよいそうです。そうすると小指側が内側で、親指側が外側になりますケロ。

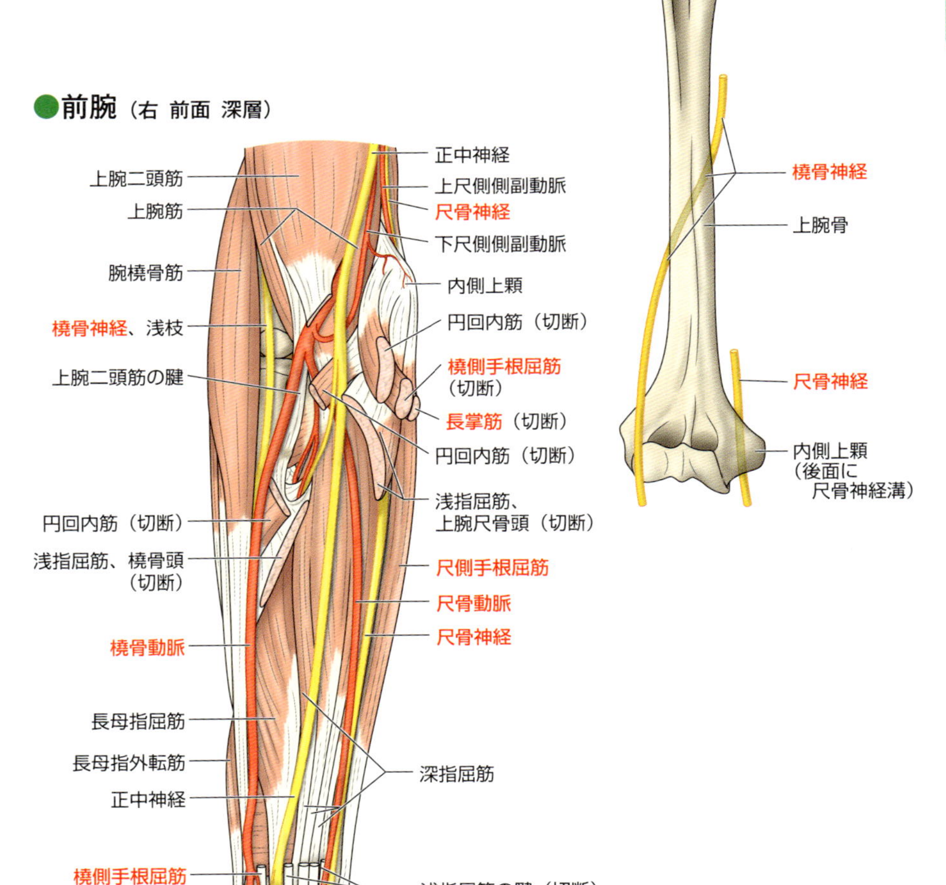


**ポイント**

◆前腕において、親指側（外側）を橈側、小指側（内側）を尺側という。
◆神経や動脈、筋肉の名前に、橈骨○○、尺骨○○、橈側○○、尺側○○というように、この方向表記がつけられている。
◆橈側手根屈筋の始まりは、尺骨手根屈筋と同じ尺側だが、停止部分は橈側。

## 〈手①〉鷲手（わしで）——尺骨神経麻痺（しゃっこつしんけいまひ）

鷲手とは、尺骨神経の運動麻痺の症状で、わし掴（づか）みのような手つきとなります。運動麻痺ですから、筋肉が麻痺してしまい、上手く掴むことはできなくなります。

手のひらおよび指で物を持つ際の動作に、「摘（つ）まみ」、「掴（つか）み」、「握（にぎ）り」があります。「わし掴み」は、「掴み」の１つの型である「球状掴み」に含まれ、ボールなどの球形の物を掴む手つきとなっています。

「わし掴み」の「わし」は鳥の「鷲」で、「鷲掴み」とは、ワシやタカなどの猛禽類（もうきんるい）が、鋭い爪の生えた足の指でウサギやネズミなどの獲物を捕らえる時のように似た掴み方を指しています。「感情が激して相手の肩をわし掴みにした」とか、「お賽銭（さいせん）をわし掴みにして賽銭泥棒は逃げていった」などと使われる「わし掴み」（鷲掴み）です。

指と指の間に紙を挟んで引っ張ってみてください。たいていの指の間では紙は引き抜かれてしまいます。ただ、親指と人差し指の間に挟んだ紙は、親指で挟む力が強くて引き抜けずに破れてしまうことさえあります。親指を人差し指に寄せる運動を母指内転（ぼしないてん）といい、**母指内転筋**という筋が働いています。親指と人差し指とが合流する付近を押すと痛い場所がありますが、合谷（ごうこく）と呼ばれるツボです（p.46）。その付近かちょっと上に横切っている筋がありますが、それが母指内転筋です。

尺骨神経は手のひらの小指側の皮膚と筋を支配していますが、一部、親指側にまで回り込み母指内転筋を支配しています。そのため、尺骨神経が麻痺すると母指内転筋が働けず、いくら力を入れても、親指（母指）と人差し指の間に挟んだ紙は、スルスルと引き抜かれてしまうのです。

### ●尺骨神経麻痺

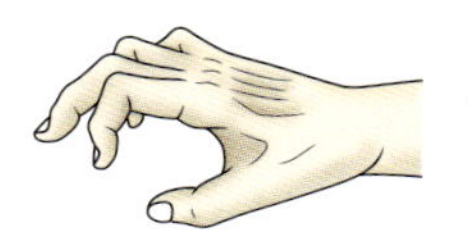


運動麻痺

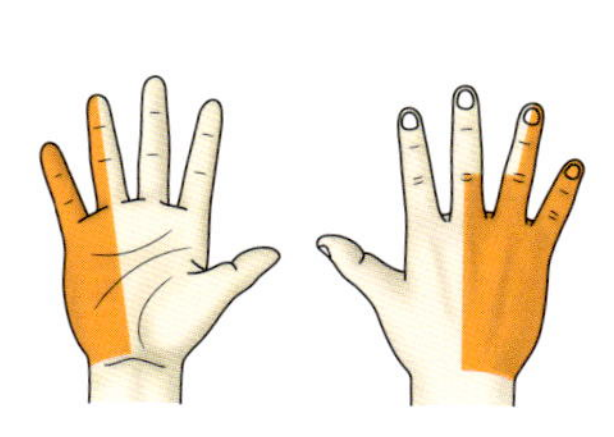

感覚麻痺

## ●手掌の筋（右 掌側 中層）

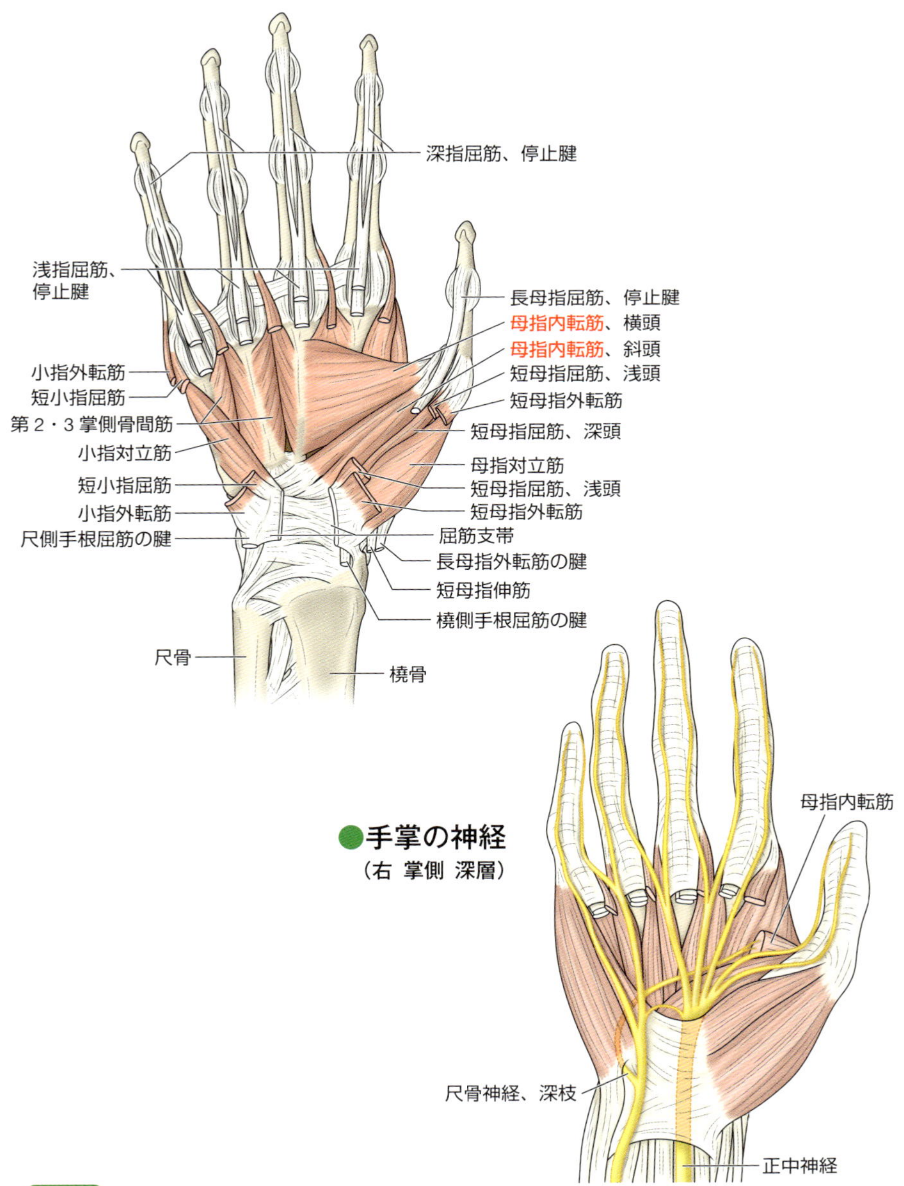


## ●手掌の神経
（右 掌側 深層）

**ポイント**

◆尺骨神経は、手のひらの小指側の皮膚と筋を支配しているが、一部、親指側に回り込み、母指内転筋を支配している。

## 〈手②〉**腕枕には要注意**——橈骨神経麻痺と下垂手

腕枕、いえいえ、自分の腕でおこなう腕枕ではありません。愛しい人に腕を貸してあげての腕枕ですが、長い間貸してあげていますと腕がしびれてきてしまいますよ。重い頭をずっと二の腕、力こぶの上に載せていると二の腕の裏側を走っている**橈骨神経**が麻痺してしまうのです。新婚旅行、ハネムーンで発病する人がいるので、橈骨神経麻痺をハネムーン症候群ともいうのです。もちろん、寂しく自分で自分の腕を枕にしても、橈骨神経麻痺になることもあります。さらに、飛行機の狭い座席に、長時間身動きせずウトウト寝ていると、圧迫されて橈骨神経麻痺が起こることもあるとか。その症状は、手首が曲がったままで手首を反らすことができず、握力が低下し手が垂れ下がった状態になるので、下垂手と呼ばれます。「うらめしや〜」と出てくる日本の幽霊さんは、みなさん、橈骨神経麻痺なのかもしれませんね。

尺骨神経も橈骨神経も、首すじから鎖骨の下を通ってわき（腋）の下（腋窩）へと至ります。腋窩から尺骨神経は上腕の内側を走って、上腕骨内側上顆の後面の尺骨神経溝を通って、前腕の内側（尺側）から手の内側を走行していました。

橈骨神経は、腋窩から上腕遠位の外側（橈側）へと上腕骨の骨体後面中央付近を内上方から外下方に向けて斜めに走行しています。その際、上腕骨の骨体後面中央付近に内上方から外下方に向けて斜めに橈骨神経が通る道筋に沿って溝が見られ、上腕骨の**橈骨神経溝**と呼ばれています。

桜の木の根元で大の字に寝ていて、腕がしびれ手首が伸ばせなくなった経験があります。上腕部が堅い桜の根に載って、上腕骨橈骨神経溝を走行する橈骨神経が、上腕骨と根に圧迫されて一時的に麻痺してしまい、橈側手根伸筋や尺側手根伸筋、指伸筋などの前腕の伸筋に指令が行き渡らなくなって手首が伸ばせなくなり、下垂手のような症状が現れたのだと思います。

### ●橈骨神経麻痺

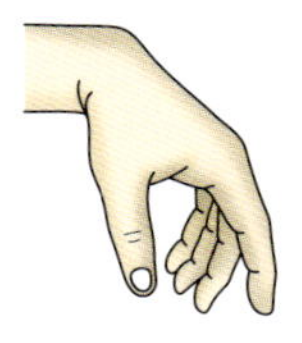

下垂手

運動麻痺

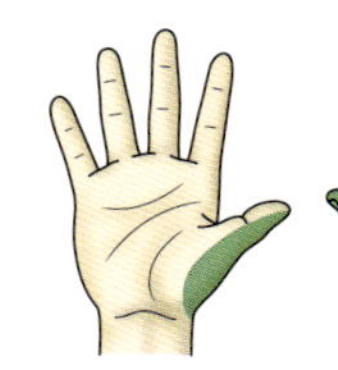

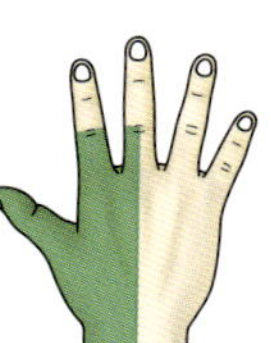

感覚麻痺

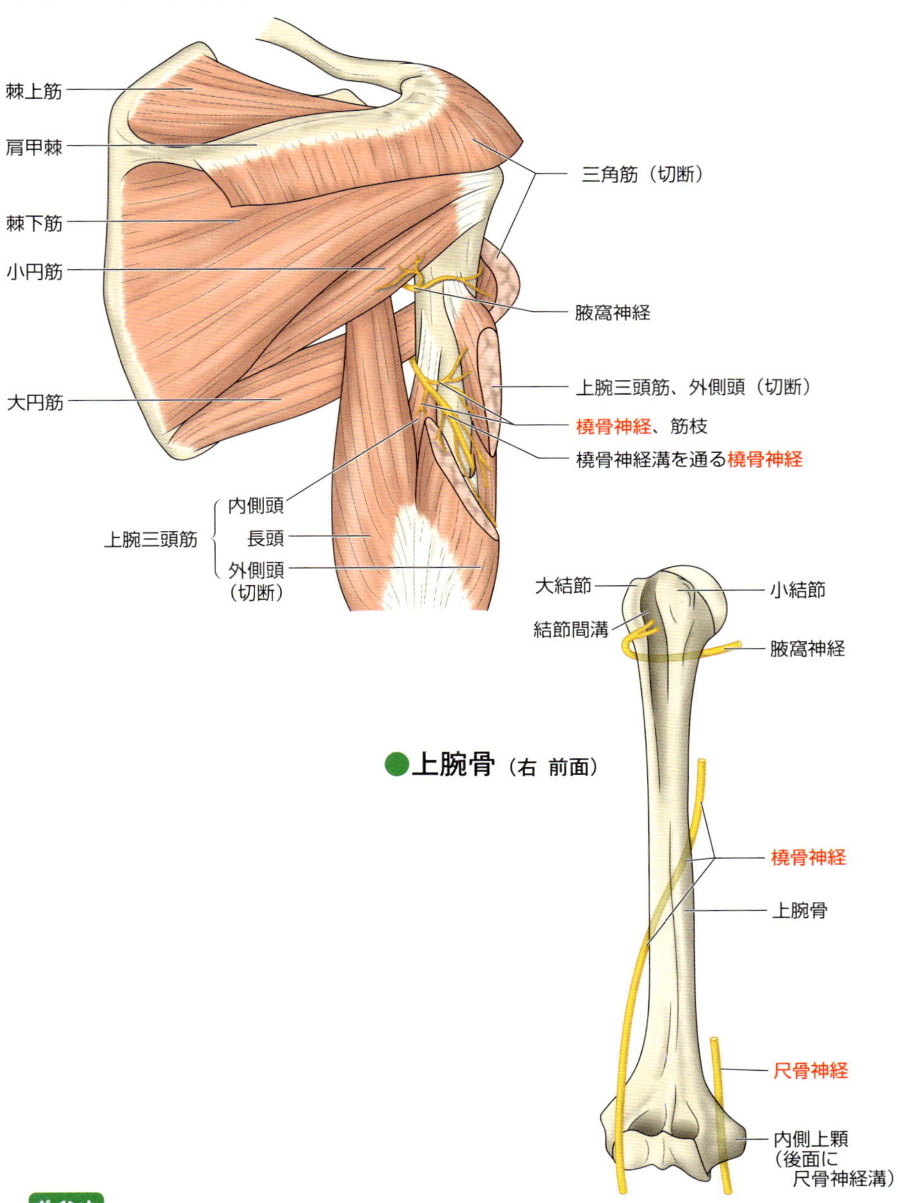


**ポイント**

◆橈骨神経は、腋窩から上腕骨の後面を、上腕遠位の外側（橈側）に向かって斜めに走行する。
◆上腕骨の後面中央付近には、橈骨神経が通る道筋に沿って溝が見られ、橈骨神経溝と呼ばれる。

## 〈手③〉猿手（さるて）——正中神経麻痺（せいちゅうしんけいまひ）

サルは両手で上手く水をすくうことはできないのかな？

「何かちょうだい」と出した手は、運命線・生命線・感情線や指の関節の横線で軽く折れて、もらった物が手のひらからこぼれ落ちないようにくぼませています。ヒトの手はそうですが、サルの手はそうではないのだそうです。サルもヒトと同じように親指が離れていますが、親指の腹をほかの指の腹とつける対立運動は上手くできないのだそうです。ですから、生命線で折って親指を寄せて手のひらをくぼませることができず、手のひらは平らなままとなるので、**正中神経麻痺**の手つきがちょうどそのような形で猿手と呼ばれています。

正中神経？　前腕（ぜんわん）の内側は尺骨（しゃっこつ）側で、尺骨動脈と尺骨神経が走行しています。外側は橈骨（とうこつ）側で、橈骨動脈と橈骨神経が走行していました。動脈はメインの上腕（じょうわん）動脈が肘窩（ちゅうか）付近で二股に分かれ、尺骨動脈と橈骨動脈になります。静脈も同様にです。ただ、皮（ひ）静脈は尺側皮静脈と橈側皮静脈と、その間にも皮静脈があり、前腕**「正中」皮静脈**といいます。

実は、前腕を走行する神経も同じで、尺骨神経と橈骨神経の間、前腕の正中を走行する3種類目の神経があり、**「正中」神経**と呼ばれています。その正中神経は、手首や指を屈する前腕屈筋群（ぜんわんくっきん）のうち、尺骨神経が支配する尺側手根屈筋（しゃくそくしゅこんくっきん）と深（しん）指屈筋（しくっきん）の4指と5指に行く筋束（きんそく）以外の大多数の前腕屈筋を支配しています。正中神経は、手のひらでは親指の付け根の膨らみ、母指球（ぼしきゅう）（ネコやイヌの足の肉球にあたる）をつくる筋肉、母指球筋も支配しています。その母指球筋には、母指対（ぼしたい）立筋（りつきん）や短母指外転筋（たんぼしがいてんきん）や短母指屈筋（たんぼしくっきん）があり、親指の対立運動や人差し指から離す外転運動、数える時に親指を折るなどの運動をしています。正中神経が麻痺するとそれらの運動ができなくなり、親指は人差し指から離せず、生命線で折る対立運動もできず、サルの手のように手のひらが平らになってしまうので、上述の猿手といわれるのです。

### ●正中神経麻痺

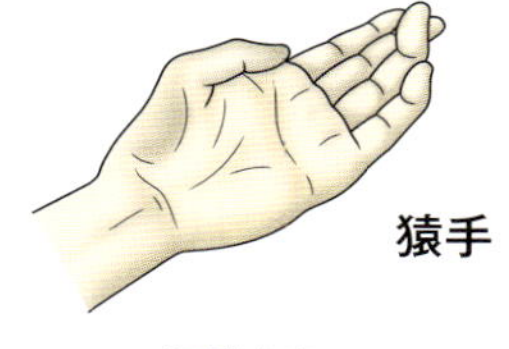


運動麻痺

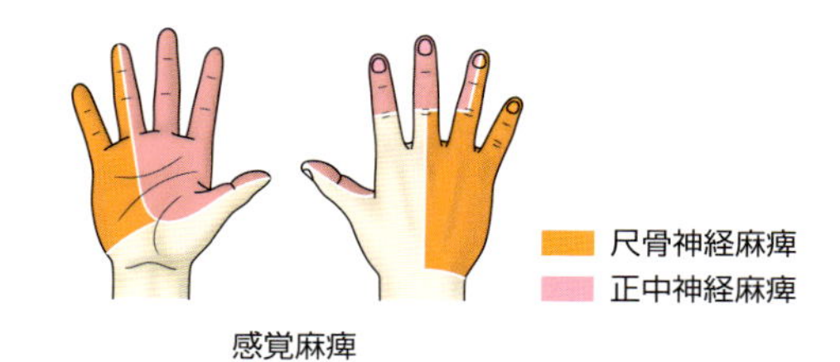


感覚麻痺

## 前腕（右 前面 深層）

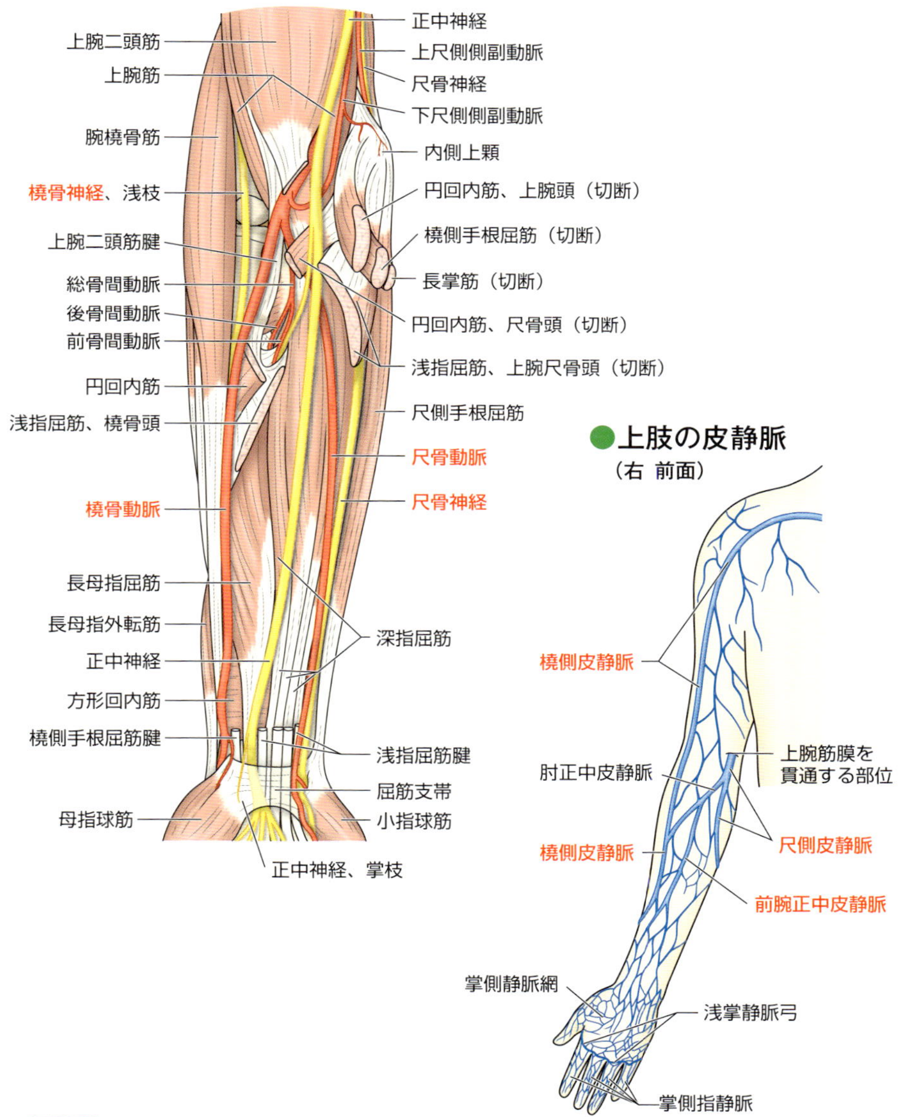


**ポイント**

◆上肢の末梢神経障害で代表的な疾患として、尺骨神経麻痺、橈骨神経麻痺、そして正中神経麻痺がある。
◆正中神経は手首や指を屈する前腕屈筋群のうち、尺骨神経が支配している筋以外の大多数を支配している。母指球筋も支配している。

## 〈手④〉影絵のおきつねさん——腱間結合

影絵でおきつねさんをつくる時、人差し指と小指を立ててキツネの耳にします。この２本は上手く立つのですが、中指とか薬指はなかなか上手く立ちません。

確かめてみましょう。グーをつくってみましょう。応援の時のように、ちょっと力を入れて握ってみてください。そのまま、親指のみを立ててみてください。「イェーイ」と真っ直ぐ、それどころか反らすこともできます。では、親指を戻して人差し指を伸ばしてみてください。もう一度グーをつくって、これも、人を指せるように真っ直ぐに立てられます。しかし、やや緩んでいる隣の中指をグッと折り曲げてみると、立っていた人差し指はやや傾いてしまいます。小指はどうでしょうか？　人差し指同様に、真っ直ぐ立てられます。でも、やはり隣の薬指をきつく折り曲げると、やや傾いてしまいます。しかし、中指と薬指は、上手く立てられません。中指を立てるには、両隣の人差し指と薬指を緩めないと立てられません。薬指に至っては、両隣を緩めるのではなく伸ばし、それだけではなく人差し指も緩めないと上手く立てられません。無理やり立てようとすると、手の甲が突っ張り、痛みさえ覚えることがあります。

指を反らせて手の甲を見ると、各指に向かい４本の腱が見えます。これらは**総指伸筋**の腱です。この腱は、隣り合った腱と腱とがつながれています。**腱間結合**というのですが、指を伸ばすと腱がつながれているので、隣の指も引っ張られて伸ばさざるを得ないのです。親指は、ほかの４本とはつながれず単独で働けます。中指と薬指は両隣とつながれています。人差し指（示指）と小指（小指）は、片側のみがつながれています。そのうえ、働きの関係で、それぞれ**示指伸筋**と**小指伸筋**という単独で働ける筋ももっています。それゆえ、ある程度の動きの自由度があり、中指と薬指を曲げていても、キツネの耳となるぐらいの伸展はでき、手で影絵のキツネがつくれるのです。

指を伸ばすと前腕の後面の筋肉がピクピクするよね。指を伸ばす筋である総指伸筋は、上腕骨の外側上顆という、ひじの外側の部分から始まるよ。前腕の裏側を外側から中心に向けて走っているんだ。手首の手前あたりから腱が４つに分かれて、停止部は尾っぽのようになっているケロ。だから、多尾筋ともいわれるよ。

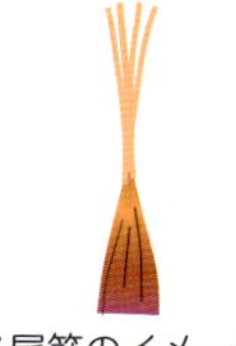
多尾筋のイメージ

## ●いろいろな指の形（右 体表写真）

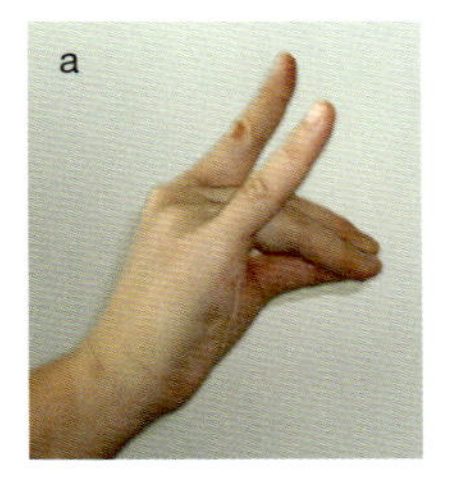

a. 人差し指と小指は立てられる。

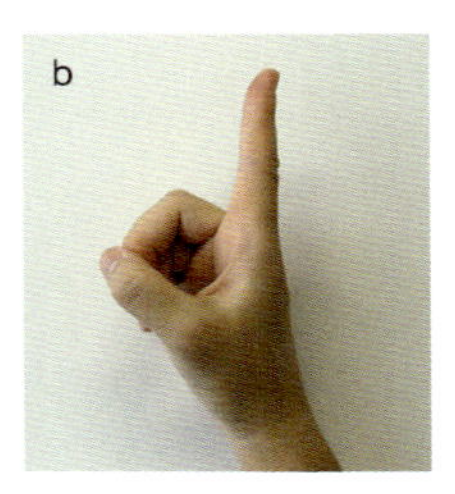

b. 中指を緩めた状態なら、人差し指はまっすぐ立てられる。

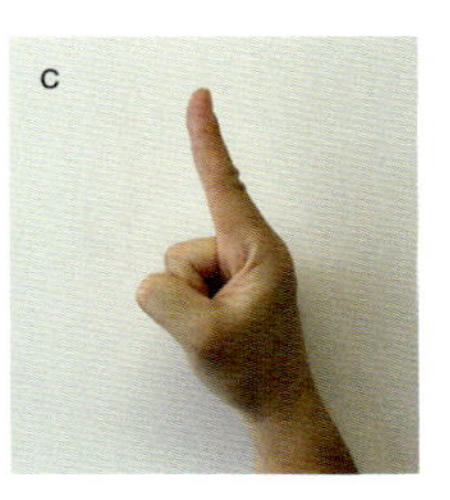

c. しかし、中指をぐっと曲げると、人差し指もつられて少し曲がってしまう。

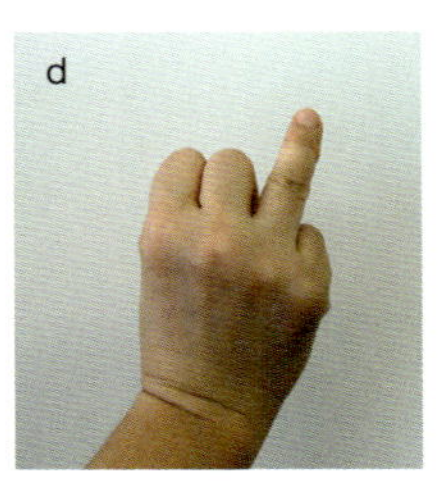

d. 薬指は、立てられない……。

## ●伸筋の腱と腱間結合
（右 背側 中層）

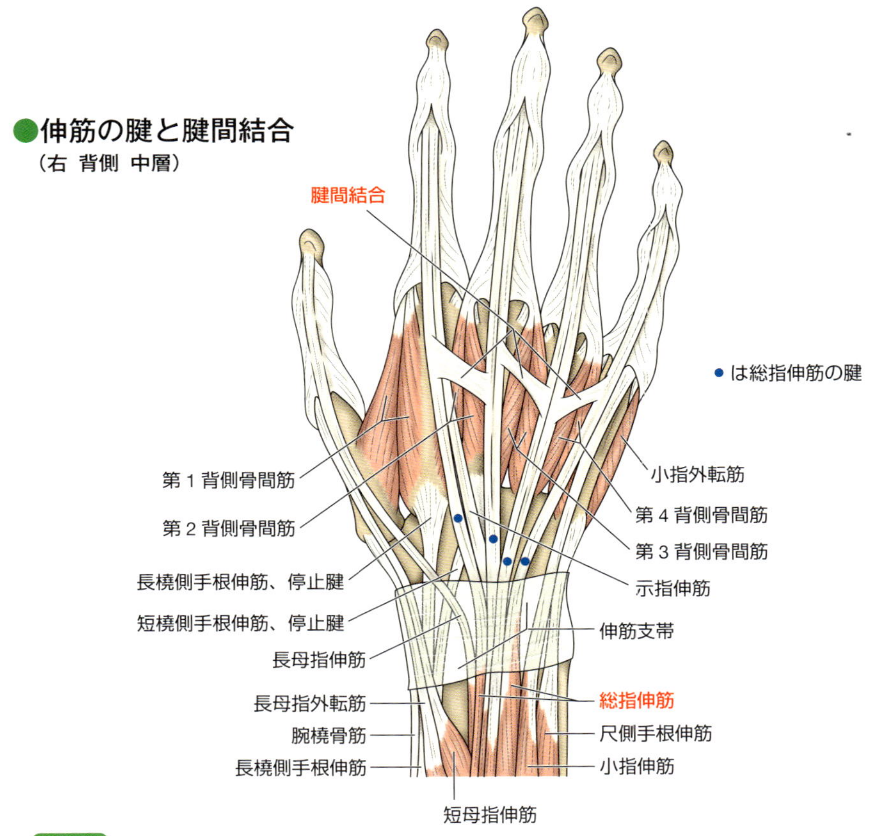


**ポイント**
◆総指伸筋の腱は、隣どうしがつながれている。腱間結合という。手の甲側にある。
◆中指と薬指は両隣がつながれているため、単独で指を伸ばすことがむずかしい。

column

# 一頭筋、二頭筋、三頭筋

## 筋肉の種類と名前

人が運動をおこなう時には、筋肉が働きます。運動とは、スポーツなどの体を動かす関節運動のみではありません。胃や腸を動かす消化運動、ポンプ作用の心臓を中心に血液を体中に回す循環運動などもあります。これらの運動も、やはり筋肉がおこなっています。胃や腸の壁も、心臓や血管の壁も、その構造の大部分は筋肉でできています。ただし、関節を動かす筋とは種類が異なっています。胃や腸などの内臓の壁の筋は**内臓筋**（**平滑筋**）、心臓の壁の筋は**心筋**と呼ばれ、自律神経によって支配されている不随意筋に含まれます。一方、関節運動をおこなう筋は、関節をつくる骨に付いていることから**骨格筋**（**横紋筋**）と呼ばれ、自分の意志で動かすことのできる随意筋です。

腕の筋は、肩関節や肘関節、手首や指の関節を動かす骨格筋でできています。この骨格筋は、収縮弛緩をおこなう細胞＝筋線維が束ねられて**筋束**となり、その両端は収縮性のない腱となって関節を挟んだそれぞれ別の骨に付いています。骨格筋の基本形状は紡錘形で、その中央は膨らんで筋腹と呼ばれています。力こぶの膨らんだところなどです。その両端の腱への移行部は細くなって、**筋頭**および**筋尾**と呼ばれます。筋頭は、体の正中部、体幹に近いほうをいい、例えば上腕では、肩のほうが筋頭で、ひじ側が筋尾となります。

力こぶとなる筋は、肩のほうの筋頭が２つに分かれて、その先の腱はそれぞれ骨に付いています。このような筋を二頭筋といい、力こぶとなる筋は上腕二頭筋と呼ばれています。肘窩で２本の腱が触れられましたが、もう１本の腱は筋尾だけでなく筋頭も１つで、上腕一頭筋です。しかし、「一頭」は使わずに、上腕筋です。一方、上腕の後面でひじの関節を伸ばす筋は、筋頭が３つに分かれていて、上腕三頭筋といいます。

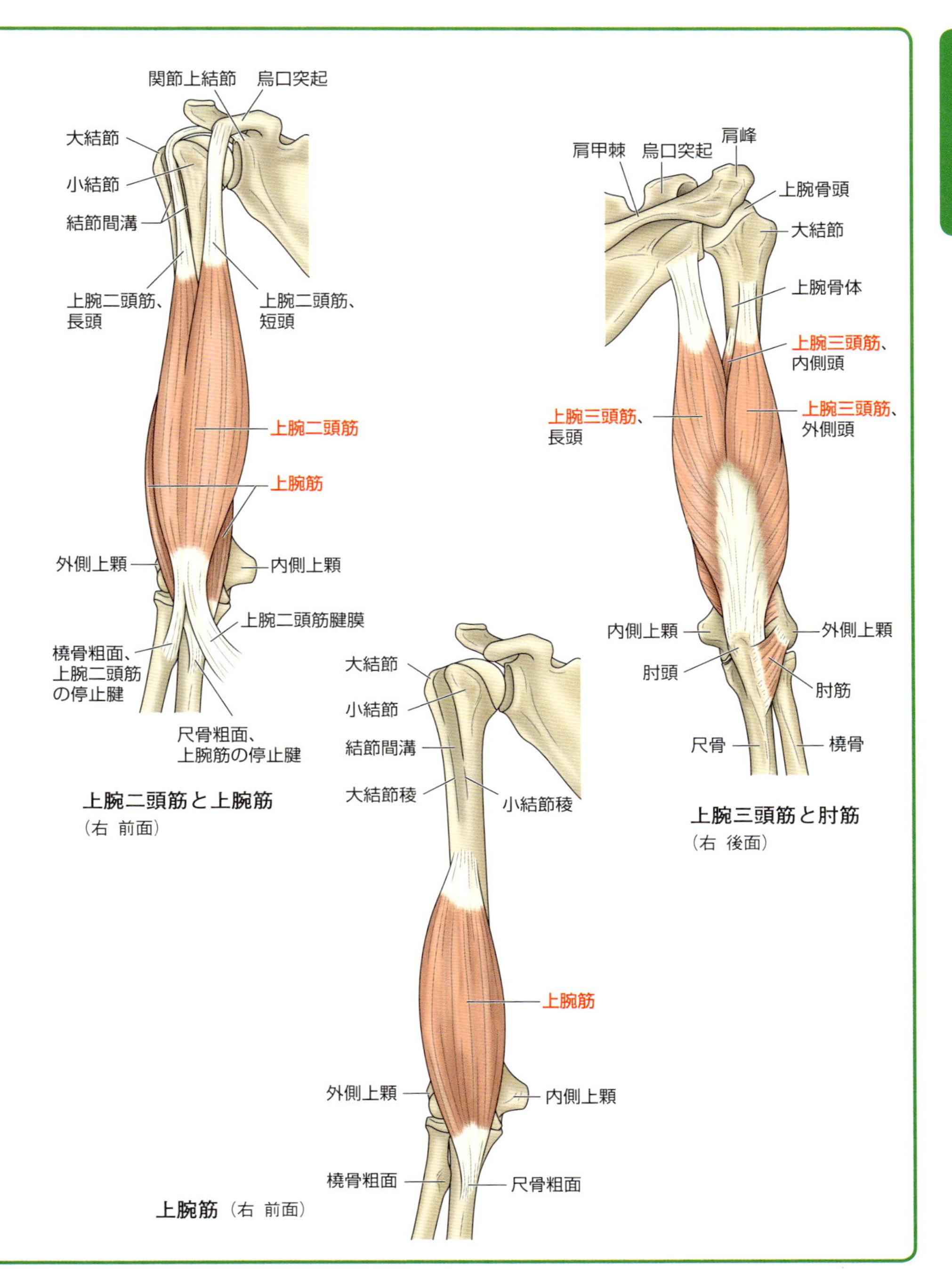


上腕二頭筋と上腕筋
（右 前面）

上腕三頭筋と肘筋
（右 後面）

上腕筋（右 前面）

# 肩

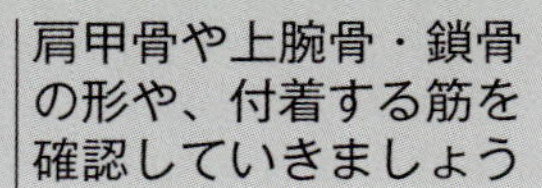


## 〈肩①〉上は上腕の外転、下は上腕の外旋
### ――棘上筋と棘下筋

肩の後ろ外側で触れる肩峰から、背中の真ん中に向かってライン状に骨が触れますが、それを**肩甲棘**といいます。肩甲棘は肩甲骨の１部位です。その肩甲棘の上にある筋を**棘上筋**、下にある筋を**棘下筋**と呼んでいます。この上下２つの筋は肩甲棘に沿って肩のほうに走行して、上腕骨の大結節に付いて終わります。

どちらも上腕骨を引っ張って、肩関節の運動をおこなう筋です。しかし、同じように走行している両者ですが、肩関節の運動でもちょっと異なった働きをしています。つまり、表題のごとく、棘上筋は上腕の外転に、棘下筋は上腕の外旋に働きます。その違いは、それらの筋が、主に関節のどの部分をどのように走行し、同じ大結節でもそのどの部分に付くかによって、その働きが異なっているのです。

棘上筋は名前のごとく肩甲棘より上、棘上窩という肩甲骨のくぼみから始まります。そして、肩甲棘より続く外側上部にある肩峰の下に入り込みますが、肩関節の上部を乗り越えて上腕骨大結節の上部外側に付いています。そのため、棘上筋は上腕骨を外上方にもち上げて、**上肢の外転**つまり**肩関節の外転**に働くのです。

一方、棘下筋は肩甲棘より下の棘下窩から始まり、棘上筋と同様に肩甲棘に沿って上腕の外側に向かって横走し、上腕骨大結節の後縁に付いています。そして、上腕骨を引っ張ります。

肩関節は、浅い肩甲骨関節窩と半球体の上腕骨頭との間の球関節となっているので、その運動は上腕を上げ下げする外転と内転をおこなうだけでなく、深呼吸で胸を張る際に肩を後ろに回すような外旋運動と、息を吐く際に肩を前に回す内旋運動ができます。棘下筋は、肩関節の後方を上外側に向かって通り過ぎ、上腕骨の大結節の後縁に付いているため、その働きは**上腕の外旋**つまり**肩関節の外旋運動**をおこなうことになるのです。

## ●肩関節

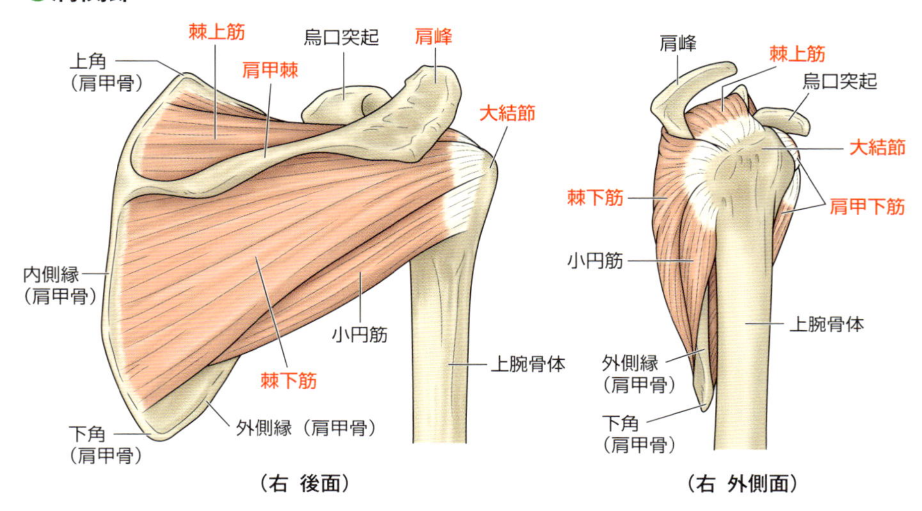


## ●肩関節の外転と外旋

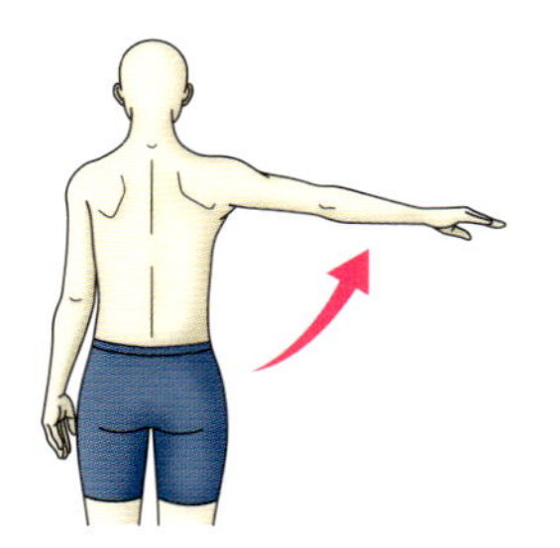

外転（上腕を体から離す）

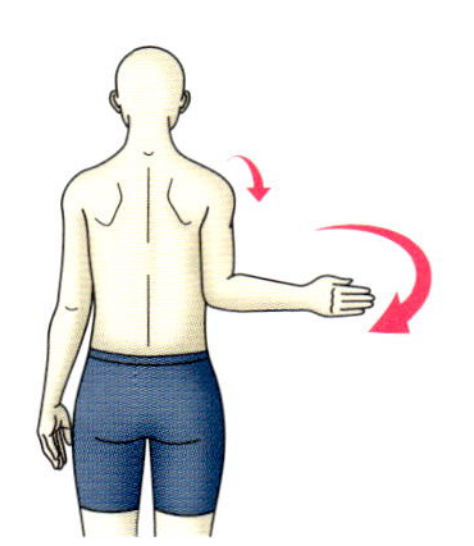

外旋（肩の外回し）

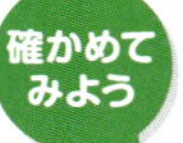


### 左右の肩峰を探してみよう

鎖骨を肩のほうに向かって指でたどっていき、肩に近づくと、へこんだ部分に行き着きます。その外上部は比較的平らで、肩の最外部となります。その平らな部分を後方にたどっていくと、肩甲棘としてライン状に触れます。肩外上部の平らな部分に手のひらを当てて、肩を上下させてみますと、少しずれます。鎖骨と肩峰との関節です。つまり、そのずれる外上方の平らな部分が肩峰なのです。

**ポイント**

◆肩甲棘の上にある筋を棘上筋といい、下にある筋を棘下筋という。
◆棘上筋は肩関節の上部を乗り越えて大結節に付くため、肩関節の外転に働く。
◆棘下筋は肩甲棘に従って走行し大結節の後縁に付着し、肩関節の外旋運動を行う。

## 〈肩②〉小は上腕の外旋、大は上腕の内転と内旋
### ——小円筋と大円筋

小円筋と大円筋も棘上筋と棘下筋と同様に、肩甲骨から始まり上腕骨に付く筋で、上腕骨を引っ張り肩関節の運動をおこなう筋です。

前項で「棘上筋が上腕の外転運動をおこなうのに対し、棘下筋は上腕の外旋運動をおこなう」と、同じ肩関節の運動でもやや異なった働きをすることをお話ししましたが、この小円筋と大円筋も同じようにやや異なった働きをします。やや異なったというより、真逆の運動をおこないます。

真逆というのは、表題にあるように、小円筋が上腕の外旋（肩の外回し）をするのに対して、大円筋は上腕の内旋（肩の内回し）をするように働くのです。つまり、**小円筋は胸を張る時に働き、大円筋は胸をすぼめる時に働くのです。**

小円筋も大円筋も肩甲骨の外側縁から始まります。小円筋のほうが上で外側縁上半部からなのに対し、大円筋はその下で下角部付近から起こります。どちらも肩甲骨から離れ、外上方に向かい上腕骨に付きます。その際に、上部の小円筋は上腕骨の後面を走って、上腕骨上端の大結節後縁の下部から前面に位置する大結節稜の上端に付いているのです。ですから小円筋は、上腕骨を外から回り込むようにして引っ張ることになり、上腕骨を外回しにする上腕の外旋、つまり肩関節の外旋に働くことになります。

一方、大円筋は上腕骨の前面に向かい、上腕骨体前面内側にある小結節稜に付いて終わります。上腕骨の後ろ内側から前に回り込んで走行していることになり、大円筋が収縮すると上腕骨を内回しにすることになり、上腕の内旋、つまり肩関節の内旋に働くことになります。

ただし、どちらの筋も肩関節の上方を通り過ぎることがないので、上を通り過ぎる棘上筋のように外転に働くことはありません。逆に、肩関節より下を走行することによって、上腕を体に寄せる内転に働く作用はもっています。特に、下方にある大円筋は、その上腕を内側下方に引く内転作用をおこなっているようです。

## ●肩関節と上腕の筋（右 後面）

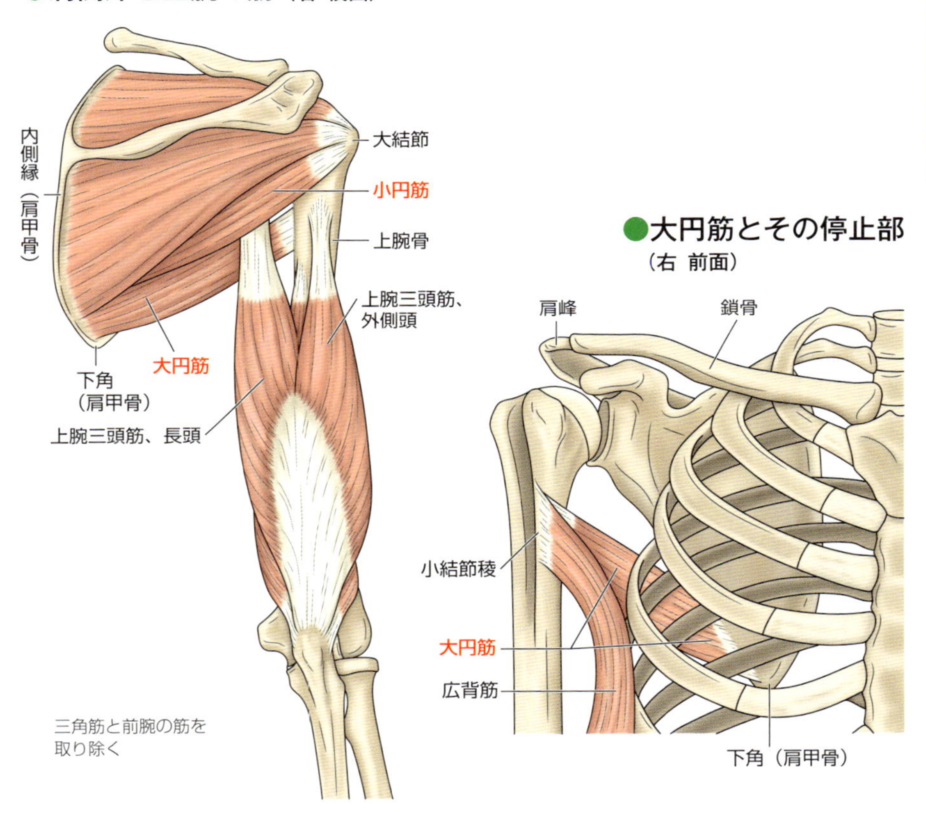


## ●大円筋とその停止部（右 前面）

## ●肩関節の内転と内旋

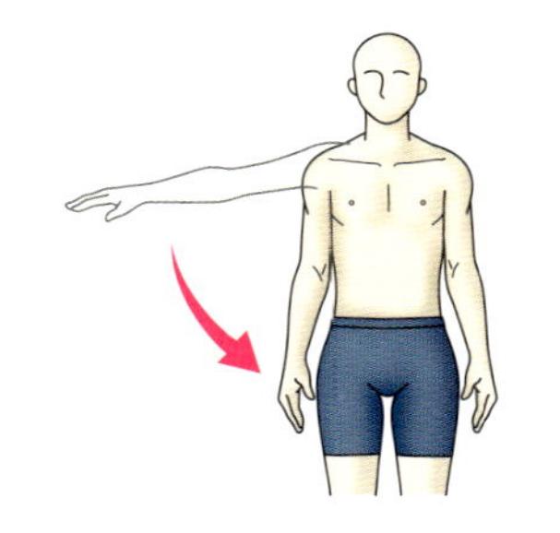

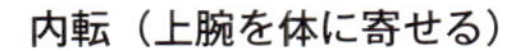
内転（上腕を体に寄せる）

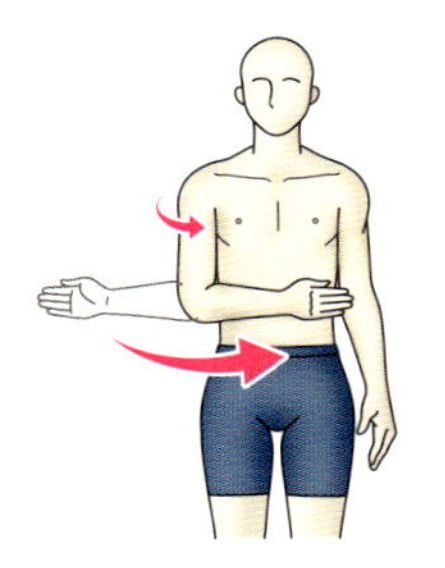
内旋（肩の内回し）

**ポイント**

◆小円筋も大円筋も、肩甲骨の外側縁から始まり、外上方に向かい上腕骨に付く。
◆小円筋は、上腕骨の背面を通って、大結節に付き、肩関節の外旋に働く。
◆大円筋は、上腕骨の前面に向かい、上腕骨の前面内側に付着し、肩関節の内旋に働く。

# 〈肩③〉形から名前がついた肩の筋肉
## ——三角筋と僧帽筋

筋肉の名前には、その形が由来になっているものもあります。例えば、筋注の部位としてよく選ばれる肩の膨らみの筋肉です。それは**腕を下げている時に反対の手でさわると柔らかいですが、腕を体の真横に水平に上げてみますと膨らんで硬くなり**、肩関節の外転運動をします。

プロテクターのようなこの肩の筋肉は、前方が鎖骨の外側 1/3、外側が肩甲骨の肩峰、後方が肩甲骨の肩甲棘に付いて肩を覆って始まり、上腕骨中央外側の三角筋粗面に付いています。始まっている前方、外側、後方の骨に付いている部分で切り離し、上腕骨に停止しているところも切り離して取り外してみますと、この筋は三角形を呈していて、**三角筋**という名前がつけられています。当然、右肩の三角筋と左肩の三角筋があります。

肩こりの際に揉んでいるほうの筋ですが、自分で肩を揉むと親指が鎖骨に触れると思います。そうです、先ほどの三角筋と同じところに、鎖骨に筋が付いています。ただし、それは動かされるほうの骨です。つまり、肩を上げたり、胸を張った時に肩が後ろに来たりする時に、肩甲骨を動かすために僧帽筋が働いています。では、始まりはどこでしょう。後頭骨の中央の外後頭隆起から正中線状に背中の真ん中、各椎骨の棘突起を第 12 胸椎まで使って、そこから始まります。すると、うなじから背中を広く覆う三角形の筋となります。あれ？　さっきすでに三角筋の名前が出てきましたよね。でも、こちらは背部三角筋という名前ではありません。片側が三角ですが、始まりは正中なので左右の三角形が合わさって菱形に見えます。左右の三角形を合わせた、この菱形を名前にしています。フード（頭巾）付きの僧衣が菱形に見えることから、同じ菱形のこの筋に僧衣のフード（頭巾・帽子）、僧帽の形をした筋、僧帽筋としたようです。でも、右左それぞれは三角形なので、右の僧帽筋といっても僧帽の菱形ではありません。つまり、左右の 2 つがあっての形（菱形）からついた名前ということです。

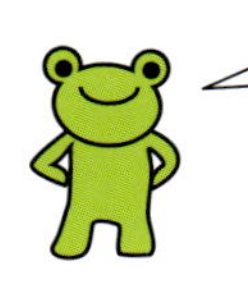

同じ骨でも、筋肉によって、動かされる骨となったり、土台となって動かない骨となったりするよ。詳しくは p.24 を見てね。
筋肉が付着する骨の部分は、「粗面」という名前がつくことが多いね！

## ●三角筋（右 外側面）

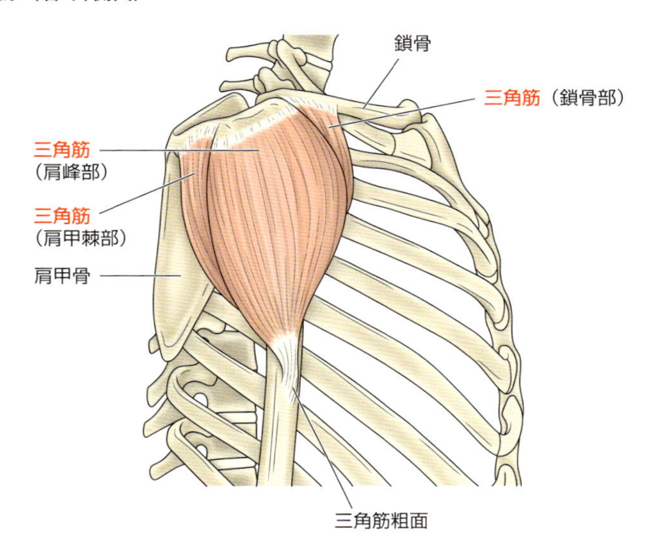


## ●僧帽筋（後面）

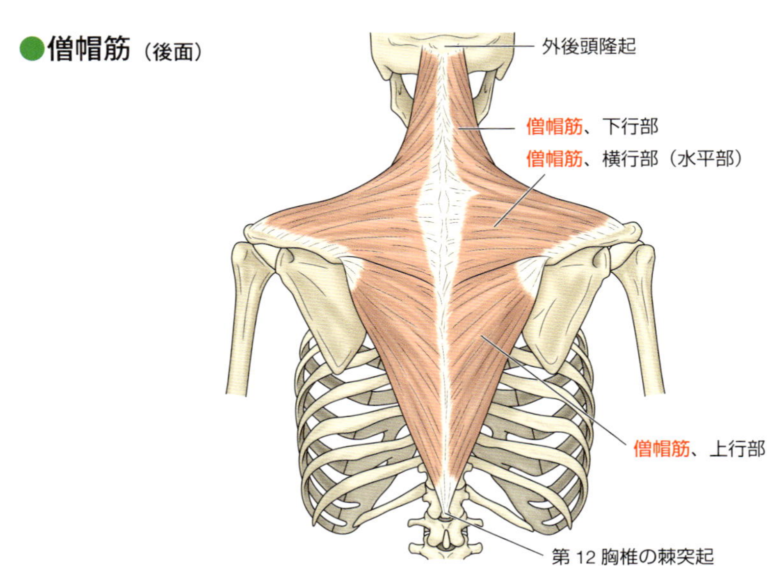


**ポイント**

◆三角筋は、前方が鎖骨の外側 1/3、外側が肩甲骨の肩峰、後方が肩甲骨の肩甲棘から始まり、上腕骨中央外側の三角筋粗面に付く。肩関節の外転運動をする。
◆僧帽筋は、後頭中央から各椎骨の棘突起を第 12 胸椎まで使って、そこから始まり、停止部は三角筋の始まりの位置と同じようなところに付いている。

## 〈肩④〉天使の羽を動かす——肩甲骨（けんこうこつ）

天使の羽根？　肩甲骨を動かして、背中の皮膚を押し上げて左右に２枚の羽根が生えたようにできる人がいます。それだけ肩甲骨が動くということですが、筆者はできません。しかし、肩を上げたり下げたり、肩を前に後にと回したり、そういう動作で肩甲骨はよく動かすことができます。それは、肩甲骨は体幹の背中にありますが、脊柱（せきちゅう）や肋骨（ろっこつ）と骨どうしでは結合していないからです。肩甲骨は、体幹の骨とは結合しないで、鎖骨（さこつ）の肩峰端（けんぽうたん）と肩甲骨肩峰との**肩鎖関節**（けんさ）をしているだけです。その肩甲骨外側（がいそく）上部の関節窩（かんせつか）に上腕骨頭（じょうわんこっとう）が球関節して、肩を回したりとの自由な運動をおこないます。しかし、より自由な肩関節の運動は、関節窩をもつ肩甲骨自体が自由に動けることによってなされています。

確かめてみましょう。**手を後ろに回し反対の肩甲骨下角（かかく）を触れてみて、腕を外側に水平に上げてみてください。触れている下角は移動していないと思いますが、水平からさらに上に腕を上げてみますと、下角が外に移動しますよね。**肋骨から始まり肩甲骨内側縁（ないそくえん）に付いている**前鋸筋**（ぜんきょきん）が働き、外向きだった関節窩が上向きに移動して腕を上げたのです。**胸を張って、肩を後ろに回してみてください。**深呼吸をするようにです。すると、肩甲骨の内側縁が背骨に近づいてきますよね。これは、脊柱を構成する椎骨（ついこつ）の棘突起（きょくとっき）から始まり肩甲骨の内側縁に付く大小の**菱形筋**（りょうけいきん）が働いて、肩甲骨を内側に引いているからです。その他、上角（じょうかく）に付いて関節窩を下に向ける**肩甲挙筋**（けんこうきょきん）や、烏口突起（うこうとっき）に付いて肩甲骨を前下方に引く**小胸筋**（しょうきょうきん）、前項の**僧帽筋**（そうぼうきん）など、肩甲骨をいろいろな方向に動かすために多くの筋が付いています。

**MEMO　前鋸筋と肩甲骨**

前鋸筋は、第 1～9 肋骨から始まり、肩甲骨の内側縁で停止します。起始部の肋骨では、外腹斜筋（がいふくしゃきん）（p.196）と、のこぎりの歯が絡み合うように走行しています。さて、前鋸筋は、体幹に肩甲骨を引き付ける働きがあります。そのため、前鋸筋が麻痺（まひ）したり、弱化すると肩甲骨内側縁が後方に突出し、翼のように見え、翼状肩甲（よくじょうけんこう）と呼ばれます。

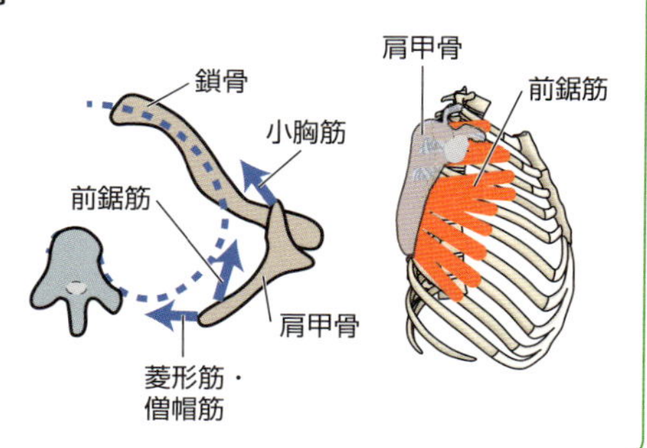

## ●肩関節（右 前面）

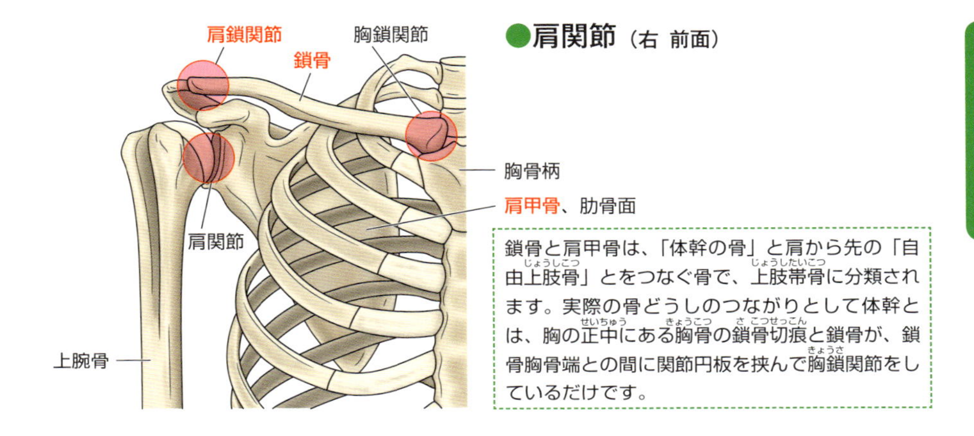


鎖骨と肩甲骨は、「体幹の骨」と肩から先の「自由上肢骨」とをつなぐ骨で、上肢帯骨に分類されます。実際の骨どうしのつながりとして体幹とは、胸の正中にある胸骨の鎖骨切痕と鎖骨が、鎖骨胸骨端との間に関節円板を挟んで胸鎖関節をしているだけです。

## ●上肢帯と肩関節の筋

（右 後面 深層）

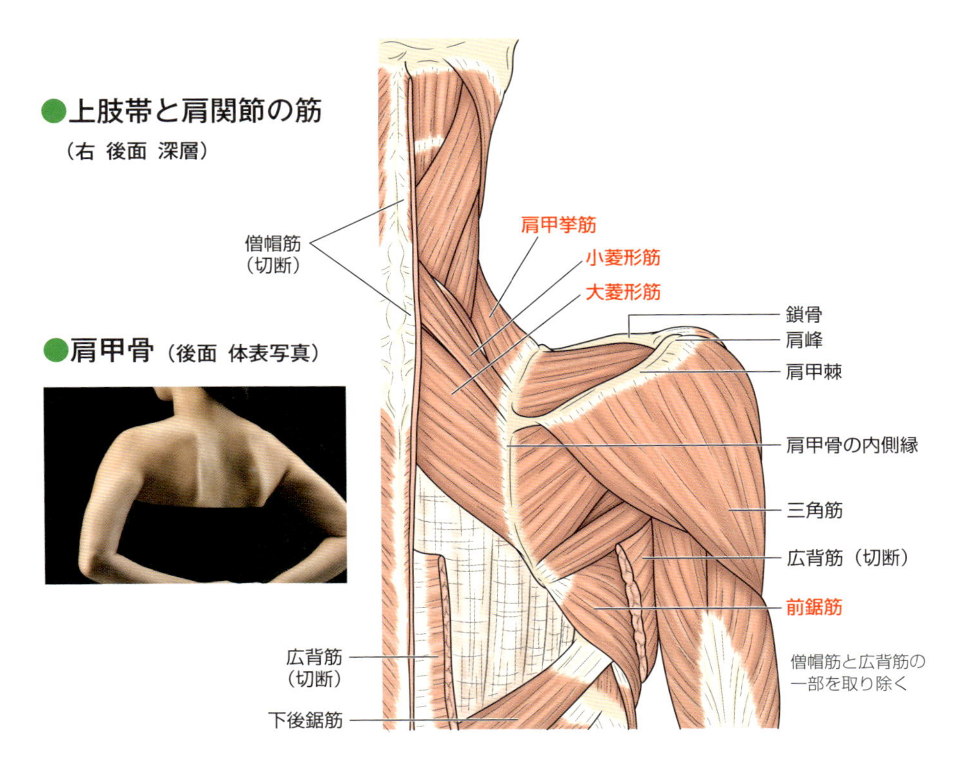


## ●肩甲骨（後面 体表写真）

**ポイント**

◆肩甲骨は鎖骨との間に肩鎖関節を、上腕骨頭との間に肩関節を構成する。
◆肩甲骨外側上部の関節窩に、上腕骨頭が球関節する。
◆肩甲骨が自由に動けることで、肩関節のより自由な動きが可能になっている。

## 〈肩⑤〉ある時は動かず、どっしりと――肩甲骨

骨格筋は関節を挟んで、骨を動かし運動をおこないます。肩関節は肩甲骨と上腕骨が関節していますが、基本的には、上腕骨が動かされて体から離れれば外転運動、離れていた体に寄せられてくれば内転運動がなされます。この時、骨格筋は肩甲骨から始まり、肩関節を通り越して上腕骨に停止しています。この際、始まりとなる肩甲骨はどっしりと構えて上腕骨を引いて運動がなされます。

骨格筋が収縮して動かす骨に付いている部を**停止部**といい、収縮して引っ張るために土台となっている骨に付いている部を**起始部**といっています。上腕骨を動かし肩関節の外転や外旋をおこなっていた棘上筋や棘下筋は、上腕骨が停止部となり、肩甲骨が起始部となっています。逆に、肩甲骨を挙上する肩甲挙筋では、動かされる肩甲骨が停止部となって付着しています。

肩甲骨には多くの筋が付着しています。

前項の肩甲骨を動かす筋である、肩甲挙筋、前鋸筋、小菱形筋、大菱形筋、小胸筋そして僧帽筋などは、肩甲骨に付着して、そこが停止部となっているのです。一方、肩関節の運動で上腕骨を動かす筋は、肩甲骨が起始部で、上腕骨が停止部となっています。それらの筋には、外転運動の主要筋である三角筋や、棘上筋、棘下筋、小円筋、大円筋、肩甲下筋、そして、肩甲骨烏口突起から始まり上腕骨に停止する烏口腕筋があります。

また、同じ肩甲骨を起始部としていますが、上腕骨ではなく前腕の骨を停止部として、主に肘関節の屈伸に働く筋もあります。屈曲に働く上腕二頭筋は、長頭が肩甲骨関節上結節を、短頭が肩甲骨烏口突起を起始部としています。伸展に働く上腕三頭筋の長頭も肩甲骨が起始部で、関節下結節に付着しています。

ちょっと特殊な筋も肩甲骨が起始部となっています。それは、肩甲舌骨筋で、開口の際に舌骨を下後方に引くために肩甲骨を土台としています。

### MEMO　筋の両方の端の、「停止部」と「起始部」って？

停止部は動かされる骨側で、起始部は動かされない骨側の端をいいます。また、特に四肢などにおいては、体の中心から遠いほうの端を「停止」、体の中心に近いほうの端を「起始」といいます。そして、起始に近い部分を「筋頭」といい、その筋頭が 2 つからなると二頭筋をいいますケロ（p.24）。

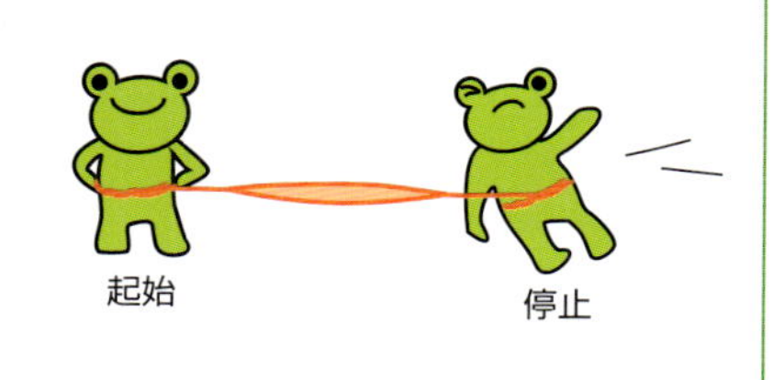

肩甲骨において

上腕骨を動かす筋の起始部
前腕骨を動かす筋の起始部
肩甲骨を動かす筋の停止部

## ●上腕骨と肩甲骨の筋付着部

起始部（動かない。土台）
停止部（引っ張られる）

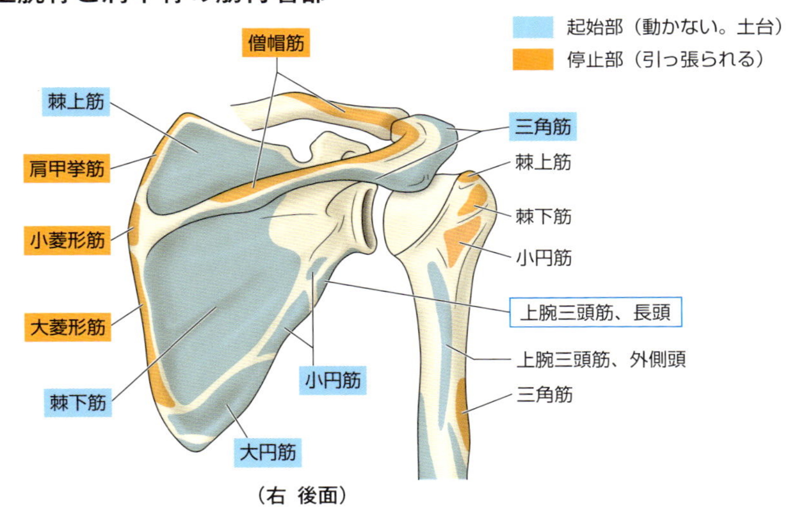


（右 後面）

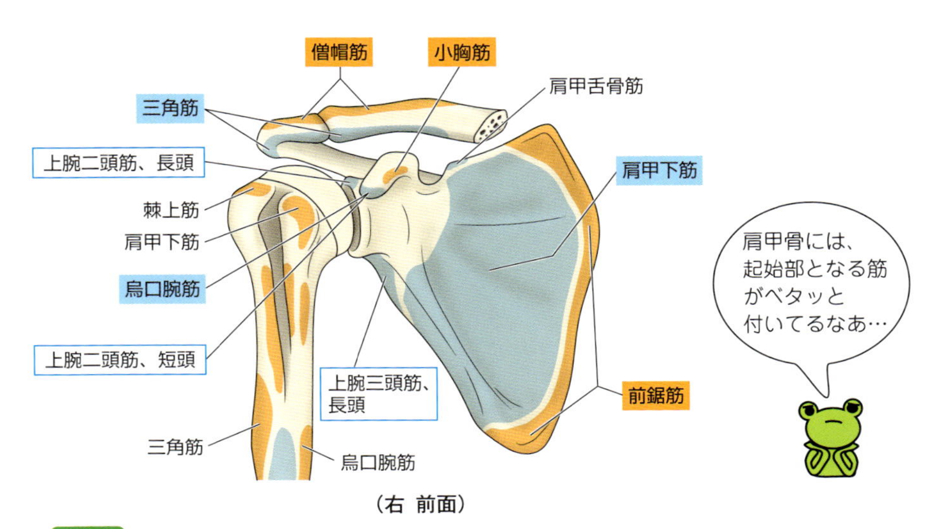


（右 前面）

**ポイント**

◆肩甲骨には多くの筋が付着している。
◆停止部になっている筋は、肩甲骨を動かす筋である。
◆肩関節の運動で、上腕骨を動かす筋は、肩甲骨が起始部となっている。

## 〈肩⑥〉2つのカーブ——鎖骨

**自分の肩を外側から掴んでみてください。**親指が鎖骨のへこみに入りませんか？　鎖骨は軽くS状に曲がり、2つのカーブからなり水平に位置しています。肩のほうは親指が入ったように後ろにへこんだカーブで、そこから内側の胸骨にかけて前に出っ張っています。皮下に触れやすく、やせている人は目立って鎖骨美人などと称されることもあります。鎖骨は肩の上では、肩甲骨の肩峰と肩鎖関節をつくっています。のど元では胸骨と胸鎖関節をつくっています。

ところで、イヌやネコ、ウマやウシなどの四足動物には鎖骨のないものがほとんどです。イヌやネコを見ますと極端ななで肩、肩がないですよね。

ヒトにはある鎖骨は、肩甲骨と同じように筋が付くために存在しています。鎖骨を起始として上腕骨を動かして肩関節の運動をおこなう、外転運動の**三角筋**、内転運動の**大胸筋**などです。前縁の前方への出っ張りの途中で、肩側に三角筋が、胸骨側に大胸筋が付着しています。その境は重なっていないため、皮膚の上からでも三角筋と大胸筋のライン状の境が見られ、**三角筋胸筋溝**といって橈側皮静脈が通っているのが見えます。

ところで、主要な働きが拮抗的である三角筋（外転）と大胸筋（内転）ですが、「前にならえ」と両腕を前方に上げる肩関節の屈曲運動は、この両筋の鎖骨に起始をもっている筋束が同時に働き合っておこなっています。

鎖骨に起始部のある筋に、**胸鎖乳突筋**という筋があります。この筋は、停止部が側頭骨の乳様突起になっていて、頭を動かす、右が働けば左斜め上を向く運動をおこないます。また、胸骨舌骨筋の起始部の一部が鎖骨に付いています。

鎖骨を動かす停止部をもつ筋には、僧帽筋があります。ただし、三角筋と同様に鎖骨だけではなく、肩を覆って肩峰・肩甲棘と肩甲骨にも広がっています。そして、鎖骨の下面に鎖骨を前下方に引く鎖骨下筋が停止しています。

**確かめてみよう**

**鎖骨のへこみ**

自分の肩を外側から摘まむと、親指が鎖骨のへこみに入るよ。ほかにもいろいろな出っ張りがあるね。肩峰（p.27）はわかるかな？

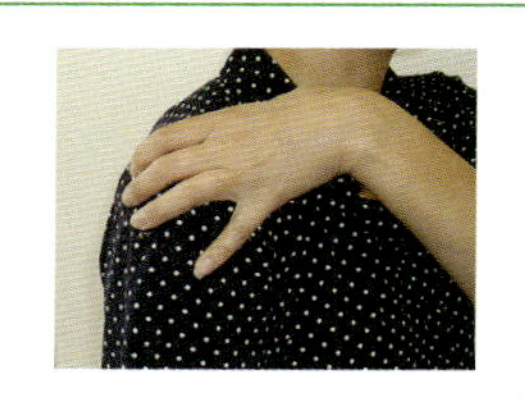

## ●鎖骨の筋付着部（右）

鎖骨において
上腕骨を動かす筋の起始部
頭を動かす筋の起始部
鎖骨を動かす筋の停止部

起始部
停止部

大胸筋
（前面）
三角筋
（上面）
胸鎖乳突筋
（後面）
胸骨関節面
胸骨舌骨筋
僧帽筋
（後面）
（下面）
大胸筋
（前面）
鎖骨下筋
三角筋

## ●肩周辺
（右 前面）

僧帽筋
胸鎖乳突筋
三角筋胸筋溝
鎖骨
三角筋
（肩関節の
外転・屈曲）
胸骨
橈側皮静脈
大胸筋
（肩関節の
内転・屈曲）

## ●胸鎖乳突筋と肩甲舌骨筋
（右 外側）

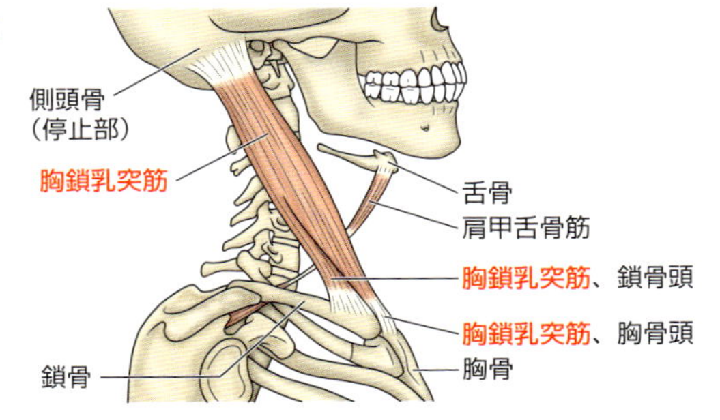


**ポイント**

- ◆鎖骨にも多くの筋が付着している。
- ◆停止部になっている筋は、僧帽筋や鎖骨下筋がある。僧帽筋は鎖骨だけでなく、肩を覆って、肩甲骨の肩峰・肩甲棘にも広がっている。
- ◆鎖骨を起始として上腕骨を動かす筋に、三角筋（肩関節の外転）、大胸筋（肩関節の内転）がある。

## 〈肩⑦〉 わき（腋）の下のくぼみ──腋窩

一般的に体温測定はわき（腋）の下に体温計を挿入しておこない、それを腋窩温といいます。その他、口の中に挿入しての口腔温、肛門から挿入する直腸温、外耳孔から挿入する鼓膜温などがあります。腋窩、口腔、直腸、鼓膜、これらの部位では、身体内部の中心部の温度に比較的近い値が測定できるので使用されています。ヒトは恒温動物ですが、生体の温度は部位によって、また外気温によって異なります。例えば、寒い時に手の皮膚が冷たいようにです。これら変化の多い皮膚の温度を外殻温度といいます。それに対し、体の中心部の温度を核心温度といい、外気温に影響されない体温で、直腸温で代表されています。しかし、直腸温は日常の測定には現実的とはいいがたく、通常では腋窩温が使われています。その腋窩は、深部の体温を反映している太い動脈、腋窩動脈の拍動を皮下に触れることができて、しかも普段腕を下げていて閉じられている部位なので、体内深部の状況に比較的近い環境といえる部位となっています。

腋窩、わきの下のくぼみということですが、わきの下は肩関節の下方となり、内側は体幹、外側は上腕に挟まれた部位です。その前は大胸筋などの、後は広背筋などの筋が胸や背から上腕骨に向かい走行して前壁・後壁となり、くぼみを形成しています。肩より先の上腕・前腕・手に至る主要な動静脈や神経は、外部とぶつかりやすい肩の上部や外側部、前部、後部は通らずに、肩関節の下方、腋窩を通ります。前述したように前後に筋の壁が覆っていて、外部からの衝撃も防いでくれています。胸郭上口から出た動脈は安全な鎖骨の下を通り（**鎖骨下動脈**）、その後、大胸筋に覆われ、大胸筋が前壁となっている腋窩に至り**腋窩動脈**となります。さて、腋窩ですが、わきの下に手を入れておわかりのように、そのくぼみを下から蓋する筋などはありません。ですから、腋窩に手を入れれば腋窩動脈の拍動が触れます。

さて、腕を下げていれば安全な腋窩ですが、腕を上げると蓋をする筋がなく、危険な場所となります。それゆえ、降参の時に両手を上げるのは、弱点である腋窩を晒して、「まいった、ごめんなさい。どうとでもしてください」と恭順を示しているのだそうです。

## ●腋窩（右 前面）

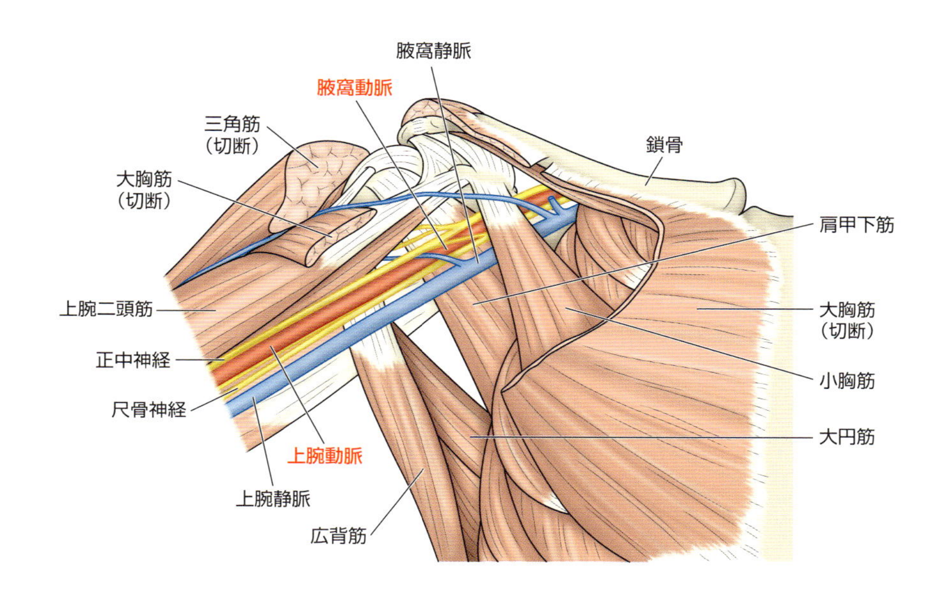


**確かめてみよう**

### 腋窩動脈の拍動に触れてみよう

脇の下の、上腕骨の内側後面を触れてみよう。拍動を感じますか？　腋窩動脈の拍動です。
見つかりにくかったら、力こぶをつくるとふくらむ筋肉の、脇の下の付け根あたりから、肘のほうに向かって指先を動かしていってみよう。指先を、筋肉と筋肉の間に滑り込ませるようにすると見つかりやすいです。

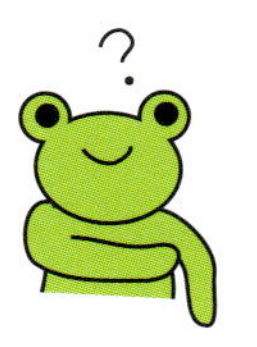


**ポイント**

◆腋窩は肩関節の下方のくぼみである。
◆腋窩は、内側は体幹、外側は上腕に挟まれた部分。前後は筋肉の壁となり、前壁は大胸筋など、後壁は広背筋などである。
◆肩より先の上腕・前腕・手に至る主要な動静脈や神経は腋窩を通る。
◆腋窩で、腋窩動脈の拍動に触れることができる。

# 上腕・前腕・手　2

再び上腕・前腕・手です。筋・腱そして神経の走行を確認します

## 〈上腕〉前後を分ける壁
### ――内側上腕筋間中隔と外側上腕筋間中隔

口の数は１つで鼻も１つですが、入り口は鼻は２つです。そう、鼻の孔は２つあります。その２つの鼻の孔の間には仕切りの壁がありますね。この鼻腔を左右に分ける境を**鼻中隔**といいます。心臓の数は１つですが、内部は静脈がつながる心房と動脈がつながる心室に分けられ、それぞれがさらに左右に分けられています。仕切りの壁を、**心房中隔**、**心室中隔**といいます。「中隔」は仕切りの壁です。

上腕にも内側と外側に仕切りの壁があり、それぞれ、**内側上腕筋間中隔と外側上腕筋間中隔**といっています。中隔は、鼻腔・心房・心室を分ける壁でしたが、上腕では何を分ける壁でしょうか？　筋間中隔となっていますから、筋と筋との間の壁ということです。**ひじを曲げて肘窩でせり上がってきた腱を摘まみ、そのまま上に手をずらして力こぶを挟んでみてください。**そして、ひじを伸ばしたり曲げたりしてみてください。内側の親指と外側の人指し指・中指が筋の隙間に入り込んでいきますよね。その隙間が、屈筋である上腕筋・上腕二頭筋と伸筋である上腕三頭筋との境となっています。ひじを曲げる時は屈筋が収縮して伸筋が伸ばされ、ひじを伸ばす時は伸筋が収縮して屈筋が伸ばされます。つまり、逆の動きになります。上腕骨の前面に屈筋が、後面に伸筋が位置していますが、上腕中央部の断面で見てみますと、屈筋と伸筋は内外で接しています。動きが逆ということは、接しているところで摩擦が生じます。その摩擦防止のためにも、筋膜が間の境に入り込んで壁となっています。それが内側上腕筋間中隔と外側上腕筋間中隔なのです。

さて、鎖骨の下から腋窩と、なるべく危なくない場所を走行してきた動脈ですが、上腕でもそのまま危なくない内側で、前を上腕二頭筋に、後を上腕三頭筋に覆われた内側上腕筋間中隔の前を走行しています。ただ、上腕二頭筋はひじ近くで腱となってしまい、上腕動脈の前の蓋ではなくなり、皮下に拍動を感じることになるのです。

## 上腕（右 横断面）

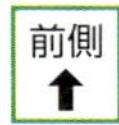


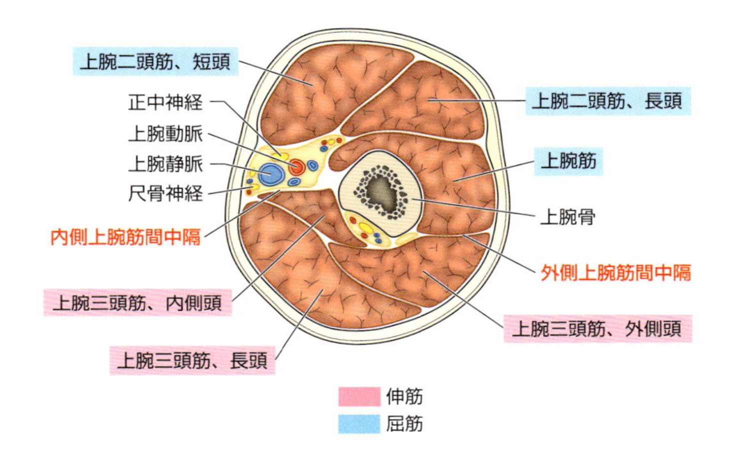




確かめてみよう

### 上腕筋間中隔と上腕動脈

①力こぶを手で挟んで、ひじを曲げたり伸ばしたりしてみよう。内側の親指と外側の人差し指、中指が筋の隙間に入り込んでいきますね。親指側で感じる隙間が内側上腕筋間中隔で、人差し指と中指側で感じる隙間が、外側上腕筋間中隔です。

②左わき（腋）の下に親指を入れながら、左ひじを曲げたり伸ばしたりしながら、ひじのほうに親指を移動させていこう。そして、屈筋と伸筋の間に親指をもぐり込ませていこう。上腕動脈の拍動を感じますか？ ちょっと、しびれたような感じがしますか？　腕の内側の尺骨神経や正中神経に触れているのかもしれません。あんまり強く指を押し込んだりはしないほうがいいです。

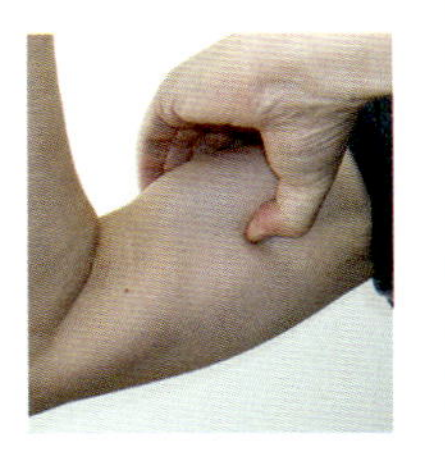

**ポイント**

◆屈筋の上腕筋・上腕二頭筋と伸筋の上腕三頭筋の間には、筋膜が入り込んだ壁がある。外側は外側上腕筋間中隔といい、内側は内側上腕筋間中隔という。

◆鎖骨の下から腋窩へと走行してきた動脈は、上腕では内側上腕筋間中隔の前を走行している。

## 〈前腕②〉X状に交差？——橈骨と尺骨

手のひらを見て、親指を内回しで手の甲を見るように回転することを回内といいます。**ひじを曲げて、もう一方の手のひらでひじを覆ってこの運動をしますと**、尺骨の一部である肘頭は動かず、外側の橈骨が位置を変えずに中で回っているように感じませんか？

肘関節は、上腕骨と尺骨との**腕尺関節**、上腕骨と橈骨との**腕橈関節**、橈骨と尺骨との**上橈尺関節**からなります。腕尺関節は蝶番関節で、屈伸の1軸性の運動しかできません。腕橈関節は橈骨頭窩と上腕骨小頭との球関節で、屈伸運動のみならず、回内・回外運動の際には、半球体の小頭の上で球面の橈骨頭窩が回転運動をします。そして、上橈尺関節では橈骨の関節環状面と尺骨の橈骨切痕との間の車軸関節となっていて、回内・回外運動で橈骨が回転する際に、尺骨の切痕内で橈骨頭の関節環状面が回っているのです。その際に、橈骨頭の関節環状面を輪状に取り巻いている帯状の**橈骨輪状靱帯**と呼ばれる靱帯が、尺骨の橈骨切痕の前縁と後縁とに付いていて、この靱帯と尺骨の橈骨切痕との間にできた環の中で、橈骨頭が位置の移動をせずに回転できるようになっているのです。

一方、手首側では、親指が中に回り込む回内運動やその逆の回外運動では、親指側の橈骨が回転しながら位置の移動をおこないます。回外位で外側にあった橈骨が、回内運動では尺骨を乗り越えて回り込んで内側に来ます（回内位）。この場合も、尺骨は動きません。橈骨が外側から内側へと位置を変えるのです。回内運動をして手の甲が表になった時、橈骨は尺骨に対してX状に交差して内側に来るのです。そのため、前腕の皮膚はややよじれるようになります。

ひじ側で上橈尺関節し、手首側で下橈尺関節をしている橈骨と尺骨ですが、骨体どうしは間が開いていて、この隙間を**前腕骨間膜**が張っていて、前腕の前の屈筋と後の伸筋を隔て、なおかつ、これらの筋を付着させています。

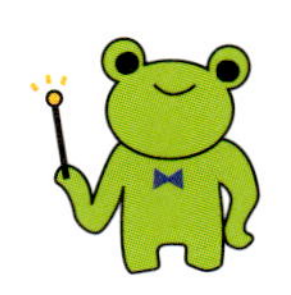

このページの解剖用語は、口が回りにくい読み方をするけど、その漢字を見れば、どことどこの関節か、わかるよ。「腕」は上腕、「橈」は橈骨、「尺」は尺骨だね。あと、橈尺関節は「上」「下」にあるね。ところで、尺骨にある「橈骨切痕」という名前はまぎらわしいね。「切痕」は切り込みや薄いへこみのことだけど、その切痕に入り込むのが橈骨頭だから、橈骨が入る切痕、つまり「橈骨切痕」というよ。橈骨にある切痕と勘違いしないでね。

# 肘関節

## ●腕尺関節（右 内側面）

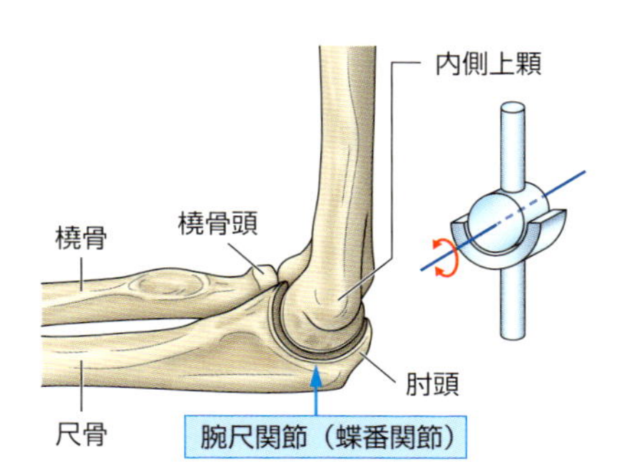


## ●腕橈関節（右 前面）

上腕骨
上腕骨小頭
内側上顆
腕橈関節（球関節）
橈骨頭窩
橈骨切痕
関節環状面
橈骨
尺骨

## ●上橈尺関節における橈骨輪状靱帯

（右 上方から見たところ）

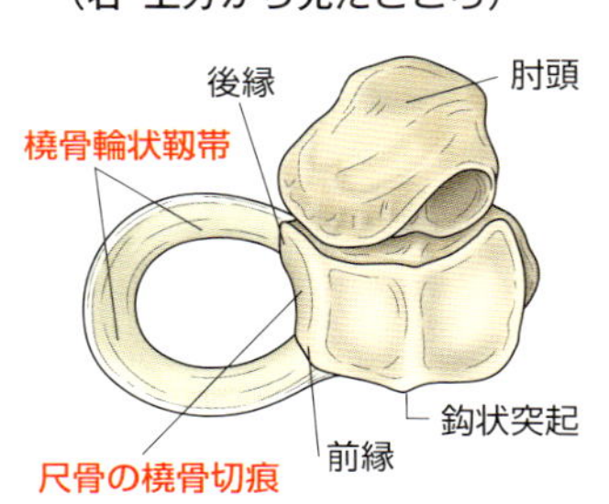


上腕骨と橈骨を取り除く

## ●上・下橈尺関節（右 前面）

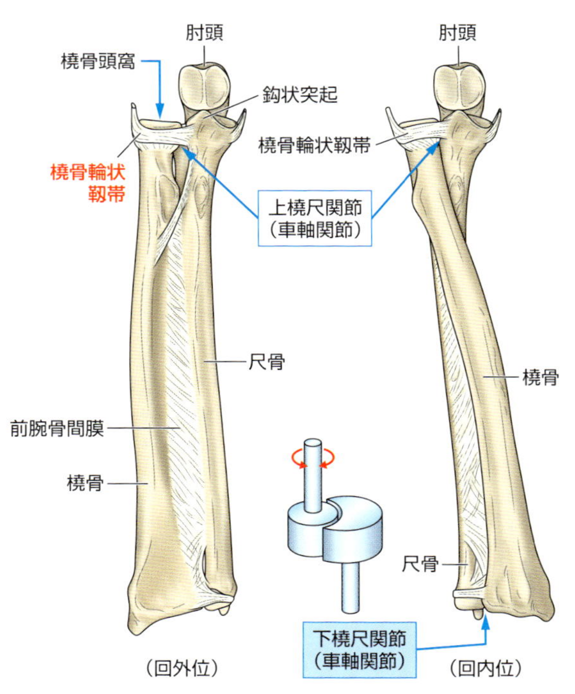


**ポイント**

◆肘関節は、腕尺関節と、腕橈関節、上橈尺関節からなる。
◆外側の橈骨と内側の尺骨が平行に並ぶ位置を回外位という。回外位から橈骨が尺骨を乗り越えて内側に来た位置を回内位という。それぞれの運動を回外運動・回内運動という。

## 〈手⑤〉手に分布する神経——橈骨神経·正中神経·尺骨神経

ひじの内側をぶつけるとビリビリとしびれますが、その電気が走った先は小指付近まで達します。前腕の小指側の骨は尺骨で、ぶつけたのは**尺骨神経**でした。

親指側の骨は橈骨で、手首の親指側のやや背側には**橈骨神経**が走っています。屈筋支帯の外側で、手のひらをすぼめてちょっと曲げると浮き出てくる長掌筋の腱のすぐ外側（親指側）を、指をめり込ませるように押すと痛いと思いますが、そこを**正中神経**が走っています。これら、尺骨神経、橈骨神経、正中神経の先が手の皮膚に分布している感覚神経となっています。

まず尺骨神経ですが、手のひらの小指側の膨らみ、小指球と手の甲の小指側半分に分布しています。そして、指では薬指の小指側半分から小指、背側に至って小指、薬指、中指の小指側半分の皮膚に分布しています。

橈骨神経は、手首の親指側のやや背側から手背に回り込み、親指、人差し指、中指の親指側半分の皮膚に分布しています。つまり、手背および指の背側は、中指の中央より親指側が橈骨神経で、小指側が尺骨神経が分布しているのです。

さて、手のひら側はというと、そうです、正中神経が分布しています。屈筋支帯を通り過ぎた頃に、4～5本に枝分かれした正中神経が手掌と指に分布しています。尺骨神経が薬指の中央付近より小指側に分布していましたので、正中神経はその薬指を境にして手掌を母指球まで、そして指も薬指の中指側半分と中指、人差し指、親指の腹側に広がっているのです。正中神経の指の皮膚への分布はそれだけではありませんで、指先にまで至るそれぞれの枝の先は、腹側から爪の生えている裏側（背側）にまで回り込んでいるのです。すなわち、背側では薬指の中指側半分、中指および人差し指の第2関節より指先の皮膚へは、正中神経が分布しているのです。

**今までは、手の皮膚に分布する3つの神経のそれぞれの領域を説明しましたが、これらの神経は手にある筋をも支配しています。**手の筋は、甲側にはなく、**手のひら側にのみあり、親指側の膨らみと小指側の膨らみが筋なのです。**いわゆる肉球で、母指球筋[*1]と小指球筋[*2]といい、母指球筋は正中神経が、小指球筋は尺骨神経が支配していますが、例外があります。母指球筋のなかで、親指を人差し指に近づける母指内転筋は、正中神経ではなく尺骨神経に支配されています。あれ、橈骨神経は？　実は、手には橈骨神経に支配されている筋はないのです。

---

＊1　母指球筋：母指球を構成する筋の総称。短母指外転筋、短母指屈筋、母指対立筋、母指内転筋。

＊2　小指球筋：少指球を構成する筋の総称。小指外転筋、短小指屈筋、小指対立筋、短掌筋。

## ●前腕（右 前面 深層）

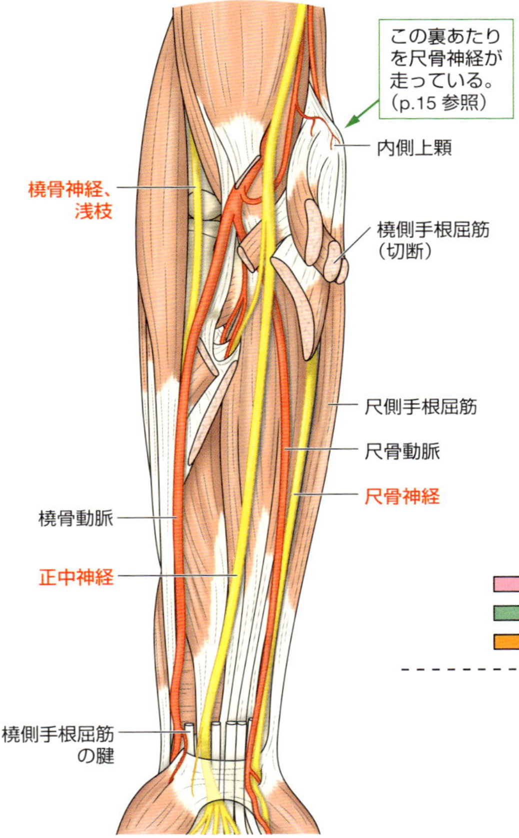

この裏あたりを尺骨神経が走っている。（p.15 参照）
内側上顆
橈骨神経、浅枝
橈側手根屈筋（切断）
尺側手根屈筋
尺骨動脈
尺骨神経
橈骨動脈
正中神経
橈側手根屈筋の腱

## ●皮神経の分布領域

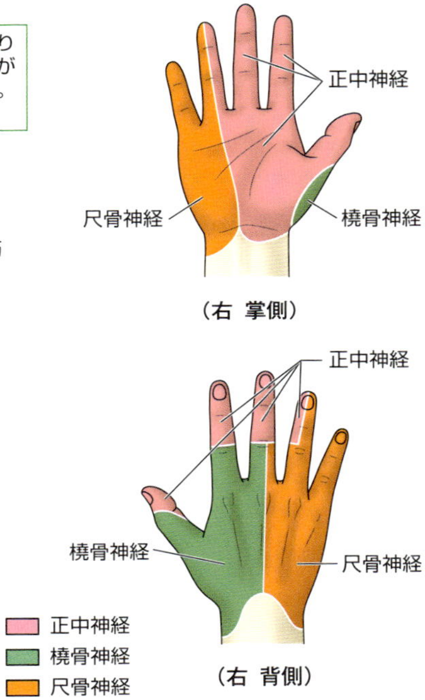

正中神経
尺骨神経
橈骨神経

（右 掌側）

正中神経
橈骨神経
尺骨神経

正中神経
橈骨神経
尺骨神経

（右 背側）

## ●手掌の神経

（右 掌側 深層）

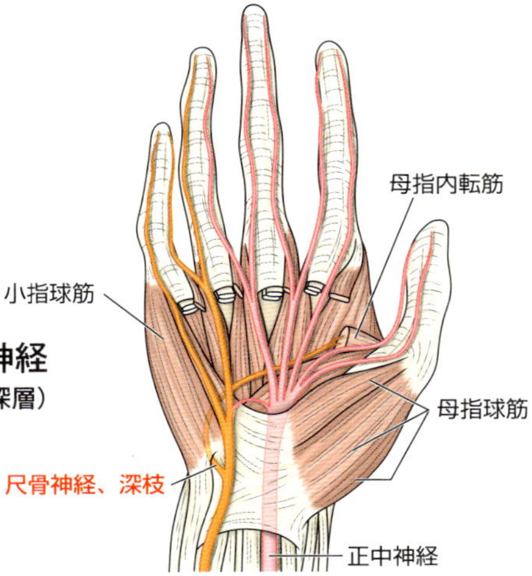

母指内転筋
小指球筋
母指球筋
尺骨神経、深枝
正中神経

**ポイント**

◆手に分布する神経には、橈骨神経・正中神経・尺骨神経がある。
◆手背側の皮膚は、中指の中央より親指側が橈骨神経、小指側は尺骨神経が支配している。
◆手掌側の皮膚は、正中神経が薬指中央付近より母指球まで支配している。

# 〈手⑥〉指先の出血は両側を押さえる
## ——掌側指動脈と浅掌動脈弓

指の腹を包丁で間違って切って、結構出血したってことありませんか？　こんな時には止血をしますよね。その際には、指の根元の両脇を挟んでおこないます。これは、各指に来る動脈が指の股で二股になって、向かい合った指の向かい合った縁をそれぞれ指先に向かうからです。つまり、指先にはその指の両側を通ってきた動脈が到達して合流するのです。しかも、**その指の両側を通ってくる動脈の元は、それぞれ別の動脈**なのです。

人差し指と中指と薬指を例にとってみましょう。まず、人指し指と中指の根元の間に**総掌側指動脈**が至り二股となり、人指し指の中指側の縁と中指の人指し側の縁を**掌側指動脈**として、それぞれ指先に向かいます。そして、中指と薬指の根元の間に総掌側指動脈が至り二股となり、中指の薬指側の縁と薬指の中指側の縁を掌側指動脈として、それぞれ指先に向かいます。このように中指の指先に来るルートは、指の根元から見ると別なのです。それゆえ、指の止血では、指の根元の両側を挟むように押さえておこなうのです。

掌側指動脈へは、どの動脈から至ってくるのでしょうか？　肘窩で上腕動脈が橈骨動脈と尺骨動脈に分かれました。手首の親指側で脈をとる橈骨動脈は、長母指外転筋の腱と短母指伸筋の腱の下を通り、解剖学的タバコツボから長母指伸筋の腱の下を通って手背に回り込みます。**手のツボ、合谷付近でその拍動が感じられます。**しかしその先で**背側骨間筋**の隙間にもぐり込んで、また手掌の深部に至り、尺骨動脈の深枝と深掌動脈弓をつくります。一方、尺側手根屈筋の腱の内側を尺骨神経とともに走り、豆状骨の内側から手掌に至った尺骨動脈の浅枝は、橈骨動脈の浅掌枝とつながって浅掌動脈弓をつくります。この**浅掌動脈弓**から総掌側指動脈が枝分かれし、各指の股に向かうのです。なお、**深掌動脈弓**からも掌側中手動脈が出て、総掌側指動脈に合流して各指先に向かうことになります。

### 解剖学的タバコツボとは？

親指を外転し過伸展しますと、斜めに皮膚を押し上げた長母指伸筋の腱と手首橈側の短母指伸筋の腱との間に皮膚のくぼみができます。そのくぼみを解剖学的タバコツボといい、そこでも拍動が感じられるのです。橈骨動脈です。

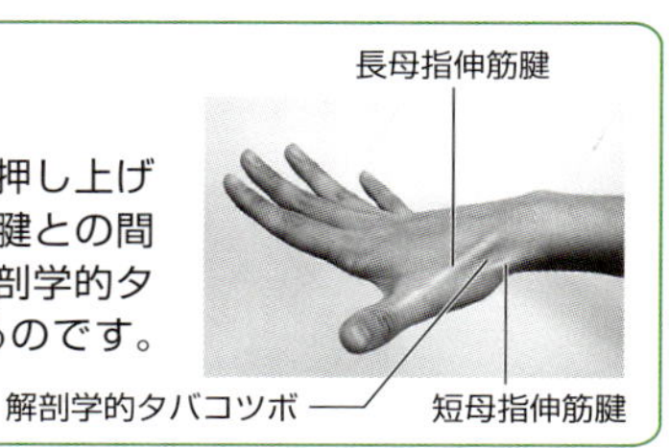

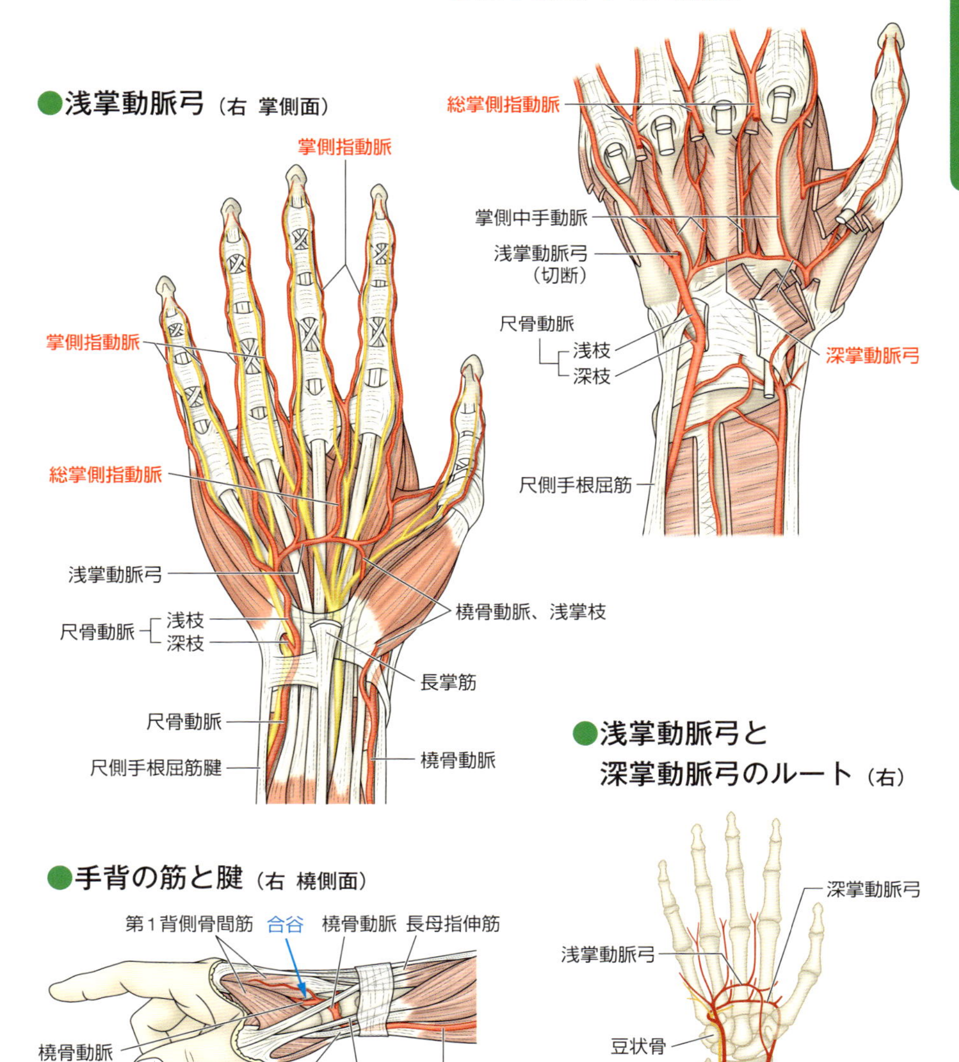


**ポイント**

◆指と指の根元の間に、総掌側指動脈が至り、掌側指動脈として指先に向かう。
◆総掌側指動脈は、浅掌動脈弓（尺骨動脈と橈骨動脈の浅掌枝がつながったもの）から、枝分かれしたもの。
◆深掌動脈弓からも掌側中手動脈が出て、総掌側指動脈に合流する。

## 〈手⑦〉 指に至る腱と、腱から始まる筋——虫様筋

親指の骨は2個ですが、ほかの4指には3個の指骨（**基節骨・中節骨・末節骨**）があり、2つの指節間関節（IP関節）があります。すなわち、基節骨と中節骨間の**近位指節間関節（PIP関節）**と、中節骨と末節骨間の**遠位指節間関節（DIP関節）**です。なお、基節骨と中手骨との間には、**中手指節関節（MP関節）**があります。

蝶番関節である指節間関節では屈伸運動のみで、球関節である中手指節関節では屈伸と内転・外転運動がおこなわれます。これらの運動をおこなう筋は停止腱となって各指節骨に停止しますが、筋束自体は前腕ないし手掌に存在して、指には筋束は至っていません。

遠位指節間関節を屈曲する深指屈筋の腱は末節骨に付着し、近位指節間関節を屈曲する浅指屈筋の腱は中節骨に付着します。ただ、浅指屈筋の腱は指の基部付近で二分していて、その間を末節骨まで行く深指屈筋の腱が通っています（腱交叉）。深指屈筋と浅指屈筋の筋束は前腕にありますが、中手指節関節を屈する筋は前腕ではなく手にあり、**虫様筋**といわれます。**この筋の始まりは骨ではなく、深指屈筋の停止腱からであって**、基節骨に付着するかに見えますが、基節骨の橈側から背側に回り込んで、**指背腱膜**に加わって終わります。

指背腱膜とは、指伸筋の停止腱が各指の背側で膜状に広がった状態をいい、終わりのほうは3本のひも状（索）となって指骨に付着します。浅・深2種類ある指屈筋と異なり、指伸筋は1種類のみで、停止となる指背腱膜の真ん中の索が中節骨に、両側の索は末節骨に付着しています。前述しましたが（p.23）、手背部でこの指伸筋の腱が腱間結合して、単独での指の伸展にややブレーキがかかることになります。

虫様筋の停止腱が、指伸筋の腱である指背腱膜に加わることにより、虫様筋の働きは中手指節関節を屈すると同時に、中節と末節を指節間関節で伸展する働きをします。

**MEMO　指の関節の呼び方**

IP関節　IP joint：interphalangeal joint
PIP関節　PIP joint：proximal interphalangeal joint
DIP関節　DIP joint：distal interphalangeal joint
MP関節　MP joint：metacarpophalangeal joint

## ●手の骨（右 背側面）

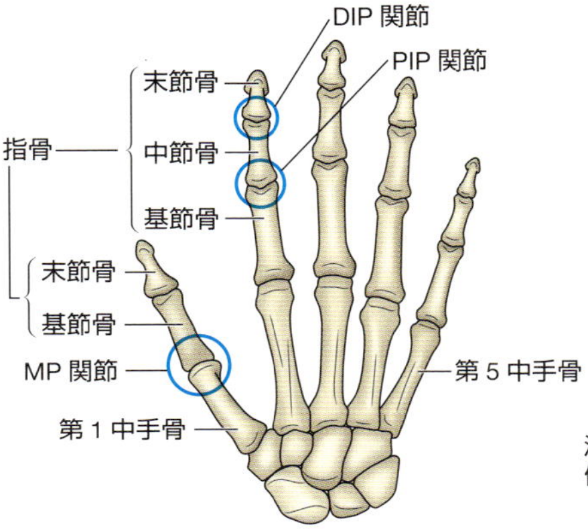

DIP 関節：遠位指節間関節
PIP 関節：近位指節間関節
MP 関節：中手指節関節

## ●指に至る腱（右 掌側面 中層）

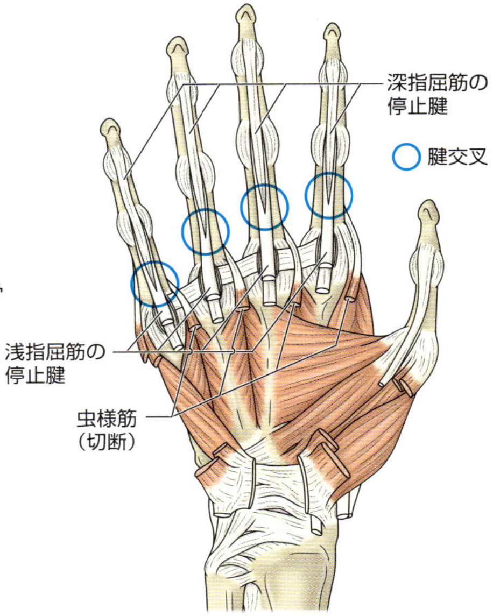

## ●指背腱膜

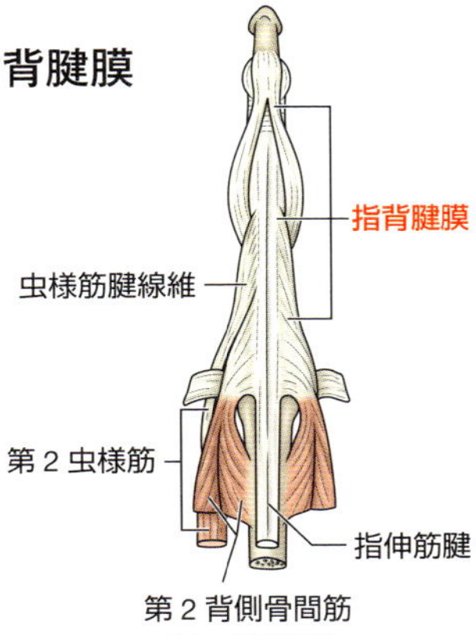

（右 背側面）

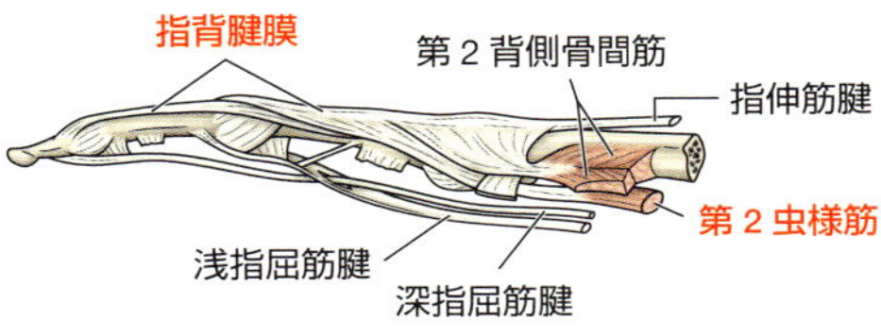

（総腱鞘を開く 右 側面）

## ●虫様筋

（右 掌側面）

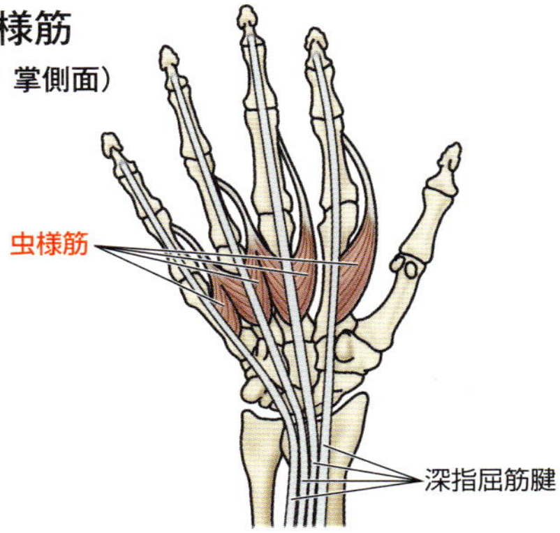

**ポイント**

◆虫様筋の始まりは、骨ではなく、深指屈筋の腱からである。停止腱は指背腱膜に加わって終わる。

## 〈手⑧〉**指の内転と外転**――骨間筋

「結んで、開いて……」、中指を中心にそれぞれ指を離すことを外転といい、逆に中指側に指を寄せることを内転といいます。「開いて」は、各指を外転しています。手の筋は、指を動かす筋で手掌（手のひら）にあり、手背にはありません。手掌の親指側の膨らみを母指球といいますが、親指を動かす筋で膨らんでいます。小指側の膨らみは小指球といい、小指を動かす筋で膨らんでいます。中指を中心に外転・内転をおこなう筋は、両球の間にあって、**骨間筋**といいます。この骨間筋は2層からなり、**掌側骨間筋**が内転作用を、**背側骨間筋**が外転作用をおこなっています。ただし、母指のみは別で、指伸筋の話（p.22）の際の腱間結合もされていなく、単独の動きがされるように、内転も外転も**母指内転筋**、**長・短母指外転筋**と「母指」が冠される単独の筋が存在しています。

掌側骨間筋は、「人差し指を中指に寄せる筋」・「薬指を中指に寄せる筋」・「小指を薬指に寄せる筋」の3個があります。一方、外転をおこなう背側骨間筋は、「人差し指を中指から離す筋」と「薬指を中指から離す筋」、それだけではなく「中指を人差し指側に寄せる筋」と「中指を薬側に寄せる筋」が中指の両側にあって、4個の筋から成り立っています。

同一の指に付いている、これら掌側と背側の骨間筋が同時に働きますと、共同してその指の基節を曲げ、中節および末節を伸ばします。そうです、虫様筋と同じ働きをするのです。人差し指を外転する第1背側骨間筋は、第2中手骨だけでなく第1中手骨からも起こっているために、母指の内転の時にも働きます。

掌側骨間筋で小指を薬指に寄せる内転はおこなわれましたが、小指の外転をおこなう背側骨間筋はありません。当然ですよね、小指の外側には第6指がありませんから骨間筋はないのです。それで、親指もその外に骨がないので母指外転筋があるのと同様に、小指を外転させる**小指外転筋**が手掌の尺側外側に存在しているのです。

**確かめてみよう**　**中指の背側骨間筋**

中指を中心に指を開いて閉じて、内転・外転を確かめてみよう。それは、掌側骨間筋と母指内転筋によって内転が、背側骨間筋と小指外転筋と長・短母指外転筋によって外転がおこなわれます。あれ？　中心である中指にも外転をおこなう背側骨間筋が付いています。しかも両側にです。この背側骨間筋によって、指を開き外転したあと、中指を人差し指側また薬指側に動かすことができます。

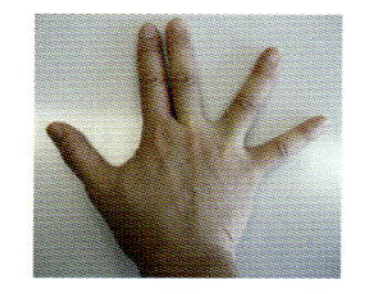

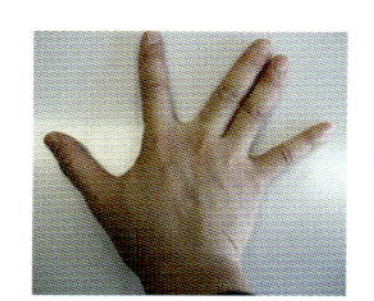

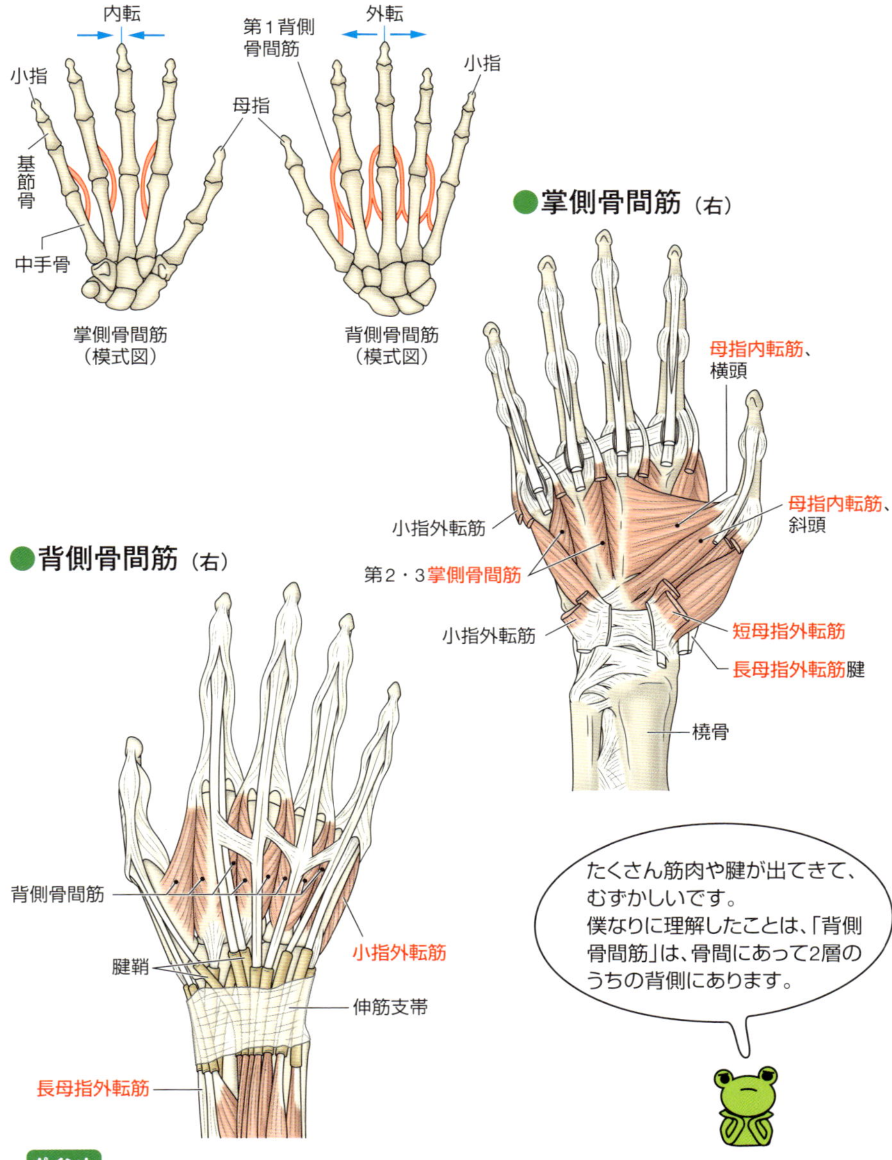


**ポイント**

◆中指を中心に外転・内転をおこなう筋は、母指球と小指球の間にあって、骨間筋という。
◆掌側骨間筋が内転作用を、背側骨間筋が外転作用を行う。
◆掌側骨間筋は３個、背側骨間筋は４個ある。

## 〈手⑨〉腱鞘炎は使いすぎが原因？――腱鞘

パソコンのキーボードを叩いていて、手首や指の関節が痛くなると「腱鞘炎かな？」などと思うことがありませんか？　「腱鞘炎」、「腱鞘」の炎症、「腱」の「鞘」、「鞘」・さや？

手には指を動かすために、たくさんの筋の停止腱が走っています。手首の関節を曲げると、それらの腱は浮き上がってきます。皮膚を押し上げて腱が浮き上がらないように、手首には支帯があります。手首は屈筋の通る手のひら側だけでなく、伸筋の通る手の甲側にも曲がりますから（背屈）、**屈筋支帯**と**伸筋支帯**が存在しています。

屈筋支帯と伸筋支帯の下を通り過ぎている腱ですが、当然指の骨を引っ張って動いています。その動きは、引っ張って前腕側に動くだけではなく、逆に収縮した筋が伸ばされて手のほうに戻されます。つまり、支帯の下で、行ったり来たりと動くことになります。そうしますと腱は、触れている支帯および骨との間に摩擦を生じます。その摩擦防止のために、筋膜に由来する線維性の管状の袋が、骨に付着して腱を通しています。その袋は２層からできていて、腱に滑りを与える滑液鞘とそれを取り巻いている線維鞘で、これらを合わせて**腱鞘**といいます。刀を入れるさや「鞘」のように、腱を入れる鞘と考え「腱鞘」と呼んでいます。腱が内層の滑液鞘の中を通っていれば、行ったり来たりしても滑りがよく、摩擦は防止されます。しかし、その摩擦防止も限度があり、過度に動けば障害が生じます。腱鞘炎です。

さて、指の腹側には「末節骨までいく深指屈筋の腱」と「中節骨までいく浅指屈筋の腱」が手首より手前から走っています（p.49）。そうしますと、中手指節関節（MP 関節）、近位指節間関節（PIP 関節）、遠位指節間関節（DIP 関節）で指が曲がりますので、そこにも腱鞘が必要となってきます。一方、指の背側は手首の背側と異なり、伸展しても皮膚を押し上げるほど折れ曲がることもなく、伸筋の腱も指背腱膜となっており、指の背側に腱鞘は存在していません。

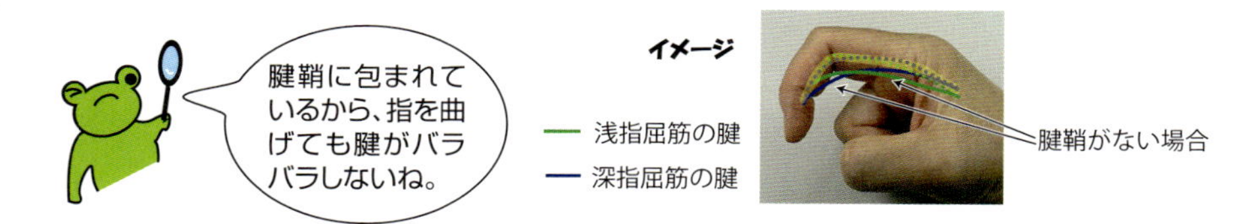

## ●指の腱鞘

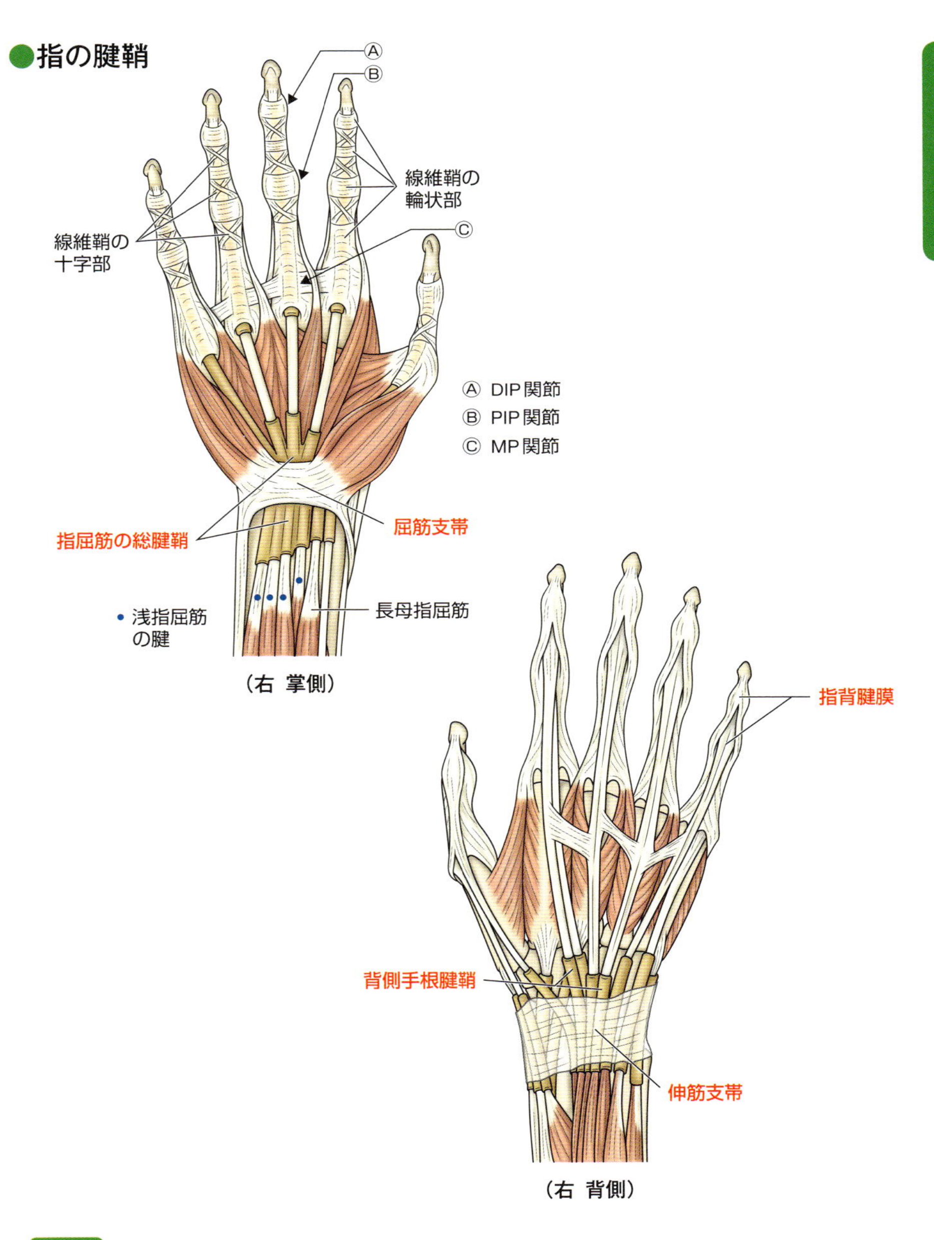


上肢

**ポイント**

◆手首には屈筋支帯と伸筋支帯がある。
◆腱の摩擦防止のために、線維性の管状の袋が骨に付着し、腱を通している。
◆袋は、腱に滑りを与える滑液鞘とそれを取り巻く線維鞘からなり、合わせて腱鞘という。

ミニレクチャー❶

# 求心性神経と遠心性神経

神経麻痺には、運動麻痺と感覚麻痺とがありました。神経という言葉がつきませんが、脳と脊髄も実は神経なのです。感覚器官で受けた情報を集め、その情報を解釈·理解し、それに対応した反応を筋や分泌腺に指令として送り出すコンピューターとしての役割、中枢を担っている脳と脊髄を、**中枢神経**といいます。

感覚器官で受けた情報は中枢の脳や脊髄の神経細胞に伝達されなければいけません。そのため、末端の感覚器官と中枢の脳・脊髄との間には伝達経路が必要です。この伝達経路が、神経線維の束でできた**末梢神経**なのです。また中枢神経細胞で考えられた指令が、末端の筋や分泌腺へと伝達されなければなりません。この伝達経路も末梢神経なのです。末梢神経は、中枢神経と末端の器官（感覚器・筋・分泌腺）とをつなぐ伝達経路なのです。

さて、この伝達経路の方向性に正反対の 2 系統があることに気がつきましたか？そう、感覚器で受けた情報を中枢神経へと向かって伝達する、末端から中枢へと求心的なので、**求心性神経**または感覚を伝えるので**感覚神経**といいます。そして、中枢からの指令を筋や分泌腺へ向かって伝達する、中枢から末端へと遠心的なので、**遠心性神経**または**運動神経**か**分泌神経**と呼ばれています。

また、中枢神経には、脳と脊髄があり、器官によって、そのどちらかと直接連絡するので、脳と直接連絡する**脳神経**と脊髄と直接連絡する**脊髄神経**とを分類することがあります。

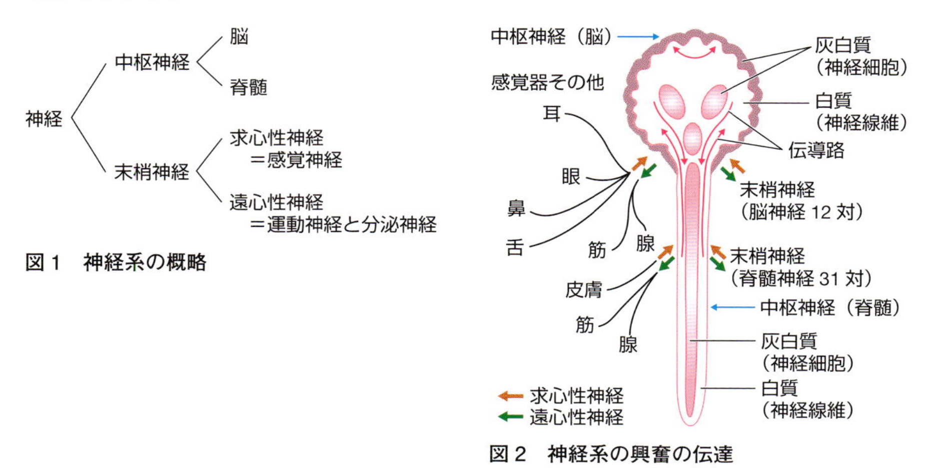


図 1　神経系の概略

図 2　神経系の興奮の伝達

第2部

# 下肢

体幹（胴体）から分かれている〈肢〉、下の部分が下肢です。足や膝は下肢で、下腿や大腿も下肢です。では、お尻（殿部）はどうなのでしょうか？　殿部も下肢に含まれます。下肢の勉強をするときには、上肢と比較しながら見ていくと理解が深まることもあります。

# 足・下腿・膝

体と地面の接地点である足から、下腿、膝へとみていきます

## 〈足①〉3 つのアーチ——距腿関節

足の裏で土踏まずがへこんでいます。親指の根元とかかとの間で、アーチ状になっています。足の縦アーチは、内側だけでなく外側（小趾側）にも少々ありますよね。これは足の裏の、**外側縦アーチ**と呼ばれます。すると土踏まずは、**内側縦アーチ**ということになります。そして、足のアーチは、縦だけではなく横にもあります。**横アーチ**は、内側縦アーチと外側縦アーチの間にあります。

これらのアーチはスプリング状となって、地面に足の裏を着けた時の衝撃を吸収する役割をもっています。試しに、かかとだけで歩いてみてください。結構、衝撃が頭にまできますよね。しかし、足の裏全体を地面に着けてスプリングを利かせれば、地面に当たった時の衝撃が和らげられるのです。

土踏まずのない扁平足では、足が接地した際の衝撃が吸収されにくく、足首やひざなどの関節や腰などに大きな負担がかかってしまい、歩行中に疲れやすいなどの症状が出てしまったりします。

それでは、内側縦アーチが土踏まずをつくる、足の骨の構造についてみてみましょう。

手は、前腕から伸びている様子が曲げ伸ばしをしないと真っ直ぐであるのに対し、足は、下腿とほぼ 90 度の角度をもって、外側から見ると L 字型に付いています。いや、L 字ではなく、かかとが後ろに出ていて上下逆の T 字型に近い付き方です。しかも、そのかかとの骨（**踵骨**）に下腿の骨が直接付いているのではなく、かかとの骨の上にはもう 1 つの骨が乗っています。その骨を**距骨**といい、足首の関節を**距腿関節**といいます（距骨と下腿の骨との関節です）。地面から見ると、踵骨の上の距骨から親指側の足の骨は始まります。つまり、2 階から始まるのです。それゆえ、地面に着く親指の根元と高さが異なり、後ろで地面に着いているかかととの間に内側縦アーチができ、土踏まずが形成されるのです。高いハイヒールを履くと、体重が内側縦アーチの前にかかってアーチは扁平になり、足底を走る神経が伸ばされて、疼痛が生じたりすることがあるのです。

## 内側から見た足（右 体表）

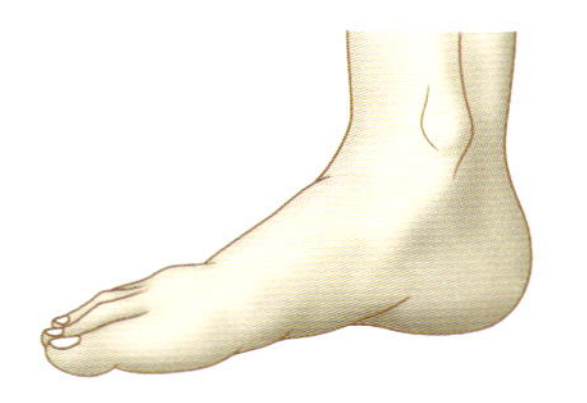

## 足のアーチと骨の支持点

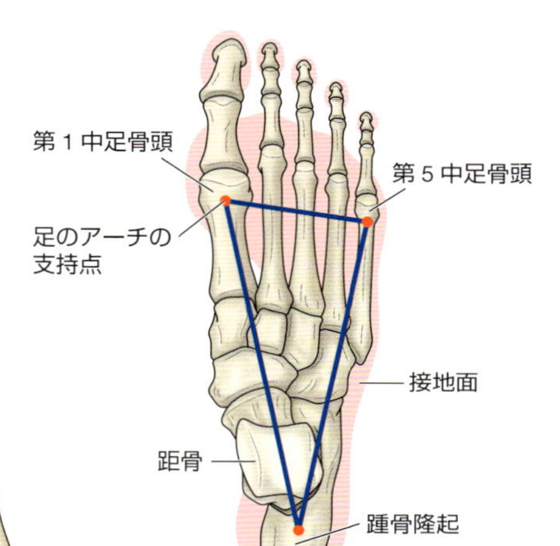


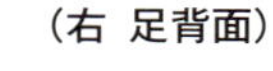
（右 足背面）



## 距腿関節と圧力の移動
（右 内側面）

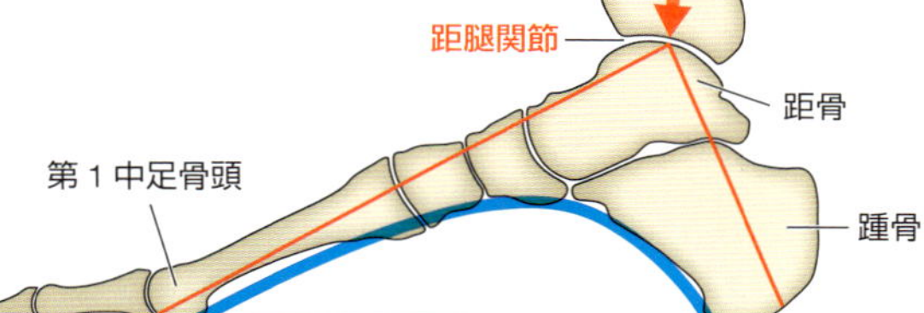


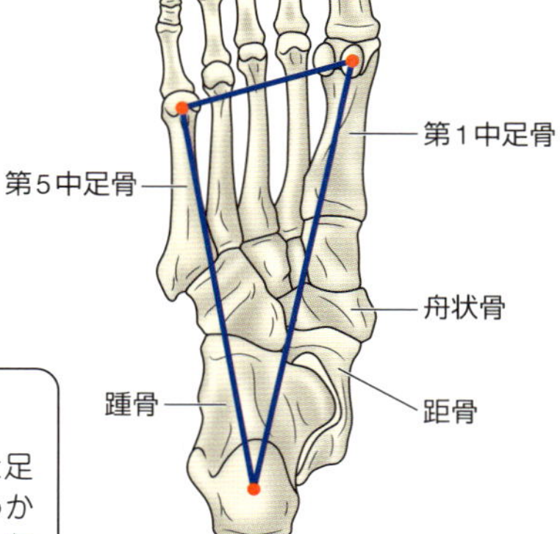


（右 足底面）

**自分の足型の特徴は？**

砂浜を歩いたり、プールサイドを濡れた足で歩いたりすると、自分の足跡がよくわかるね。右足と左足で違いがあるかとか、友達の足とどう違うかとか、比べてみると面白いかも。

**ポイント**

- ◆足には外側縦アーチ、内側縦アーチ、横アーチの３つのアーチがある。
- ◆土踏まずは、内側縦アーチのことである。
- ◆足首の関節を距腿関節という。下腿の骨と距骨の関節である。
- ◆かかとの骨（踵骨）の上に距骨が乗っている構造になっている。

## 〈足②〉骨粗鬆症の検査は踵の骨で――踵骨

抜き足差し足忍び足は、つま先を床に着けて歩いています。かかとは浮いています。しかし、普通に歩く時に床に着けるのは、かかとからです。つま先を上げてひざを伸ばし、かかとを下げて足はかかとから床に着きます。そして、足の裏は小指側から着き、小指の根元に至って親指の根元にあおるように着き、その時体重はその足にかかり、足底の縦横のアーチが押されて、ばねの働きで床からの衝撃を吸収します。次に、かかとを上げて小指側を上げ、つま先で、親指で床を蹴るようにして、床に着いた足を前に運びます。また、足の裏には脂肪がたくさんあります。歩く時に足の裏にかかる圧力の衝撃吸収材となっています。

かかと（**踵骨**）は足の骨の中でも大きな塊の骨ですが、中は骨が詰まっているわけではなく、スポンジ状、蜂の巣状の海綿質でできています。蜂の巣のようにたくさんの空洞があり、その空洞と空洞の境の壁があります。それが、**骨梁**といわれるものです。

梁は、建物におけるはり、筋交いであって、当たる力を分散させて全体を頑丈にします。このはりが減れば、全体の頑丈さが失われることになります。骨梁も同様で、減ってくれば骨の頑丈さが失われたことになります。骨は硬いもので、変化しないように思われるかもしれませんが、骨細胞でできていますから、古いものが新しいものに入れ替わるように、骨も入れ替わります。これを**リモデリング**といいますが、その際に、古いものが同じ量だけ新しいものに入れ替わるとは限りません。なくなった分より少なく新しくなるようなら、量が減るので頑丈さが失われてきます。梁の数が減ってくると、押しつぶされてしまうことさえ起こってしまいます。この骨量の減少が起こるのが骨粗鬆症なのです。それを確かめるために骨量の測定をしますが、その際によく使うのがこの踵骨なのです。

**踵骨（かかとの骨）**

かかとの骨を足の裏からさわろうとしても、厚い皮膚と脂肪があって、さわれません。でも後ろ側のアキレス腱の付け根のあたりだと、ゴリゴリしたものを感じることができます。それが踵骨です。アキレス腱は踵骨腱ともいわれます。アキレス腱は下腿三頭筋の停止部の腱となっています。（詳しくは p.82）

## ●歩行時の重心移動（右 足底面）

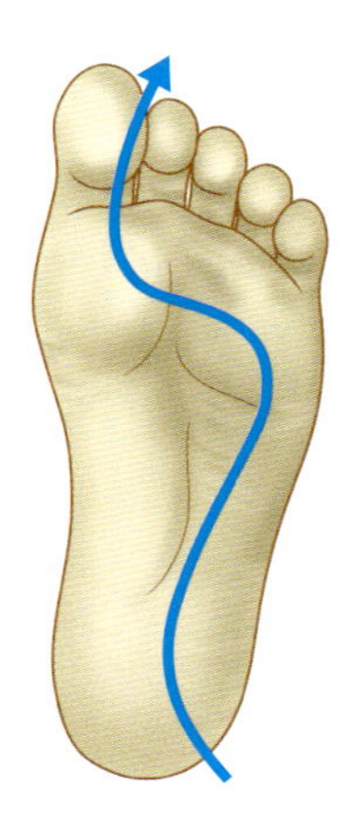

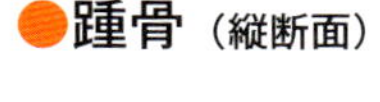


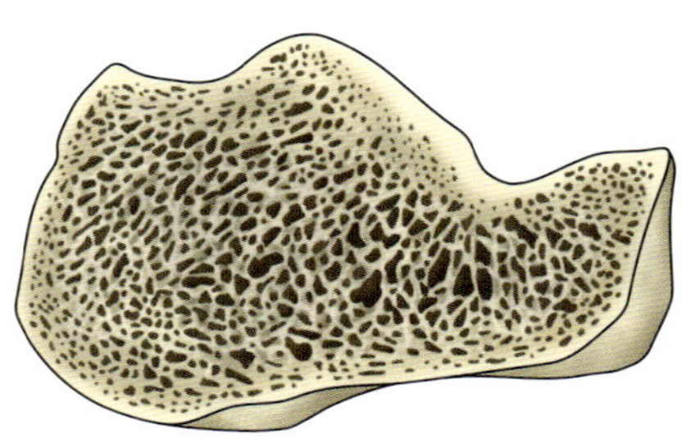

下肢

## ●足底の圧緩衝系（右 縦断面 内側）

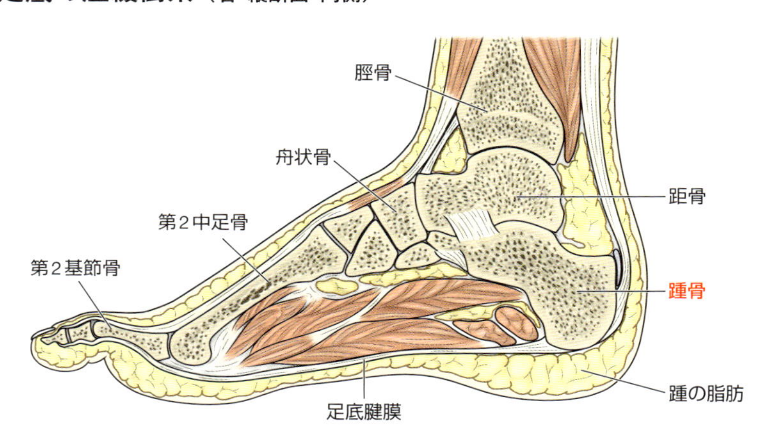


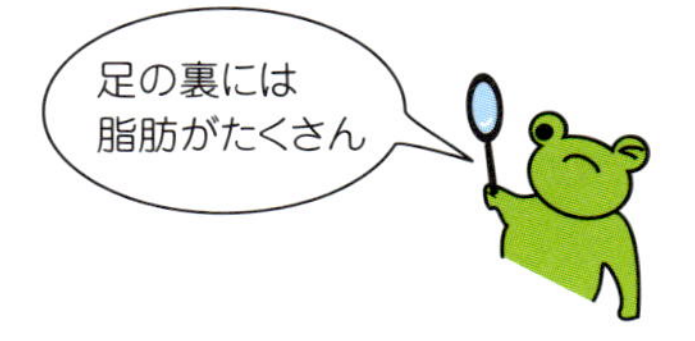


**ポイント**

◆かかとの骨を踵骨という。内部は蜂の巣状の海綿質でできている。
◆足裏には脂肪がたくさんあり、衝撃吸収材となっている。

## 〈足③〉**足首の捻挫と靭帯**——内果と外果

クルブシは足首の内外にある出っ張りです。内クルブシと外クルブシがありますが、それぞれ異なった骨の下端の出っ張りです。**内クルブシを触れてひざのほうに指を上らせていくと、向こうずねの骨を、ひざのすぐ下の出っ張りまでずっと触れられます。**そうです、向こうずねといえば弁慶の泣き所です。向こうずね(脛)、すねの骨ですからこれを**脛骨**といいます。内クルブシは脛骨の出っ張りで、**内果**ともいいます。

一方、外クルブシは**外果**ともいい、**腓骨**という骨の下端です。**腓骨は触れた外クルブシから上にさわっていくと、脛骨と違い、すぐに皮膚の上からは触れられなくなります。**筋肉が覆ってしまっているのです。ただ、ひざ側では塊の骨として触れます。それは、ひざを曲げると、後ろ側はくぼみになっていますが、そのくぼみに手を入れて外側の壁を摘まんでみますと、腱が感じられると思います。その腱の先を足先に向かってたどると、骨の塊に到達します。腱はハムストリングスの１つである大腿二頭筋の停止腱で、その行き先の骨の塊は腓骨の一部で**腓骨頭**となっています。

内外のクルブシは足首の関節（**距腿関節**）の一部で、足の根っこ部分の骨である足根骨の１つ距骨を内外から挟んでいます。脛骨は、下端下向きと内クルブシの内向きにＬ字の関節面があり、腓骨は外クルブシの内向きに関節面があり、それらの関節面が距骨をコの字型に覆っています。足首の関節は両クルブシに挟まれた感じで、かかとが上がったり（底屈）、つま先が上がったり（背屈）の関節運動をおこないます。この距腿関節の運動には、その他に、親指側を上げる内反運動と小指側を上げる外反運動があります。

足首の捻挫はこの距腿関節の捻挫なのですが、ここには多くの靱帯があります。それには、脛骨と腓骨を前後でつなぐ**前脛腓靭帯・後脛腓靭帯**、内クルブシと足根骨間の**三角靭帯**、外クルブシと足根骨間の外側靱帯として**前距腓靭帯**、**後距腓靭帯**、**踵腓靭帯**があります。

**MEMO　底屈と背屈を確認しよう**

足首の底屈と背屈について、再確認しよう。底屈は「底側に曲げる」動きなので、つま先立ちのように足首の背が伸びるよ。背屈は「背側に曲げる」動きなので、つま先を引き上げる動きだね。

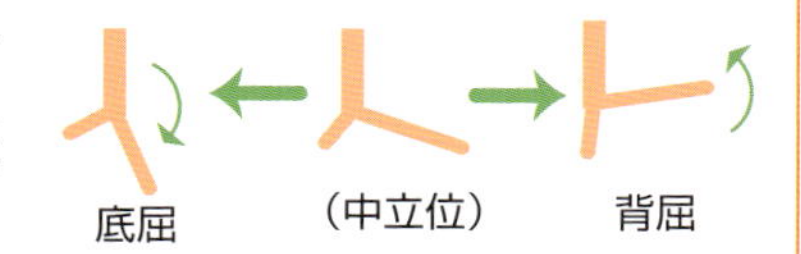

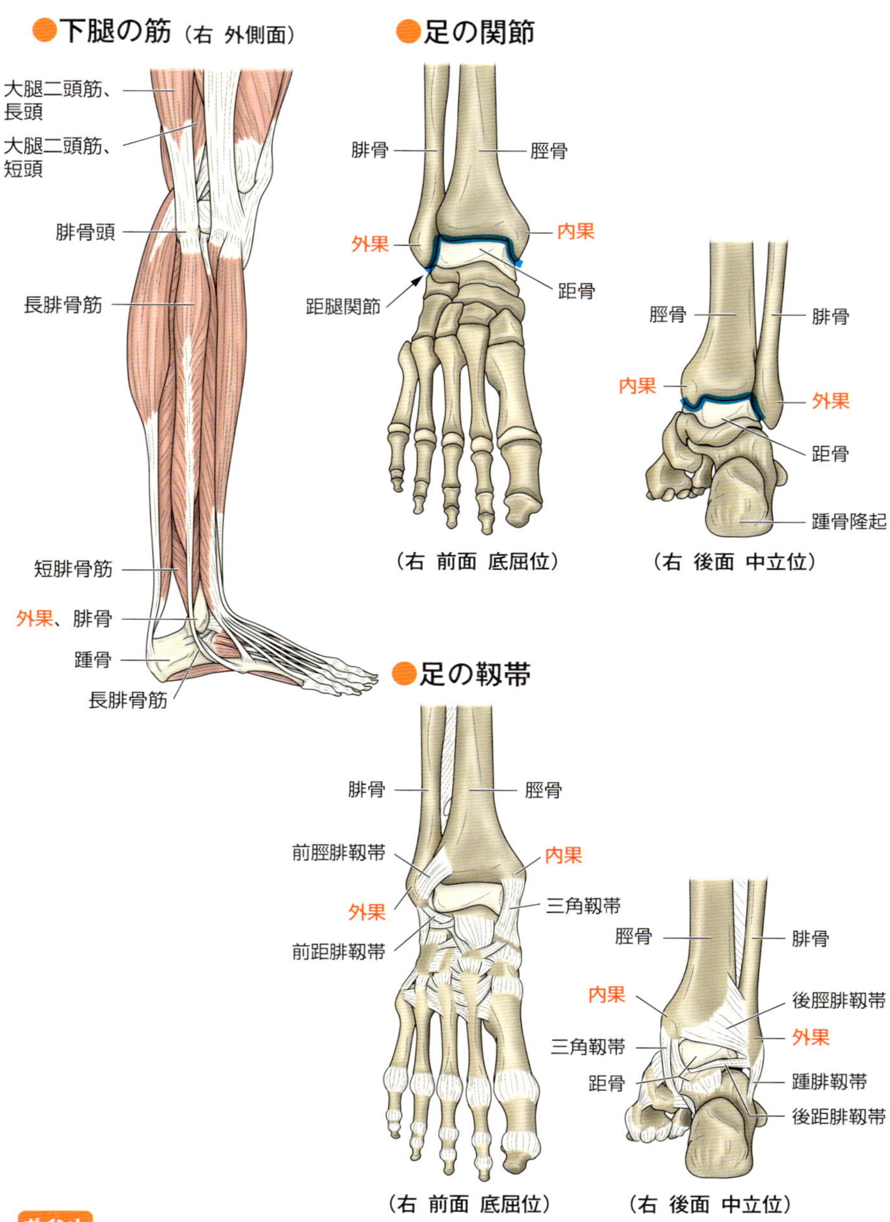




**ポイント**

◆内クルブシを内果といい、脛骨の一部となっている。
◆外クルブシを外果といい、腓骨下端となっている。
◆足首には多くの靭帯がある。

## 〈足④〉 **足の小趾**——第５中足骨粗面

小趾（小指）ですが、あんなに短くとも、ほかの３本同様に趾骨は３個あります。ほかの３本？　４本ではなく？　それは、第１趾、母趾には２個しかないからです。ただし、この小趾（第５趾）の趾骨（**基節骨・中節骨・末節骨**）の３個が、近年２個に減少している人が多くなっているとの報告もあります。

**足の小指側の縁を足首側に向けてさわっていきますと、外クルブシの２～３cm ぐらい手前で骨の出っ張りが感じられると思います。第５中足骨粗面**といいます。中足骨とは各趾骨の手前で足の甲にある５個の骨ですが、その第５趾の中足骨はほかの趾の中足骨と少々形が異なり、**足根骨**と関節する関節面の外側に骨の出っ張りがあるのです。その出っ張りが、先ほどの第５中足骨粗面なのです。手の第５中手骨にはこのような出っ張りはありません。この第５中足骨粗面という出っ張りは、足首の運動に関係しています。普通の状態の時に手首は真っ直ぐであるのと異なり、足首は90度に曲がっています。それは、物を掴む手に対し、二足直立で歩くために特化した足の働きに関係しています。

足首の曲げ伸ばしは、①つま先を上げ、足の甲側に曲げる**背屈**と、②かかとを上げて、つま先を下げる、足の底側に曲げる**底屈**という働きがあります（p.60）。曲げ伸ばしといいながら、伸ばしはないのですが、**つま先を上げたとき、各指は反っています。**つまり、足首の背屈の時、指に関しては伸展しているのです。足首の動きは、この背屈・底屈だけではなく、親指から土踏まず側をもち上げる**内反**という動きと、小指側をもち上げる**外反**という動きがあります。この小指側をもち上げる筋は、腓骨筋といわれる筋で、そのうちの**短腓骨筋**と**第３腓骨筋**が付くところが、第５中足骨粗面といわれる出っ張りなのです。これらの筋が働くと、第５中足骨粗面を引き、足の小指側、外側をもち上げて外反という働きをするのです。

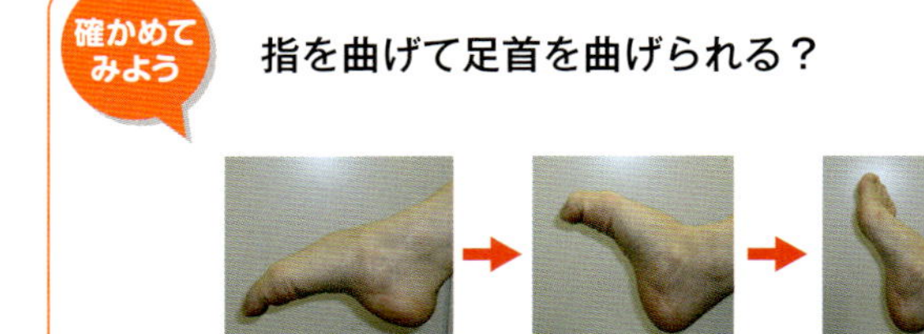


足の指を屈曲してみよう。その状態から足首をいっぱいいっぱいまで背屈してみよう。
あれ？　足の指が伸びてしまいませんか……。

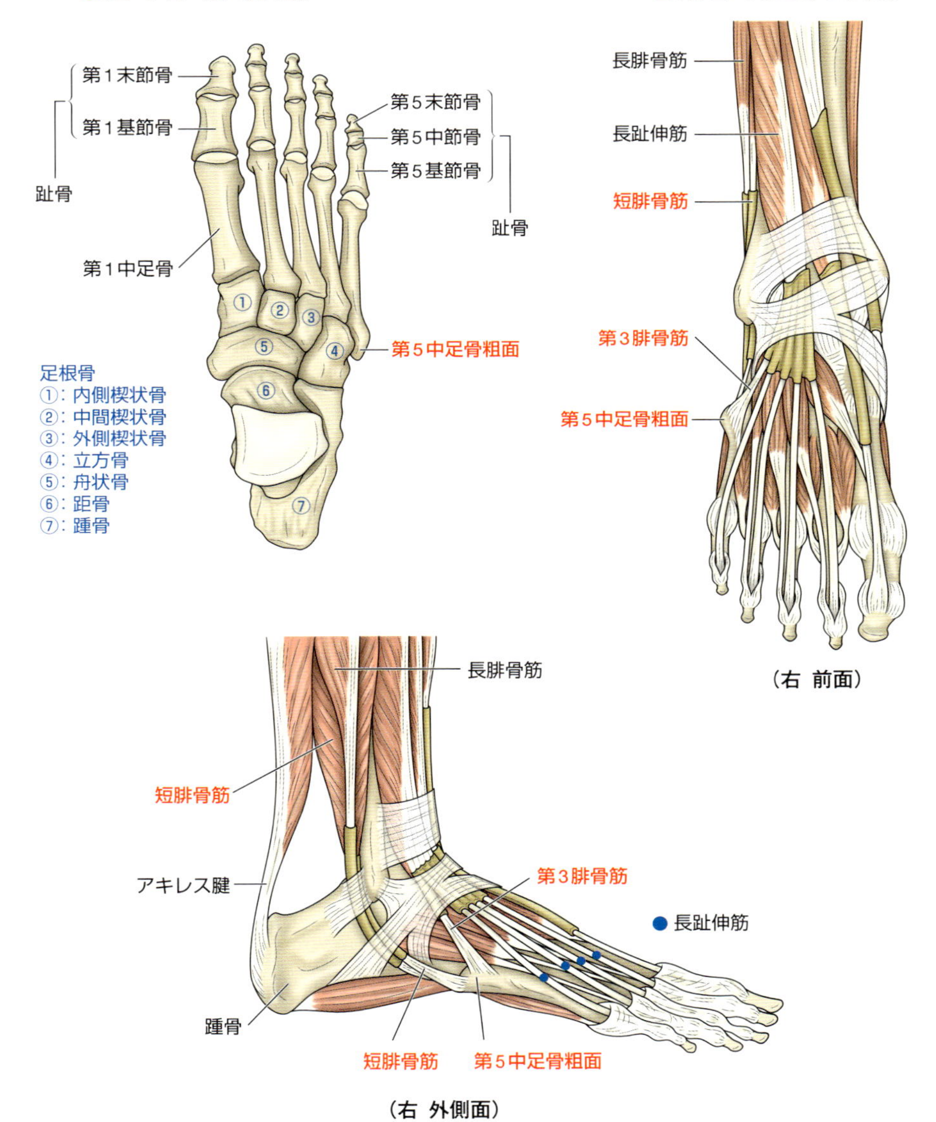


**ポイント**

◆足の趾骨の数は、第２～５趾は３個で、基節骨・中節骨・末節骨である。第１趾は基節骨と末節骨の２個である。
◆各趾骨の手前、足の甲の部分にある骨は中足骨と呼ばれる。
◆第５中足骨粗面に、短腓骨筋と第３腓骨筋が付着している。

## 〈足⑤〉足の裏を斜めに横切る腱——長腓骨筋

前項で、腓骨筋に短腓骨筋と第３腓骨筋があると述べました。短があるので長もあります。**長腓骨筋**です。その２つの筋は外クルブシ（外果）をもつ腓骨に付いていて、つまり腓骨を覆っている筋が２つあり、長と短と分けています。腓骨は下腿の外側の骨ですが、足首側の外クルブシとそのちょっと上までと、ひざ側で腓骨頭といわれる出っ張りが皮下に触れられるだけで、その間は長腓骨筋と短腓骨筋に覆われて、腓骨の本体である腓骨体は皮下には触れられません。

長腓骨筋と短腓骨筋は、どちらも足首付近でひも状の腱となり、外クルブシから後ろから回り込んで、足の外側縁に至ります。その際に、外クルブシの後方にある溝にはまり込んで、方向を前方に向けて進んでいきます。外クルブシの後ろの溝が滑車の役割をしているのです。そのために、長腓骨筋と短腓骨筋は、足首からひざにかけて上方に向けて筋が収縮するのですが、その停止腱は、距腿関節をつくる腓骨の外クルブシの後ろから回り込んで前方に向かいます。そして短腓骨筋の腱は、**第５中足骨粗面**に付くため、その第５中足骨を後ろに引くことによって、足を底に向けて曲げる足関節の底屈に働くのです。しかも、足の甲の外側縁にある第５中足骨を引くので、足関節の外反も起こります。つまり、短腓骨筋は足関節（距腿関節）の底屈と外反の作用をおこなう筋となります。

途中から本題の長腓骨筋が消えてしまいました。なぜ、長短の長がつく腓骨筋なのかといいますと、短腓骨筋は、第５中足骨粗面に停止して終わりますが、長腓骨筋の停止腱は短腓骨筋よりずっと長く、第５中足骨粗面の手前で、並走していた短腓骨筋の腱とは分かれて足の裏に入り込んでしまいます。そして、足の裏を斜めに横切って土踏まず側まで伸びて、**第１中足骨の根元付近に付きます。**親指側を引き下げて、小指側をもち上げるのですから外反に働き、外クルブシの後ろから回り込んでいるので足関節の底屈にも働きます。そうです、長腓骨筋・短腓骨筋はともに、足関節の底屈・外反に働く筋なのです。

**ポイント**

- 長腓骨筋と短腓骨筋は、腓骨の本体である腓骨体の外側を覆っている。
- 長腓骨筋と短腓骨筋は、足首付近でひも状の腱となり、外果の後ろの溝にはまりこんで、足の前方に向かう。
- 短腓骨筋は、第５中足骨粗面に付着し、足関節の底屈と外反に働く。
- 長腓骨筋は、第５中足骨粗面の手前で足の裏に回り込み、土踏まず側に斜め前方に横切って、第１中足骨の根元付近に付着する。足関節の底屈と外反に働く。

## ●下腿の筋

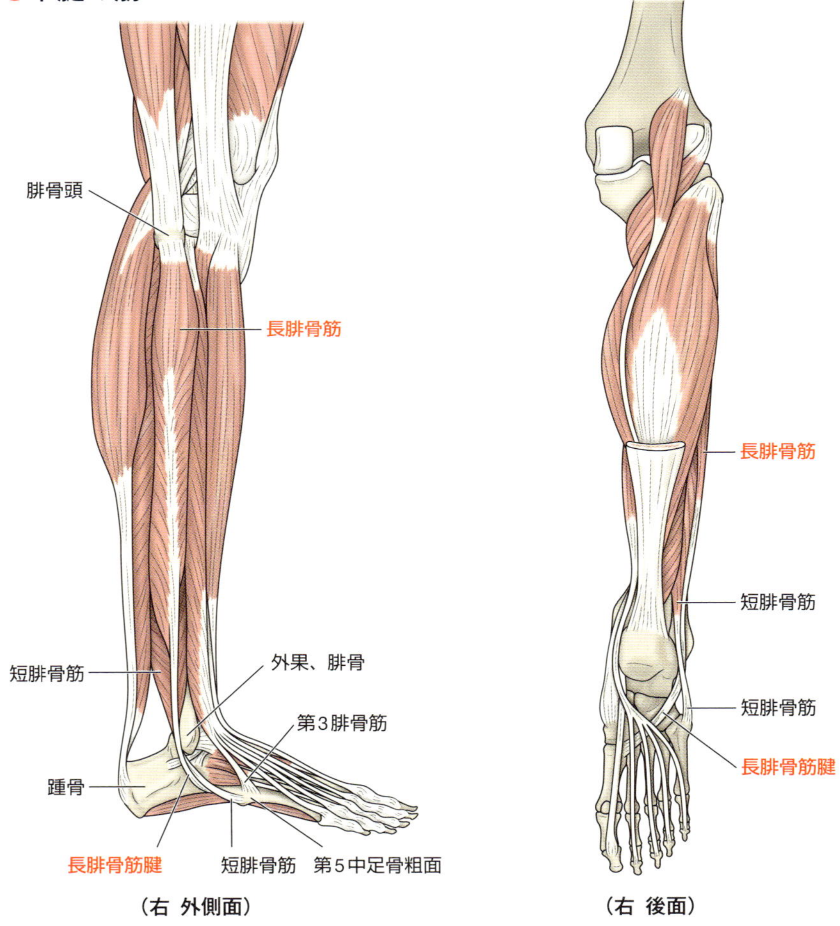


（右　外側面）　（右　後面）

足の裏を長腓骨筋の腱が横切っているケロ。そしてその上を、別の腱が熊手のように走っている。これはなんだろう？
答えは右下に。

答え：長趾屈筋の腱

## 〈下腿①〉 向こう脛と筋肉痛──前脛骨筋

弁慶の泣き所、向こうずねは皮下にもろに骨がさわります。**ひざのすぐ下のゴリゴリ出っ張っているところ（ひざ小僧のところ）から、足首にかけて角がずっと触れます。その角の内側に 2 ～ 3、4 cm の幅をもって骨が触れ、足首側で内クルブシ（内果）の出っ張りになります。**外クルブシ（外果）は腓骨の足首側の出っ張りでしたが、内クルブシは向こうずね、**脛骨**の出っ張りです。ひざ側の出っ張りは、内外に広がり、ひざを構成します。ひざの関節は、太ももの大腿骨の内側顆と外側顆と、脛骨の内側顆と外側顆のそれぞれの関節面での関節となっています。それぞれの関節面は異なっており、大腿骨は下方と後方への出っ張り（関節頭）で、脛骨は上向きのへこみ（関節窩）となっています。

ゆっくりと歩いてみて、つま先とかかとの動きを見てください。ひざを曲げて体より前に出した足はつま先が下りていますが、ひざを伸ばし足を床に着ける時はつま先が上がり、かかとから床に着くと思います。**足の裏全体を床に着け、かかとを着けたままでつま先を上げてみてください。つま先とほかの趾が反って、向こうずねのすぐ外の筋が硬くなったのがわかると思います。**その部分の筋、早歩きを続けると痛くなったことがありませんか？　ないようでしたら、試しに早歩きをしてみてください。小走りではなく、あくまで早歩きをです。競歩のように、両足が同時に地面から離れないように、片足を必ず地面に着けての早歩きです。この向こうずねのすぐ外の筋を**前脛骨筋**といい、それが筋肉痛を起こしているのです。

前脛骨筋の停止腱は内クルブシの前を走り、そのすぐ外を、つま先を上げた時に親指を反らせて皮膚を押し上げている長母趾伸筋腱が走り、その外側に第 2 趾～第 4 趾を反らせている長趾伸筋があります。これらが足首を背屈させている筋です。

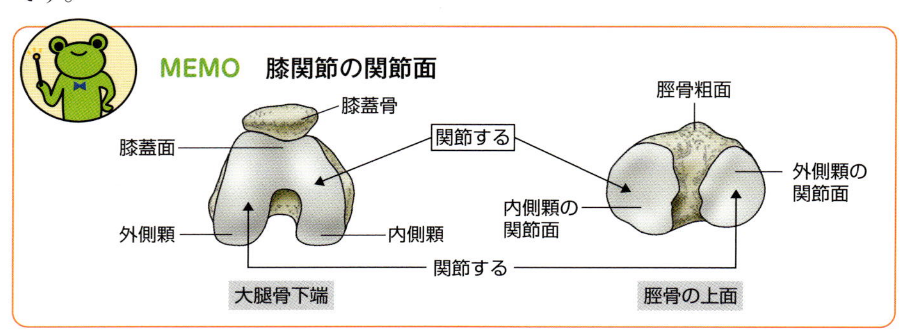

## ●下腿の筋

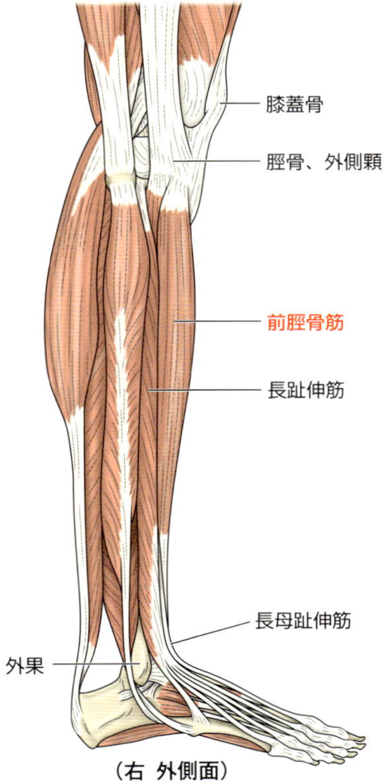

（右　外側面）

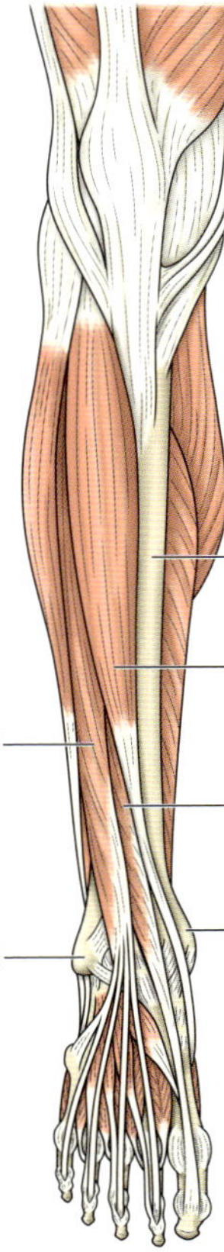

（右　前面）

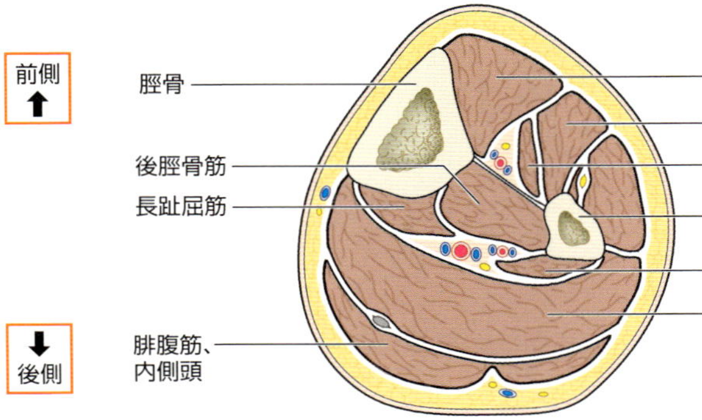

（右 横断面 上面）

**ポイント**

◆向うずねのすぐ外側の筋を前脛骨筋という。
◆前脛骨筋の停止腱は内クルブシの前を走り、第１中足骨の根元、内側楔状骨に付着する。
◆前脛骨筋の停止腱のすぐ外側を長母趾伸筋腱が走り、そのさらに外側を長趾伸筋の腱が走る。これらは、足を背屈させる筋である。

## 〈下腿②〉前があれば後ろも――後脛骨筋

前があれば後ろもありそうですよね。あります。前脛骨筋に対する**後脛骨筋**という筋です。前脛骨筋は前項で述べましたように、早歩きすると痛くなる、すね（脛）の外側前にある筋です。後脛骨筋は、すねの骨である脛骨の後ろ側に位置し、表面からは大きなふくらはぎの筋である下腿三頭筋に覆われています（p.67下図）。

**前脛骨筋**は、かかとを着けてつま先を上げた時に、弁慶の泣き所のすぐ外側で硬くなりますように、**脛骨外側面**から始まり、その停止腱は上下の**伸筋支帯**に押さえられ内クルブシ（内果）の前を通って足背に行き、**内側楔状骨**と**第1中足骨**に付いて、足首の関節の**背屈**に働きます。

一方、**後脛骨筋**は、下腿の骨である脛骨と腓骨とその間の下腿骨間膜の後面上半部から始まり、足首付近で停止腱となり、内クルブシの後ろを**屈筋支帯**に覆われて土踏まずから足底に向かい、**舟状骨**と**内側楔状骨**に付いて、下腿三頭筋と同様に、かかとを上げてつま先を下げる足首の関節の**底屈**に働きます。

このように前脛骨筋と後脛骨筋は、背屈と底屈という反対の働きをする筋、拮抗筋ということになります。それは停止腱が内クルブシの前を走る（足関節の前を走る）か、内クルブシの後ろを走る（足関節の後ろを走る）かという、関節に対する筋の走行の違いで起こっています。しかし、どちらの筋も停止腱の一部は、足底内側縁で**内側楔状骨**に付いているのです。そのため、どちらも足の内側をもち上げる**内反**という同じ働きもするのです。

ちょうど、足の外側で底屈する短腓骨筋と背屈する第3腓骨筋の腱が、ともに第5中足骨粗面に停止し、どちらも外反という同じ働きもするというのと同じですね。

確かめてみよう

### 後脛骨動脈

内クルブシの後ろやや下方と踵骨の内側の出っ張りの間は、へこんで溝となっています。その溝は土踏まずに向かっていて、足首を動かしながらさわっていると、何本かの腱が触れます。後脛骨筋、長母趾屈筋、長趾屈筋です。そのすぐ後ろぐらいで拍動が触れます。後脛骨動脈といって、やはり土踏まずに向かい足底へと行く動脈です。

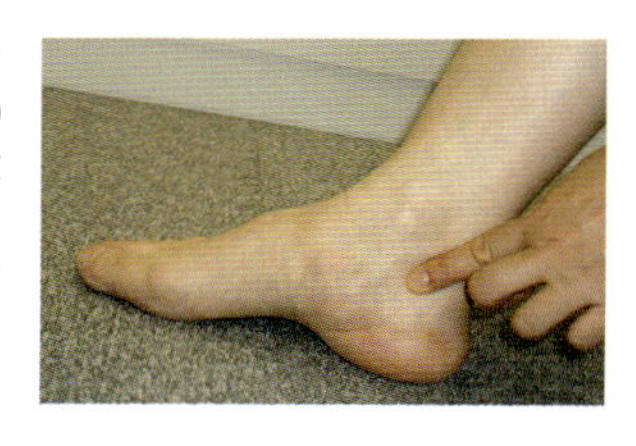

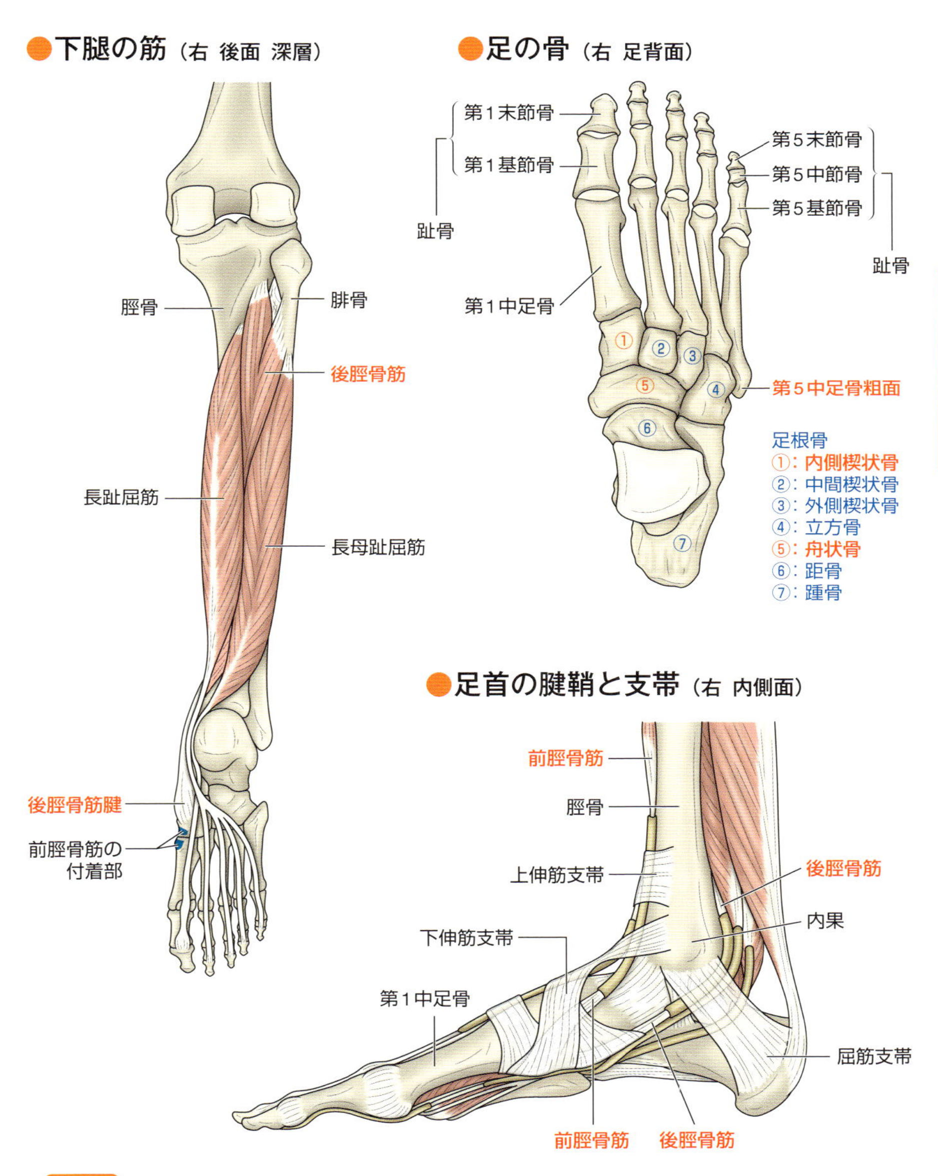




**ポイント**

◆後脛骨筋は、脛骨の後ろに位置し、表面からは下腿三頭筋で覆われている。
◆後脛骨筋は、下腿骨間膜の後面上半分から始まり、足首付近で停止腱となり、内クルブシの後ろを土踏まずから足底に向かう。停止部は舟状骨と内側楔状骨である。
◆前脛骨筋は足関節の背屈を、後脛骨筋は足関節の底屈を行う。停止腱が内クルブシの前を通るか後ろを通るかで、反対の働きになっている。

# 〈膝①〉２つあってついた名前
## ——前十字靱帯・後十字靱帯

僧帽筋は左右三角形の筋が合わさって菱形に見え、その菱形が名前の由来といいましたが（p.30）、左右ではなく前後に合わさって見えたことが名前の由来となったのが膝十字靱帯、通称十字靱帯です。

**膝十字靱帯**は、膝関節の関節腔内にある靱帯で、上部の大腿骨と下部の脛骨を固く結んでいる上下に走る２つの靱帯です。そうなのです、紙を十字形に切ったように１つでできた十字ではなく、２本の棒を前後で合わせてつくった十字になぞらえて、２つの靱帯が前後に合わさって十字形に見えることからついた名前です。

前の靱帯は、上の外側から下の内側にかけて斜めに走行していて、後ろの靱帯は、上の内側から下の外側にかけて斜めに走行しています。前後２つの靱帯が、ほぼ十字形に交わり膝十字靱帯と呼ばれているのです。十字形の前となる靱帯を前十字靱帯と呼び、後ろとなる靱帯を後十字靱帯と呼んでいます。前十字靱帯も後十字靱帯も十字の要素であって、**それぞれ単独の十字形ではないのです**。くどいようですが、前に十字形の靱帯があり後ろにも十字形の靱帯があって、十字形が２つあるのではないのです。

**前十字靱帯**は、ひざから下が前に行こうとするのを止めようとする、脛骨の前方への滑り出しを防ぐ働きをもっています。また、外転（外反）・内転（内反）や外旋・内旋運動の時に、緊張して制御するように働きます。そのため、ジャンプの着地時やターンの際に、バランスをくずした時に損傷を受けやすいといわれています。

**後十字靱帯**は、ひざを曲げた際に脛骨が後方へ移動することを防ぐ働きをもっています。前十字靱帯と異なり、後十字靱帯の損傷は、スポーツ中に激しくぶつかった際とか交通事故などで、ひざを激しくぶつけたりして断裂することが多いといわれています。

関節は２つ以上の骨の動きをもったつながりで、関節包に囲まれ、その中に関節腔をつくっています。関節包は外層の線維膜と内層の滑膜の２層からなって、関節腔に向かう滑膜からは、運動の際に関節面の摩擦を軽減させる滑液を分泌します。

靱帯は関節包の外層の線維膜が発達し、側副靱帯などといわれますが、この十字靱帯は関節包内にある靱帯なのです。

## ●膝関節の十字靱帯

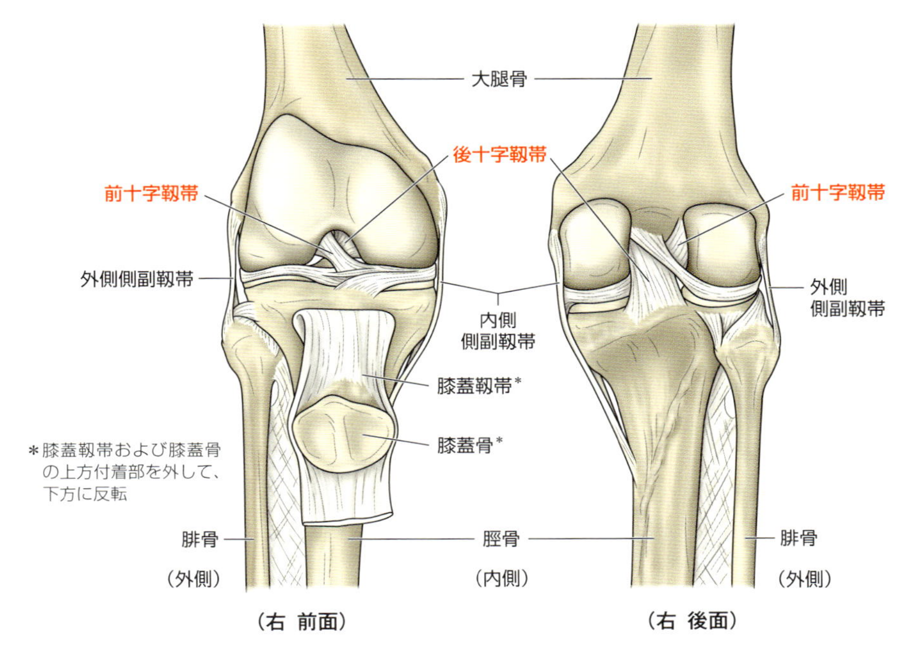


（右 前面）　　（右 後面）

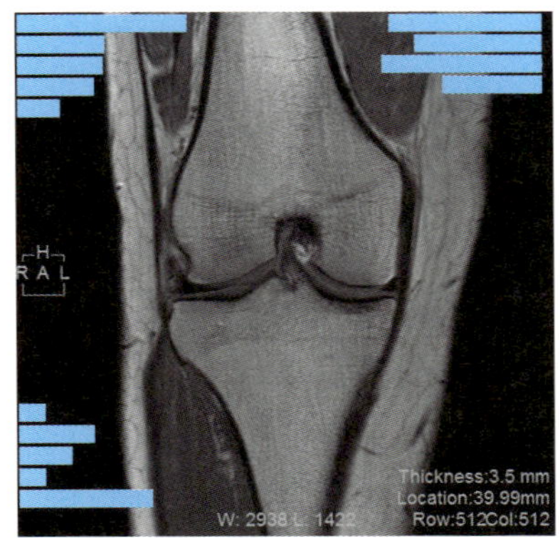


（右膝 MRI 像 前頭面）

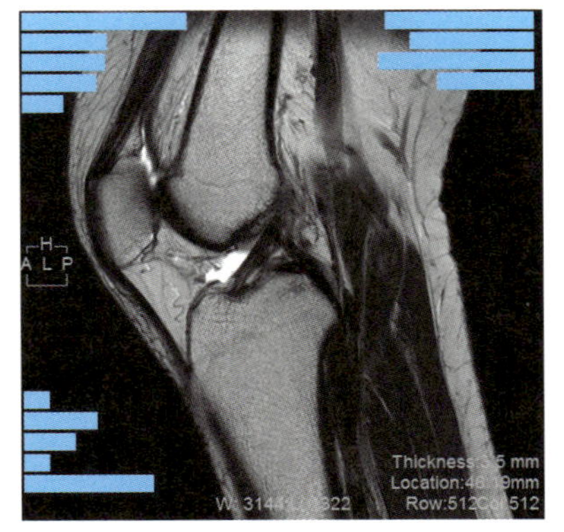

（右膝 MRI 像 矢状面）

*膝蓋骨・腓骨は断面の位置の関係上、はっきりは写っていない

**ポイント**

◆膝十字靱帯は、前十字靱帯と後十字靱帯からなる。膝関節の関節腔内にあり、大腿骨と脛骨を固く結んでいる。
◆前十字靱帯は脛骨の前方への滑り出しを防ぐ。
◆後十字靱帯は脛骨が後方に移動することを防いでいる。

## 〈膝②〉 3つあってついた名前——鵞足（がそく）

ひざの内側に、3本の腱が集まってできた名前があります。その名前、ふるっているというか、ついでにつけたような名前です。いえ、ダソク「蛇足」ではありません。ガソク「**鵞足**」といいます。水掻きのある水鳥、鵞鳥（がちょう）の足のように見えたことからついたそうです。

その3本の腱の本体ですが、**縫工筋**（ほうこうきん）と**薄筋**（はくきん）と**半腱様筋**（はんけんようきん）で、それらの停止腱はそれぞれ腱膜状に広がって重なり、**脛骨粗面**（けいこつそめん）の内側に停止します。その重なった腱膜の広がりを鵞足といいます。

ひざの内側、鵞足の部分に炎症が起こって痛みを感じることがあり、鵞足炎といわれます。ひざの曲げ伸ばしをする際に、ひざが内側に入ったり外側にひねったりを繰り返すと、鵞足部分の腱どうしや腱と骨がこすれて炎症を起こすのです。

3つの筋は同じところ、脛骨粗面に停止して脛骨を動かしますが、始まりがそれぞれ異なり働きも異なっています。

**縫工筋**は、骨盤の上前腸骨棘（じょうぜんちょうこつきょく）から始まり、股関節の屈曲・外転（がいてん）・外旋（がいせん）、および脛骨を引き膝関節の屈曲をおこないます。名前の由来は、昔、縫工業（縫製業）の職人はあぐらをかいて仕事をしており、あぐらをかく（股関節を屈曲・外転・外旋し、膝関節屈曲）際に使用される筋ということで、縫工筋という名がつけられたそうです。

**薄筋**は、恥骨結合外側縁（ちこつけつごうがいそくえん）から始まり、股関節の内転および膝関節の屈曲に働きます。

**半腱様筋**は、坐骨結節（ざこつけっせつ）から始まるハムストリングス（大腿二頭筋・半膜様筋（はんまくようきん）と半腱様筋の大腿屈筋群）の1つで、主たる働きは膝関節の屈曲ですが、股関節の伸展にも働きます。

このように鵞足を構成する3筋は、その起始が3方に離れていますが、停止はほぼ1点に集中しています。ただ、それが腱膜状にやや放散していて、鵞足と呼ばれています。

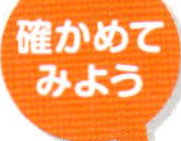


### 筋の起始部となっている坐骨結節

お尻の下に手のひらを当てて、椅子に座ってみよう。ゴリゴリする骨を感じるね。これが坐骨結節。ひざを曲げ伸ばしすると、坐骨結節の周りの筋肉が動くのがわかるかな？

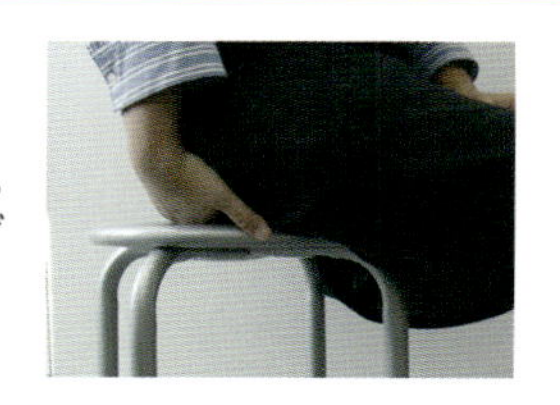

## ●大腿、骨盤、殿部の筋

（右 内側面）

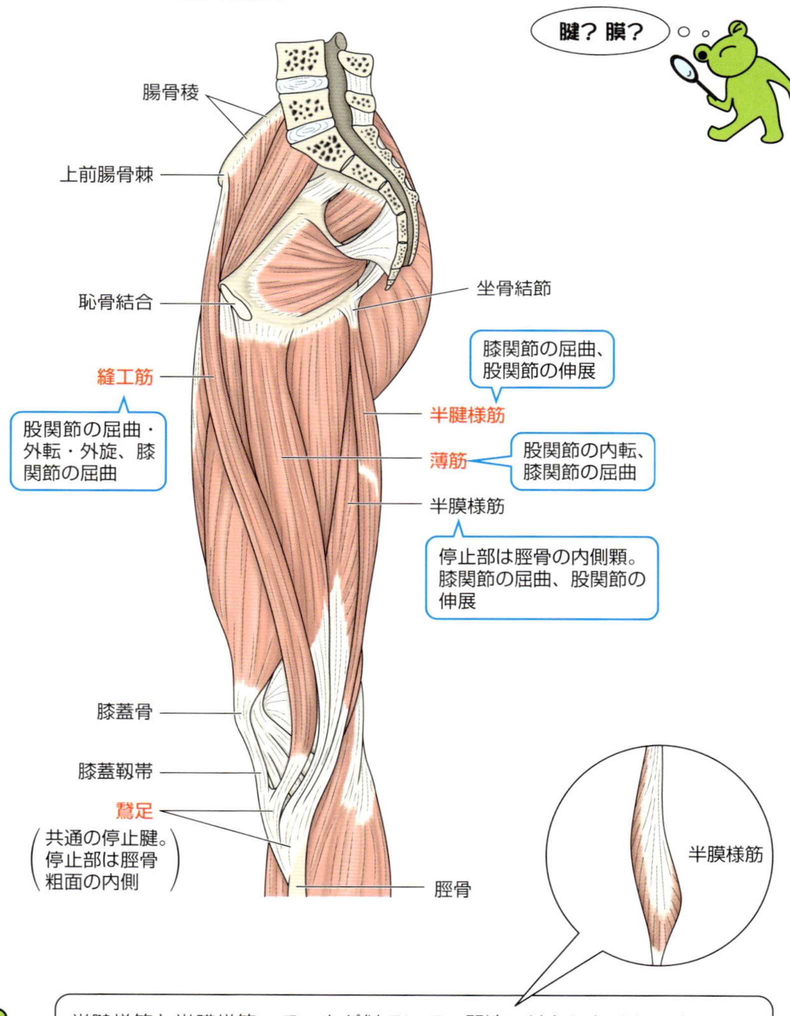

半腱様筋と半膜様筋って、字が似ていて、間違いそうになるケロ！
半腱様筋は筋腹が骨盤寄りにあって、膝側の腱がとても長いね。
半膜様筋は起始側、上半の腱が幅広い膜状になっていて、半膜様筋と呼ばれています。とにかく字をしっかり読むことが大切！

**ポイント**

◆縫工筋と薄筋と半腱様筋の停止腱は、膜状に広がって重なり、脛骨粗面の内側に付着する。
◆この重なって腱膜状の広がりを、鵞鳥の足のように見えることから鵞足という。

下肢

## 〈膝③〉 上の三角と下の三角――膝窩

**ひざを曲げてひざの後ろに手を入れてみてください。**くぼんでいますよね。くぼみを窩といい、わき（腋）の下のくぼみを腋窩というように、このくぼみを膝窩といいます。くぼみには壁がありますが、**膝窩に手を入れて内外の壁をさわってみてください。**どちらも腱が触れますね。大腿後面の筋の停止腱です。**外側の腱をたどると、コリコリした骨の出っ張りに触れます。腓骨頭**です。外壁のこの腱は大腿二頭筋の停止腱です。一方、内側の腱は２本あるのがわかりますか？半腱様筋と半膜様筋の腱です。半腱様筋は鵞足の項で出てきましたね。この大腿後面の３筋、**大腿二頭筋・半腱様筋・半膜様筋**を総称して**ハムストリングス**といいます。ハムは食べるハムで、ハムストリングとは「もも肉のひも」の意味があり、ハムをつくる時に、これらの筋の腱がもも肉を吊るすひもとして使われたからといわれています。

実は、膝窩というくぼみは菱形をしています。上の三角と下の三角でできた菱形です。ハムストリングの腱が上の三角をつくりますが、下の三角はふくらはぎの筋（**腓腹筋**）が内外に分かれて（内側頭と外側頭）、三角状の隙間をつくります。ところで、先ほど述べた上下の三角でできた菱形という説明は、正確にはちょっと違っています。上下の底辺が少しずれて重なった変形菱形です。

大腿二頭筋の腱が腓骨頭に付いていますが、内壁の半腱様筋・半膜様筋の腱は脛骨に付きます。ハムストリング筋は下腿の骨に付いて下腿の骨を引き上げ、膝関節を曲げる働きをします。一方、腓腹筋の内側頭と外側頭は下腿の筋ですが、大腿骨に付いて大腿骨を引き下げて、膝関節を曲げる働きをします。このように、大腿の筋も下腿の筋も膝関節を乗り越えて停止するので、曲がる関節の真後ろを走行すると、曲げた際に筋が邪魔になります。それで内外の脇に寄って付くことになり、膝関節の真後ろは筋のないくぼみとなり、膝窩が形成されているのです。

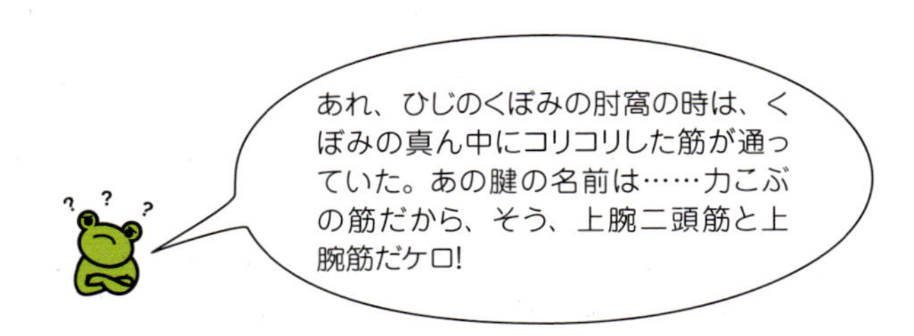

## ●膝窩の周りの筋群（右 後面）

## ●膝窩（右 後面 体表）

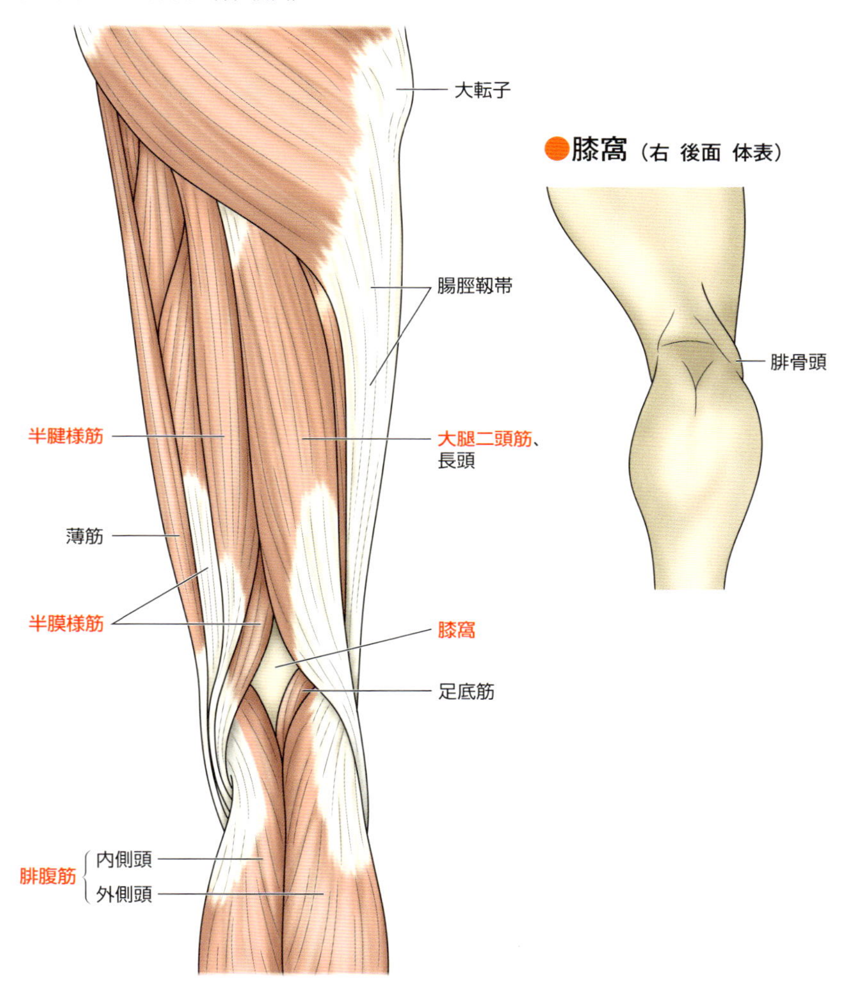




**ポイント**

- ◆膝の後ろのひし形のくぼみを膝窩という。
- ◆くぼみは４つの筋の壁からなる。
- ◆上のくぼみは、外側の壁が大腿二頭筋で、内側の壁は半腱様筋・半膜様筋である。
- ◆下のくぼみは、腓腹筋の内側頭と外側頭が壁をつくっている。
- ◆膝窩の壁を構成するこれらの筋は、膝関節を乗り越えて停止し、膝関節を曲げる働きをする。

column

# 足がつる

## 下腿三頭筋

夜中に足がつって、痛くて目が覚めたなどの経験をもつ人も多いのではないでしょうか？　こむら返りともいいますね。こむら返りの原因はミネラル不足とか、水分不足、運動不足などがいわれています。こむら（腓）とは、すね（脛）の後ろの膨れたところ、ふくらはぎを指します。膝窩の下の三角の壁をつくる筋を腓腹筋と述べましたが、このこむら（腓）の筋です。腓腹筋は内側頭と外側頭の2頭をもっていて、それぞれの始まりは、大腿骨の内側上顆と外側上顆で、膝関節を屈曲させる運動をおこないます。ただし、足を固定した場合、かかとまでしっかり床に着けた時の働きがです。膝関節の主たる屈筋は、大腿後面のハムストリングがおこなっていましたね。

上肢には上腕二頭筋と上腕三頭筋がありました。ハムストリングの1つに大腿二頭筋があり、大腿前面には大腿四頭筋がありました。下肢には二と四で三はないのでしょうか？　いえ、大腿にではないですが、下腿にあります。下腿三頭筋です。下腿三頭筋の筋尾はアキレス腱となって、かかとの骨、踵骨に付いています。運動をする前にアキレス腱のストレッチなどをする際に、ストレッチする側の足はかかとまでしっかり床に着け、ひざを伸ばしておこないます。これは、腓腹筋をストレッチしているのです。腓腹筋は内側頭と外側頭、2頭でしたよね。三頭筋にはなりませんね。アキレス腱から腓腹筋を取り除いても、実は筋がまだあります。魚の切り身みたいな形からヒラメ筋と呼ばれています。これが、3頭目の筋です。ただし、腓腹筋と異なり、始まりは脛骨と腓骨およびその間の骨間膜からで、膝関節の働きには関与していません。3頭がアキレス腱に集まり、停止しているかかとを引き上げ足関節の底屈に働きます。ヒラメ筋のみのストレッチでは、ひざを曲げることによって腓腹筋の伸展を防いで、かかとを床に着けて下腿を前に倒しておこなうとよいのです。

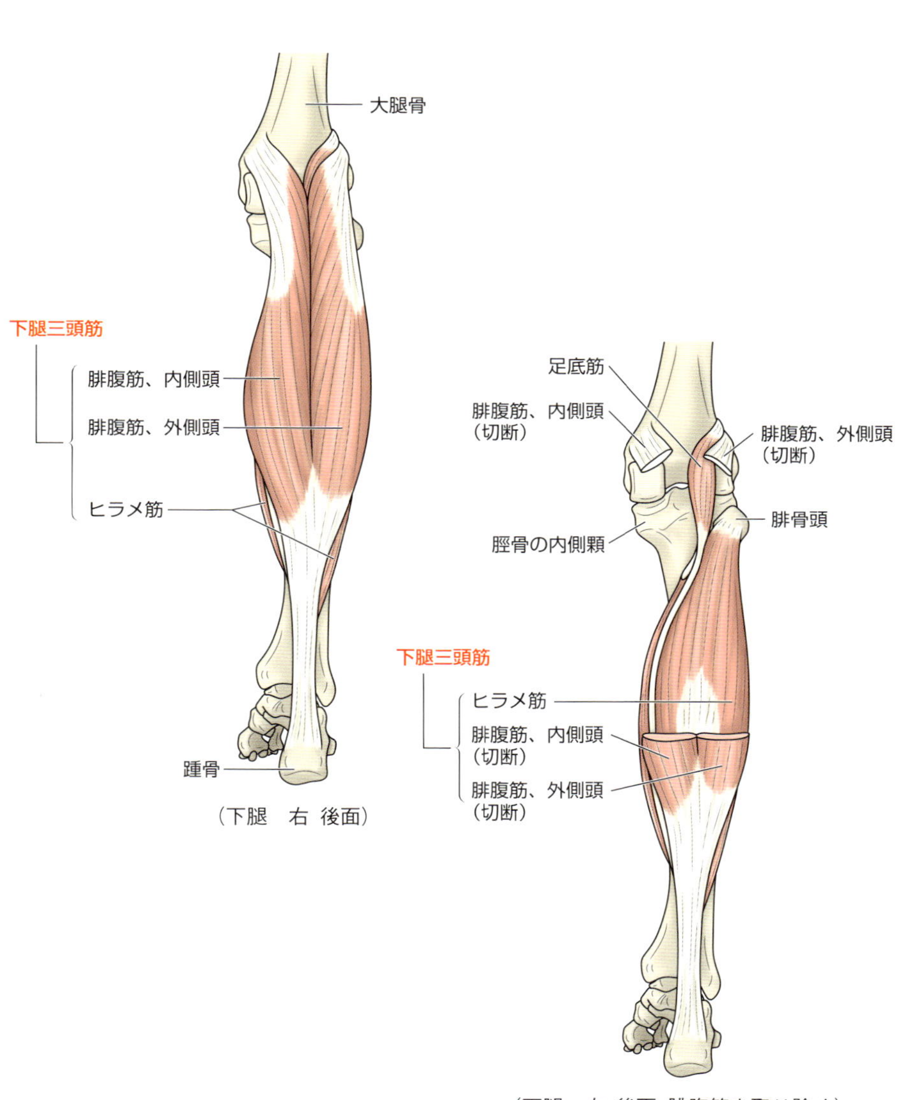


（下腿　右 後面）

（下腿　右 後面 腓腹筋を取り除く）

# 〈膝④〉ひざの裏で触れる拍動、そして神経
## ——膝窩動静脈

**膝窩を触れてみますと拍動を感じませんか？** 結構太い動脈、**膝窩動脈**が走っているのです。もちろん**膝窩静脈**も、神経（**脛骨神経**）も一緒に走っています。

ひざは後ろに折れ曲がります。曲げた際に前のひざ頭は出っ張ります。当然、前の皮膚も引き延ばされることになり、それを想定して、ひざを伸ばしている時に余裕をもたせて皮膚はたるんでいます。太い血管や神経は、たるませておくなどそうはいきません。ひざの前を走っているとすれば、ひざを曲げると引き延ばされてしまうことになってしまいます。ということなら、折れ曲がるほうを走れば引っ張られることはないですよね。折れ曲がるほう、膝関節の後ろ側は膝窩というくぼみになっていて、空間が空いており、血管や神経が走るのに都合がよいです。

下肢の動脈は、股関節が前に折れ曲がるので、お尻のほうではなくももの付け根である鼡径部を通り、大腿の前内側を走行して**大腿動脈**となります。その**大腿の前内側を走行していた大腿動脈は、ひざの後ろに回り込み膝窩を走ることになり、名称を膝窩動脈と変えます。**

その動脈の脇を伴行している静脈も、膝窩静脈と呼んでいます。

アキレス腱の外側からふくらはぎの真ん中を上ってみえる皮静脈、**小伏在静脈**は膝窩で深部に入り膝窩静脈に合流します。神経も、膝窩の下の内外の壁となる腓腹筋や、その奥にあるヒラメ筋（これらが3つの筋頭をなして下腿三頭筋といいます）などを支配するために、**脛骨神経**として、膝窩動静脈と並んで膝窩中央付近を下行し、膝窩の上部外壁となる大腿二頭筋に沿って**総腓骨神経**が腓骨頭のすぐ下を回り込んで、下腿側面と前面に至っています。

このように、膝窩は動静脈と神経の走行路となっているので、大きく屈曲すると膝窩動静脈や脛骨神経・総腓骨神経を圧迫することになり、それで長く正座をしていると血流が悪くなり、足がしびれる原因ともなっているのです。走行する大腿の前内側は、股を閉じる股関節の内転をする大内転筋の前となっていて、その大内転筋の大腿骨への停止腱を通り過ぎて、ひざ後方の膝窩に行きます。その際、通り道として、大内転筋の停止腱膜に**内転筋腱裂孔**という孔が開いています。

## ●膝窩（右 後面）

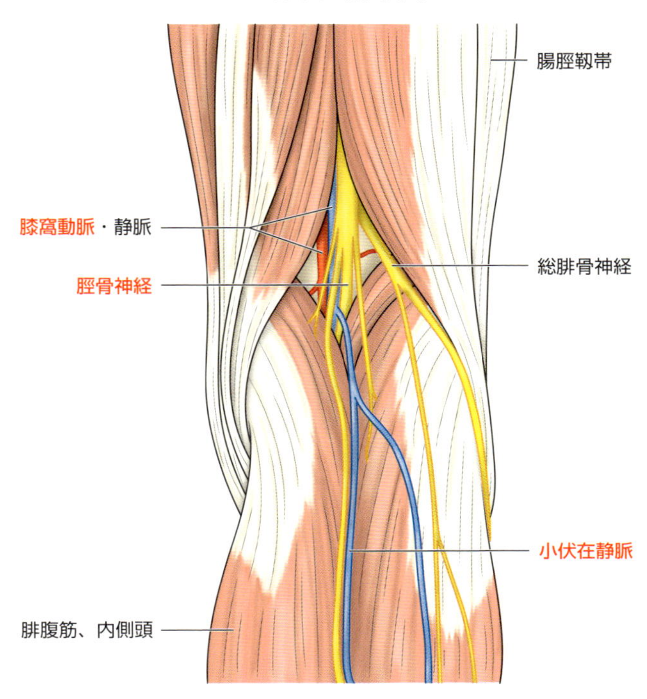


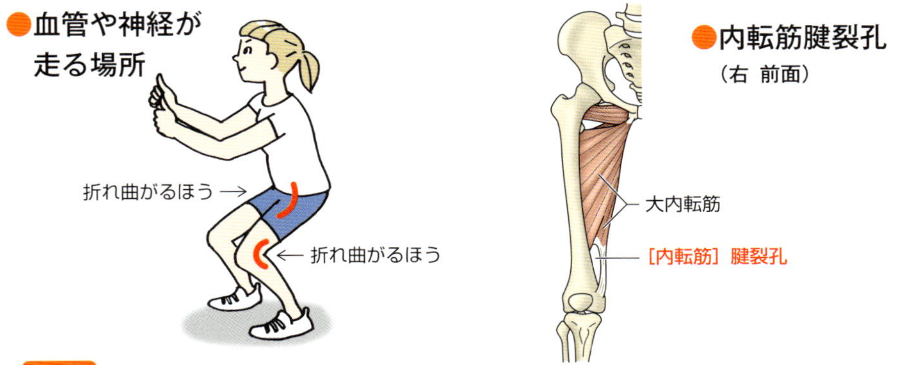


**ポイント**

- ◆膝窩のくぼみには、動脈や静脈、神経が走っている。
- ◆下肢の動脈は、鼡径部を通り、大腿の前内側を走行（大腿動脈）、膝の後ろに回り込み膝窩を走行（膝窩動脈）する。
- ◆ふくらはぎの真ん中を走る皮静脈の小伏在静脈は、膝窩で深部に入り膝窩静脈に合流する。
- ◆脛骨神経は、膝窩動静脈と並んで膝窩中央付近を下行する。総腓骨神経は、大腿二頭筋に沿って腓骨頭のすぐ下を回り込んで、下腿の側面と前面に至る。

# 〈膝⑤〉くぼみの奥にある筋——膝窩筋と足底筋

膝窩は、大腿と下腿の筋が壁となってつくっている窩ですが、そのくぼみの深層に薄い筋があり、**膝窩筋**と呼ばれています。大腿骨から始まって、脛骨後面の上部に付いて膝関節を屈曲し、脛骨を内旋します。また、膝関節を完全に伸展した状態から屈曲する時には、最初に大腿骨をやや外旋しますが、この時、膝窩筋が働きます。

さて、膝窩にはもう１つ筋が存在します。膝窩の下の外壁となる腓腹筋外側頭とともに大腿骨外側上顆から始まって、腓腹筋外側頭の内側からその奥に入り込んでいる細い小さな筋です。奥に入り込んだ筋束は、ヒラメ筋の内側に接してすぐに細い腱となってしまいます。この膝窩にある小さな筋ですが、膝窩という名前は使われていなくて、なんと**足底筋**というのです。

ひざの後ろなのに足底？筋。

ところで、すぐに細い腱となってしまったその腱が足底まで行っていれば、まあ、納得します。なぜなら、下肢の膝窩に対応できる上肢の肘窩に**長掌筋**というのがありました（p.11）。掌は手のひらのことで、足なら足の裏・足底となります。長掌筋は、足底筋が大腿骨から始まると同じように、上腕骨の内側上顆から始まる小さな筋で、やはりすぐに細長い腱となってしまいます。その腱は、手根を乗り越えて手のひら（手掌）まで行き、手掌で扇状に広がって腱膜となり（手掌腱膜）、手掌の皮膚と固く結合していました。実は、足底も腱が膜状になって、足底腱膜と呼ばれるものが存在します。しかし、長掌筋の停止腱が扇状に広がって手掌腱膜になるのとは異なり、**足底腱膜は、踵骨の下面の踵骨隆起内側突起などの骨に付いて始まっています。**

一方、細くて長い**足底筋の停止腱はアキレス腱の内側縁に加わり、踵骨隆起の後面に付いて終わります。**つまり、足底には至らず、**踵骨を挟んで、足底筋の停止腱と足底腱膜は分離**しているのです。両クルブシよりかかとの骨が後方に出っ張っていることが関係していると思われます。長掌筋の停止腱が手掌腱膜となり終わっているのと同様に、足底筋の停止腱が足底腱膜となって終わるはずが、かかとが出っ張ったために細い停止腱と足底腱膜とに分離されてしまったと考え、膝窩にある小筋に足底筋という名前をつけたのではないでしょうか。

## 下腿の筋（右 後面）

## 足底腱膜（右 足底面）

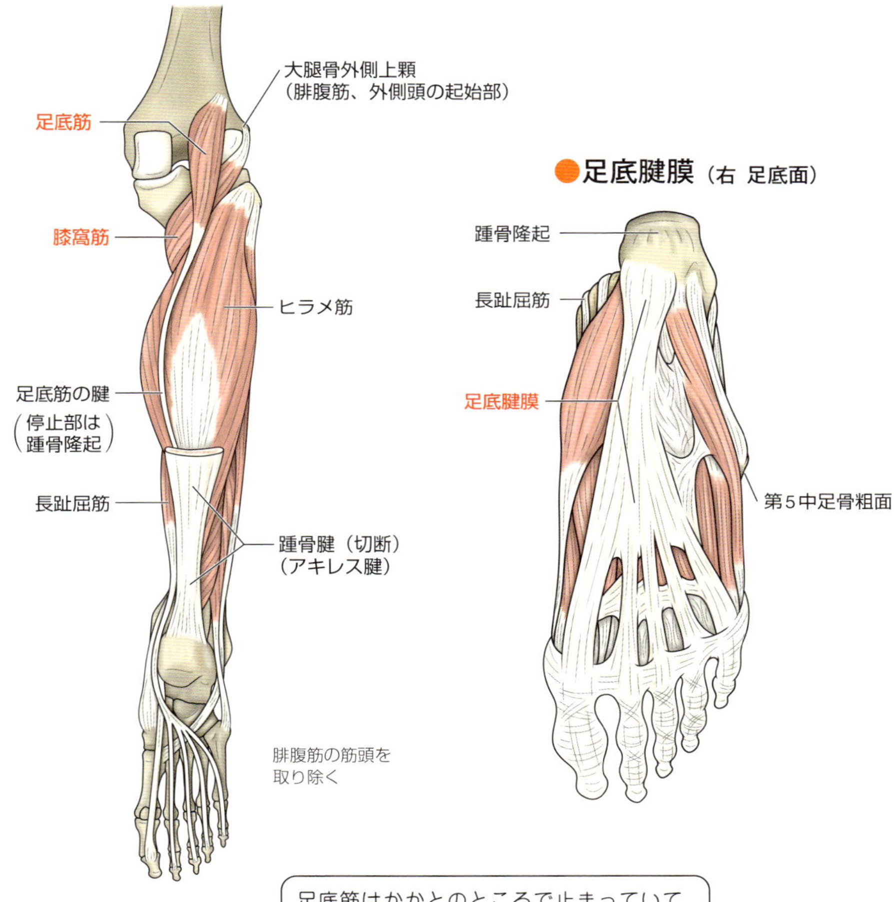

**ポイント**

◆膝窩のくぼみの深層には、膝窩筋と足底筋がある。
◆膝窩筋は大腿骨（外側上顆、およびその下の半月板）から始まり、脛骨後面上部に停止する。膝関節を屈曲し、脛骨を内旋する。
◆足底筋は大腿骨（外側上顆、腓腹筋外側頭付着部より近位）から始まり、奥に入り込み、ヒラメ筋の内側に接して、腱となり、踵骨隆起に停止する。足底筋という名前だが、足底には至らない。

## 〈下腿③〉**踵の上げ下げ**——距腿関節と下腿三頭筋

手首を曲げると、手と前腕の関係はＬ字となります。では、足首はどうでしょうか？　立っている時は、足と下腿との関係はＴ字を逆さまにした形となりますね。そして、足首を曲げたり伸ばしたりするとどうでしょうか？　つま先が上がるとかかと（踵）が下がり、かかとが上がるとつま先が下がります。

そうです、足と下腿との関係である足関節は、シーソーの支点の部分となっているのです。たとえば歩行の際につま先を上げて下がったかかとから地面に着く、足の裏全面が地面に着いたら、かかとを上げてつま先で地面を蹴って前に進みます。

両クルブシに挟まれた足関節は、外クルブシ（外果）を構成する腓骨と内クルブシ（内果）を構成する脛骨とからなる下腿骨と、7 種の足根骨の 1 つの距骨との間の関節で、**距腿関節**ともいわれます。その下腿骨の関節面は、両クルブシの内側の関節面とその間の天井部の関節面でコの字型を 90 度回転した形となって、距骨の鞍状の関節面に上から覆いかぶさります。距骨の下に位置する踵骨は、下腿骨の後面より後方に突出してかかとを形成します。その突出したかかとの部分、踵骨隆起にアキレス腱が付きます。つまり、シーソーの支点より後方にアキレス腱が付くことになります。アキレス腱は、ヒラメ筋と腓腹筋（内側頭と外側頭）からなる下腿三頭筋の停止腱となっています。

ひじを曲げた際に力こぶが肩のほうに移動するように、つま先立ちするとふくらはぎの膨らみが膝窩に向かい、移動して硬くなります。**下腿三頭筋の筋束が収縮してアキレス腱を引き、アキレス腱がかかとの骨を引き、両クルブシに挟まれた距腿関節を支点としてかかとが上がってつま先立ちとなったのです。**前述した後脛骨筋や短腓骨筋や長母趾屈筋が働くと、足関節より前のつま先側を足底に引き、かかとを上げる**底屈**となります。逆に、前脛骨筋や第 3 腓骨筋、長母趾伸筋が働くと、足関節より前のつま先側を引き上げ**背屈**し、かかとを下げることになるのです。

**椅子に座ってかかとの上げ下げ**

椅子に座ったまま、かかとの上げ下げをしてみよう。かかとを上げると、ふくらはぎの筋肉が硬く盛り上がるね。上に向かってさわっていくと、ひざの裏側近くまで硬い筋肉が続いているね。

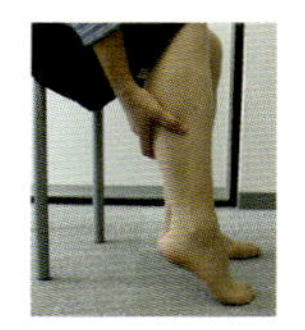

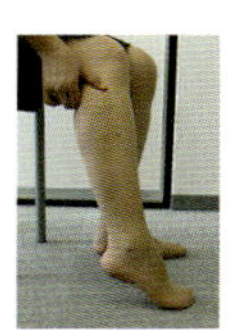

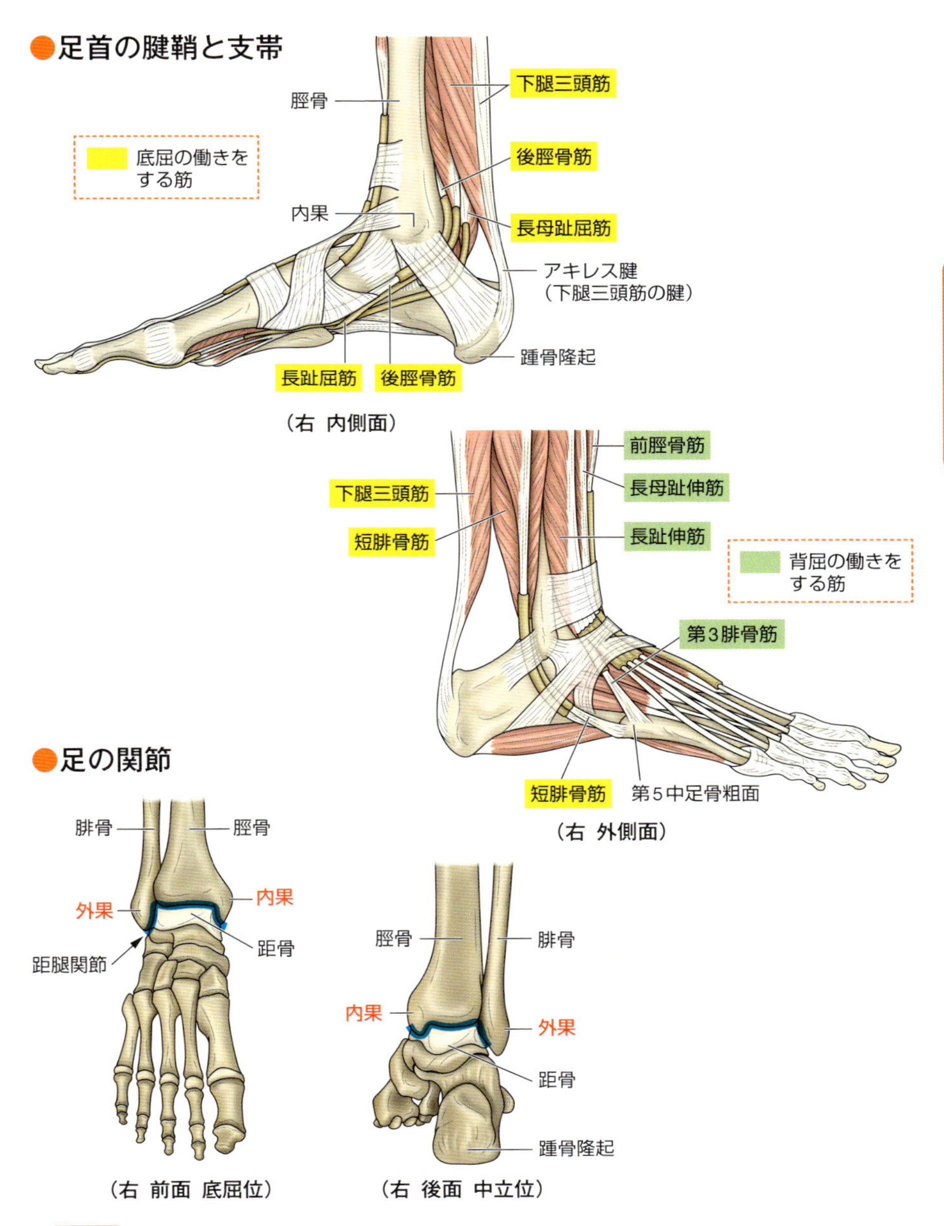


**ポイント**

◆下腿骨（腓骨・脛骨）と距骨（7つある足根骨の1つ）との関節を、距腿関節という。
◆距腿関節を支点として、かかとの上げ下げの動きが生まれる。
◆足底に停止する筋は底屈に働き、足背に停止する腱は背屈に働く。

# 大腿・殿部

膝から上の大腿や殿部には大きな筋肉が集まっています

## 〈大腿①〉太ももの前面——膝蓋骨と大腿四頭筋腱

ひざ頭であるひざのお皿の骨は、膝関節の前の蓋となっていると考えられたのか、膝蓋骨と呼ばれています。この膝蓋骨は、人体中最大の種子骨であるといわれます。種子骨とは、腱または靱帯の中に生じた小さな骨で、骨との摩擦を少なくする働きがあります。あまり小さな骨とはいえない膝蓋骨は、後面が関節軟骨で覆われていて、ひざを伸ばすと大腿骨下端前面の膝蓋面に入り込みます。ひじを曲げた時に出っ張っているひじ頭が、伸ばすと出っ張りとして感じないのと同様に、ひざを曲げていると出っ張りとして感じるひざ頭が、伸ばすと出っ張り感がないのは、関節窩（大腿骨膝蓋面）に関節頭（膝蓋骨関節面）が入り込む関節となっているからなのです。

**ひざを伸ばして膝蓋骨のすぐ上をさわってみますと、ちょっと硬くて、筋肉をさわっている感じではないでしょう。**そこは腱なのです。その腱の上の筋、ひざを伸ばして腹筋を鍛えるV字の姿勢をとっていると痛くなりませんか？　その筋は、真っ直ぐに走り、**大腿直筋**といわれます。太ももの前面にある**大腿四頭筋**の1つの筋頭なのです（筋頭なのに、長頭とかと呼ばれずに大腿直筋などと筋名がついています。多分、強大な筋だからでしょうか）。ほかに3頭、**内側広筋**・**中間広筋**・**外側広筋**があり、4頭からなりますが、筋尾は1つで、それらの停止腱は大腿直筋の停止腱に合流し、その大腿四頭筋の停止腱中に膝蓋骨が埋まった形をとっています。ただ、前面は皮下に骨である膝蓋骨が目立って触れ、その下の腱が単独で脛骨粗面に付いているように見られます。それゆえか、膝蓋骨と脛骨粗面の間の腱を**膝蓋靱帯**、または**膝蓋腱**と呼んでいます。みな同じものなのですが、呼び変えているようです。その膝蓋腱は、膝関節を伸展させる大腿四頭筋の停止腱ですから、そこを叩くと脊髄内の反射弓を通って大腿四頭筋に収縮するように指令が届きます。そこで反射的に大腿四頭筋が収縮して膝関節が伸展する、膝蓋腱反射が起こるのです。この膝蓋腱反射は脚気（ビタミン$B_1$欠乏によって生じる疾患）の検査に使われています。健康な人では、膝蓋腱を叩くと足が跳ね上がりますが、脚気が進行するとこの反射は出てこなくなります。足が跳ね上がってこない場合、脚気のおそれがあります。

## ●膝関節（右 前面）

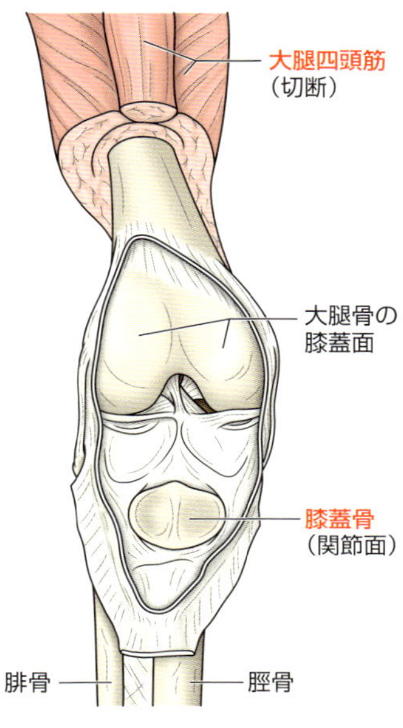


関節包を開放して、膝蓋靱帯を
膝蓋骨とともに下方に反転

## ●大腿四頭筋と縫工筋

（右 前面）

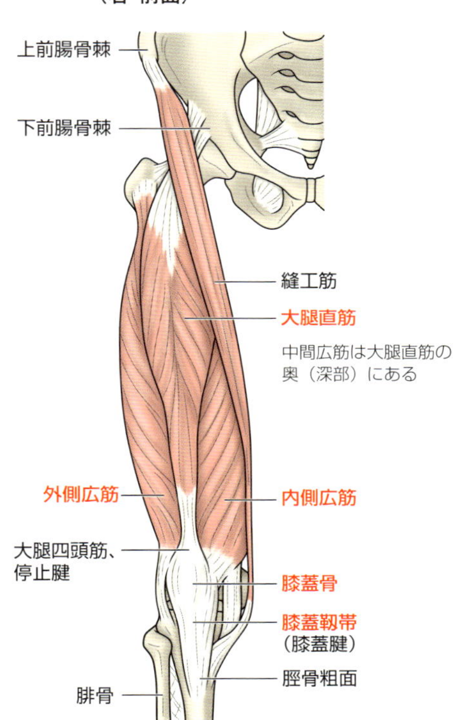


下肢

確かめてみよう

### 大腿直筋を鍛える運動の例

大腿直筋は、膝関節の伸展のほか、
股関節の屈曲の働きもします（p.86）。

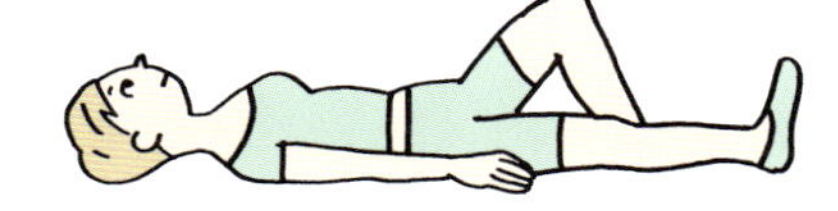

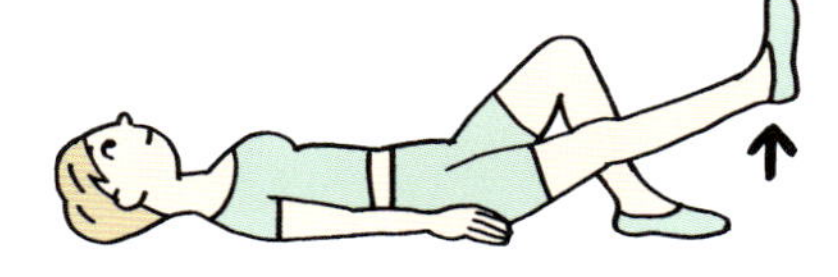

ポイント

◆太ももの前面には、大腿四頭筋がある。
◆大腿四頭筋の筋頭は、大腿直筋、内側広筋、外側広筋、中間広筋の４つである。大腿の前面中央、浅層を走る大腿直筋の停止腱に、残りの３つの筋の停止腱が合流する。
◆膝蓋靱帯（膝蓋腱）は大腿四頭筋の停止腱である。

## 〈大腿②〉大腿直筋は二関節筋——大腿直筋

V字姿勢をずっととっていると、大腿の前面中央が痛くなってきますよね。それが大腿直筋であると前項で述べました。V字姿勢って、股関節を曲げた姿勢ですよね。大腿直筋は大腿四頭筋の4頭のうち1つでした。そして、大腿四頭筋の停止腱は膝蓋骨を取り込んで膝関節の前を通って脛骨粗面に停止し、膝関節の伸展に働く筋でした。

大腿四頭筋のそれぞれの起始部はどこでしょうか？ **中間広筋は大腿骨前面と両側面**から広く起こり、**外側広筋は主に粗線外側唇**から、**内側広筋は主に粗線内側唇**から起こっています。外側広筋と内側広筋が起始する粗線は大腿骨骨体後面中央の2本の線状の突出で、その内外の縁を内側唇、外側唇と呼んでいますから、**内側広筋と外側広筋は大腿骨の後面から始まっている**ことになります。そうしますと、断面図で見られますように、**大腿骨は粗線の後面を除いて、3つの筋頭となる内側広筋・外側広筋・中間広筋によってくるまれている**ことになります。大腿直筋のみは中間広筋の前面を走行していて、大腿骨体と直接接することはないようですね。

大腿直筋の起始は、寛骨の下前腸骨棘と寛骨臼上縁からとなっています。寛骨臼には大腿骨の大腿骨頭が入って股関節をつくっていますが、この大腿直筋は、股関節の前面を乗り越えて走行しており、股関節の屈曲にも働きます。つまり、筋頭としての大腿直筋ですが、ほかの3頭と異なり、股関節を屈曲する働きをもっていることになります。また、筋尾側の停止腱は、ほかの3頭の停止腱と共同の腱となって膝関節を乗り越えて脛骨粗面に付きますから、この大腿直筋も大腿四頭筋として膝関節の伸展に働いています。このように、膝関節のみを通り過ぎる3つの筋頭、内側広筋・外側広筋・中間広筋は単関節筋ですが、股関節と膝関節、2つの関節を通り過ぎる大腿直筋は二関節筋に分類されるのです。

**ポイント**

◆大腿四頭筋の停止腱は、膝関節の前を通って脛骨粗面に停止する。
◆大腿直筋の起始部は、寛骨の下前腸骨棘と寛骨臼上縁。残りの3頭の起始部は大腿骨。
◆大腿直筋は、股関節の前面と膝関節の前面を乗り越えて走行する二関節筋である。
◆内側広筋、外側広筋、中間広筋は膝関節の前面を乗り越えて走行する短関節筋である。

## 大腿四頭筋（右 前面 深層）

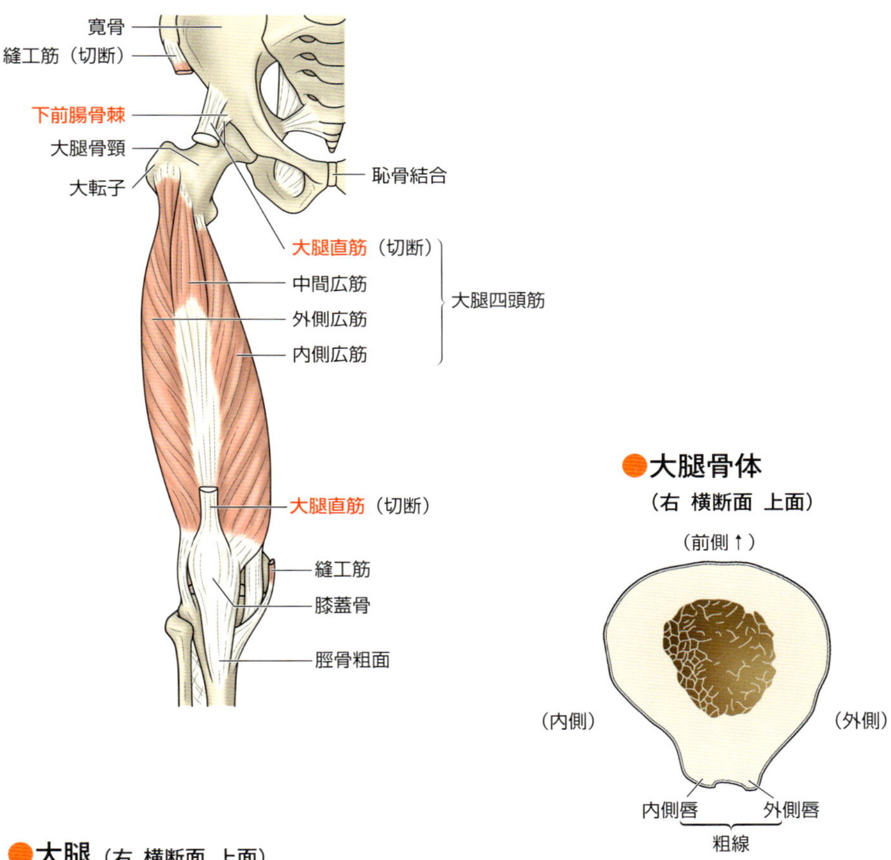


## 大腿（右 横断面 上面）

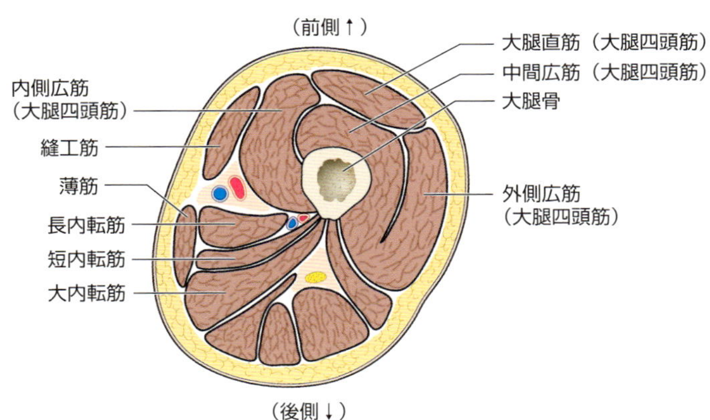


下肢

## 〈大腿③〉**ももの付け根**――大腿三角（だいたいさんかく）

ももの付け根に斜めの溝があります。特に下っ腹が出っ張っていますと溝は目立ちます。その溝付近を鼡径部（そけいぶ）といい、その溝を鼡径溝（そけいこう）といいます。鼡径、そうです、脱腸、ヘルニアが起こる部位で、その脱腸を鼡径ヘルニアといいます。鼡径溝の外上方は、骨盤の縁の前の出っ張りとなり上前腸骨棘（じょうぜんちょうこつきょく）といいます。溝の内下方、ゴリゴリ骨が触れると思いますが、陰部、恥ずかしいところの骨で恥骨（ちこつ）といい、その恥骨の上部に出っ張りがあり、恥骨結節（ちこつけっせつ）といいます。鼡径溝の上縁（じょうえん）に沿って、上前腸骨棘から恥骨結節にかけて鼡径靱帯（そけいじんたい）が張っています。靱帯とついていますが、実は下腹部の外腹斜筋（がいふくしゃきん）の停止腱が集まったものなのです。

さて、このももの付け根には太い動脈が通っています。下腹部の深部を走行してきた腹（ふく）大動脈が、第4腰椎（ようつい）の前付近で左右の下肢へと二分し、左右それぞれ骨盤に沿ってももの付け根まで来ます。鼡径靱帯の下を抜けて大腿の前面に出て、**大腿動脈**となります。今まで深部後面側を走っていた太い動脈は、ひざと同じように関節の屈曲する側を通るので、大腿では前面を走ることになります。

大腿の前面では、内側広筋（ないそくこうきん）が大腿骨後面粗線内側唇（そせんないそくしん）から大腿骨の内側を巻くように位置します。大腿の内側には股を閉じる（内転する）長内転筋（ちょうないてんきん）が恥骨と大腿骨粗線内側唇の間に位置します。そして、同じ粗線内側唇に付く内側広筋と長内転筋は大腿内側でV字状の溝をつくり、その溝に沿って大腿動脈が走行します。しかし、大腿上部内側壁にこの大腿動脈を覆って保護してくれる筋がありません。そのために、大腿上部内側で、皮下に大腿動脈の拍動が触れてしまいます。大腿内側下部では、上前腸骨棘から始まりひざの内側に向かい大腿前面を斜めに走る縫工筋（ほうこうきん）が、大腿動脈の前面を蓋（ふた）してくれます。

**鼡径靱帯と縫工筋と長内転筋が三角形の3辺をつくり、**その内部では前面から大腿動脈の拍動が触れる場所となり、そこを大腿三角と呼んでいます。

**もも付け根で脈をとろう**

大腿動脈の拍動を探しましょう。
座って探すより、立ったり、寝ころがって
探したほうがみつかりやすいと思います。

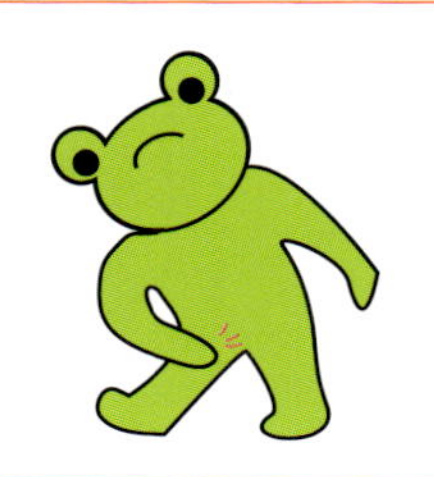

## 大腿三角（右 前面）

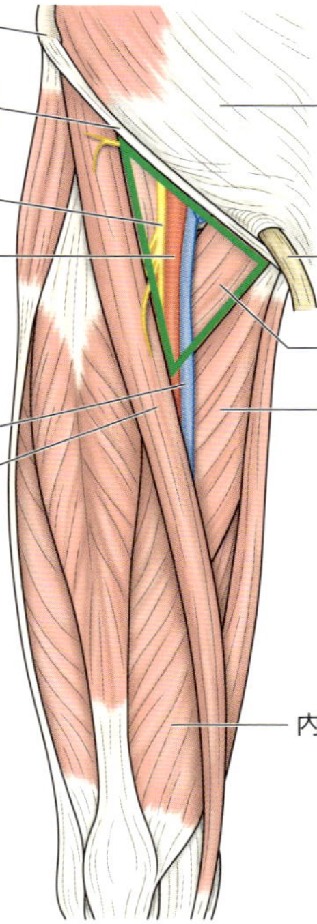

上前腸骨棘
鼡径靱帯
大腿神経
大腿動脈
大腿の内側を下行。やがて内転筋腱裂孔から膝窩に向かう
大腿静脈
縫工筋
外腹斜筋
精索
恥骨筋
長内転筋
内側広筋

## 大腿動脈と鼡径靱帯
（右 前面）

上前腸骨棘
鼡径靱帯
外腸骨動脈
大腿動脈
恥骨結節

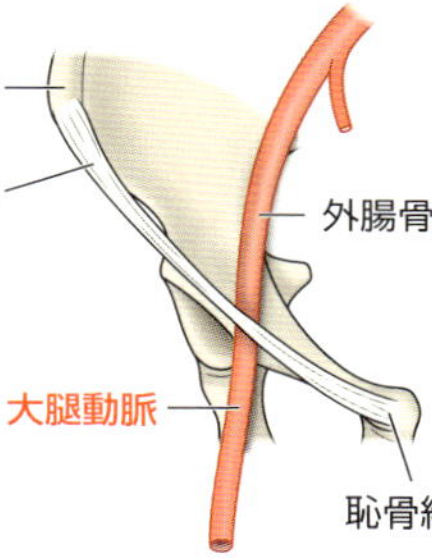

## 大腿中央部の筋
（右 横断面 上面）

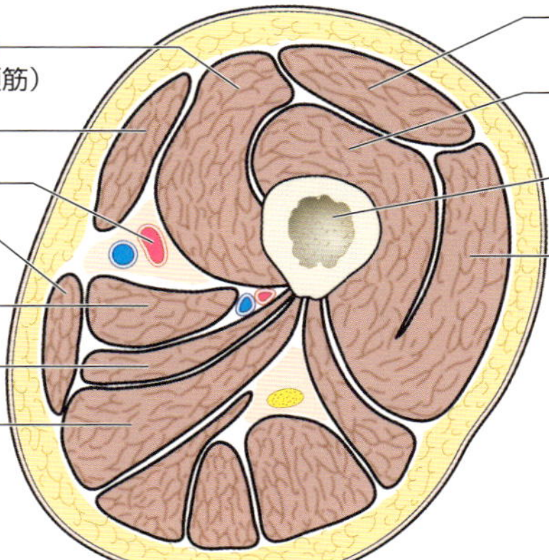

（前側↑）
内側広筋
（大腿四頭筋）
縫工筋
大腿動脈
薄筋
長内転筋
短内転筋
大内転筋
大腿直筋
（大腿四頭筋）
中間広筋
（大腿四頭筋）
大腿骨
外側広筋
（大腿四頭筋）
（後側↓）

**ポイント**

◆ももの付け根には、鼡径靱帯がある。鼡径靱帯は、外腹斜筋の停止腱が集まったもの。
◆外腸骨動脈は、鼡径靱帯の下を抜けて、大腿の前面に出て、大腿動脈となる。
◆ももの付け根で、鼡径靱帯と縫工筋と長内転筋が三角形の３辺をつくる。これを大腿三角と呼び、この三角の内部では、大腿動脈の拍動が触れる。

## 〈大腿④〉**職業から拝借した名前**——縫工筋

大腿三角の１つの辺となる縫工筋ですが、何とも変わった名称ですね。

まずは、縫工筋そのものについて述べてみましょう。始まりは寛骨の上前腸骨棘となっています。そして大腿前面を、上外側から下内側へ斜めに走行して大腿骨内側上顆の後ろに回り、扁平な腱となって鵞足の一部を形成し、脛骨粗面の内側に停止しています。大腿を斜めに走行しており、人体中で最も長い筋といわれています。

寛骨から始まり大腿の前面を走行することにより、股関節の**屈曲**に働きます。つまり、腸腰筋や大腿四頭筋の１つの頭である大腿直筋と同様の働き、ひざを上げ、ももの付け根を折る働きをおこないます。

また、大腿の外上方から内下方へ走行していることにより、ひざを外に離す股関節の**外転**にも働きます。そのうえ、大腿内下方では大腿骨内側上顆の後ろに回り込んでいることにより、ひざを外回しにする股関節の**外旋**にも働きます。そして、停止部は大腿骨ではなく脛骨の脛骨粗面に付いており、脛骨内側顆を後ろから回り込んでいることにより膝関節の**屈曲**、ひざを折る働きをします。そうです、縫工筋は大腿直筋と同じように、股関節と膝関節の２つの関節に働く**二関節筋**なのです。

股関節を屈曲させ、外転、外旋し、膝関節を屈曲する働きをもちます。この働き、あぐらをかく時になされる働きですよね。試しに、**椅子の上で結構ですからあぐらをかいてみましょう。立った姿勢から椅子にお尻を下ろします。股関節は屈曲します。つけていた左右のひざを離します。股関節の外転です。ひざを外回しにします。股関節の外旋です。そして、足を組むためひざをより曲げます。膝関節の屈曲です。**

かつて、仕立て屋さん、縫製業、縫工業をおこなう人は、あぐらをかくように足を組んだ姿勢で仕事をおこなっていたそうで、縫工業の人があぐらをかくために使用していた筋肉、股関節の屈曲・外転・外旋、膝関節の屈曲をおこなう筋を縫工筋と名づけたそうです。

## ●大腿の筋（右 前面）

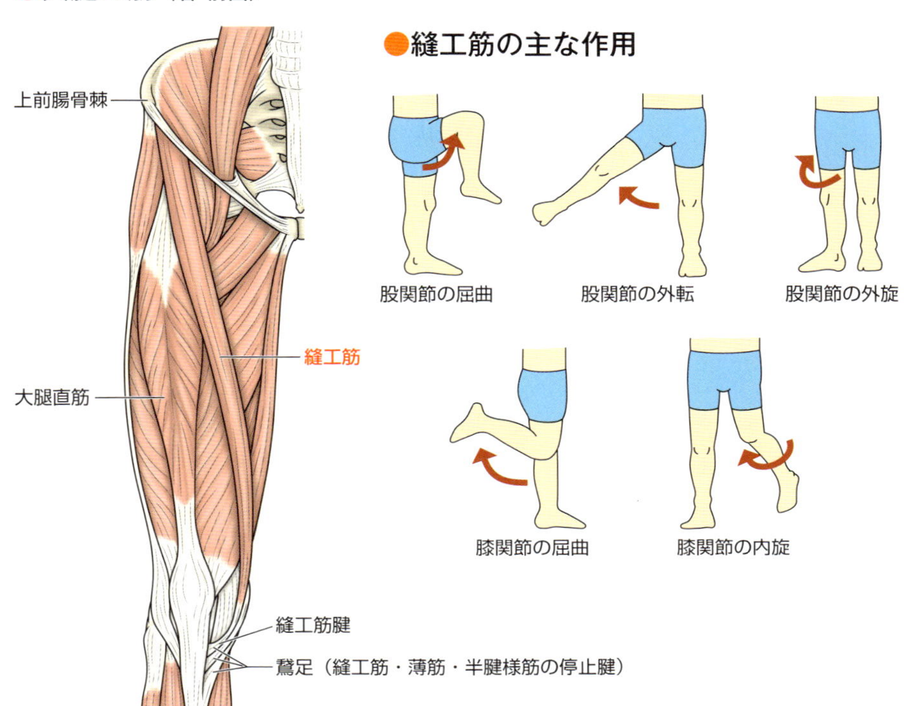


下肢

縫工筋は、いろんな働きをするね。そして、50 cm くらいの長さがあるらしい。ところで、縫工筋の起始部の上前腸骨棘って、よく出てくるケロ。棘って、なんだっけ？
答え：（とげ状の）出っ張り

**ポイント**

◆縫工筋は、寛骨の上前腸骨棘から始まり、大腿前面を上外側から下内側へ斜めに走行する。大腿骨内側上顆の後ろに回り、脛骨粗面の内側に停止する。
◆股関節と膝関節の 2 つの関節に働く二関節筋である。
◆あぐらをかくために使う筋肉（股関節の屈曲・外転・外旋、膝関節の屈曲を行う筋）である。

# 〈殿部①〉お尻にある大中小の筋
## ——大殿筋（だいでんきん）・中殿筋（ちゅうでんきん）・小殿筋（しょうでんきん）

**殿筋には、大・中・小の３筋があります。**膨らんだお尻の部分を殿部（でんぶ）といい、その部分の筋肉を殿筋といいます。その殿筋にする筋肉注射を殿筋注射といいますが、部位によっては坐骨（ざこつ）神経麻痺を起こしかねない注射です。

さて、殿部のいちばん深部にあるのが小殿筋で、股関節を伸ばしてお尻に力を入れると硬くなるいちばん浅層の筋が大殿筋です。その大殿筋と小殿筋の間の層の筋が、中殿筋ということになります。

お尻と太もも後面との境、お尻に力を入れるとそこに溝ができますが、殿溝（でんこう）といい、大殿筋の下縁となります。**お尻の膨らみは大殿筋**なのです。その大殿筋は大腿骨（だいたいこつ）後面の骨体上部にある殿筋粗面に停止し、大腿を後方に引く股関節の伸展に働きます。それゆえ、二足直立歩行のヒトは発達していて、ほかの動物に比べお尻が大きいのです。中殿筋は大転子（だいてんし）の先端を覆って外側面に、小殿筋は大転子先端の前面に付いています。

**腰掛けて、太ももの外側を上に向かい触れていきます**と、お尻の辺でコリコリした骨の出っ張りが触れると思います。これが大腿骨の**大転子**です。**立って、ここを触れてひざを上げたり下したりしてみますと、この大転子を支点にして動いているのがわかると思います。**大転子の内上方に股関節があるから、大腿骨が動く股関節の運動では大転子が支点になっているのです。その大転子の上部先端が引き上げられると、大腿は外へ向かい股関節の外転（がいてん）運動となるのです。つまり、**中殿筋と小殿筋は大殿筋と異なり、股関節の外転に働く**のです。また、大転子の前面部分が引かれると、ひざが内向きに回り込む股関節の内旋（ないせん）運動となり、中殿筋と小殿筋はその働きももっています。

**ポイント**

- 殿筋には、大・中・小がある。いちばん深部にあるのが小殿筋であり、いちばん浅層が大殿筋、そのあいだが中殿筋である。
- 大殿筋の停止部は、大腿骨後面の殿筋粗面にあり、股関節の伸展に働く。
- 大転子は、大腿骨の一部であり、太ももの外側、お尻の手前でコリコリと触れることができる。大腿骨が動く股関節の運動は、大転子が支点となっている。
- 中殿筋の停止部は、大転子の先端を覆って外側面にある。
- 小殿筋の停止部は、大転子の先端の前面である。

## ●大腿、骨盤、殿部の筋（右 後面）

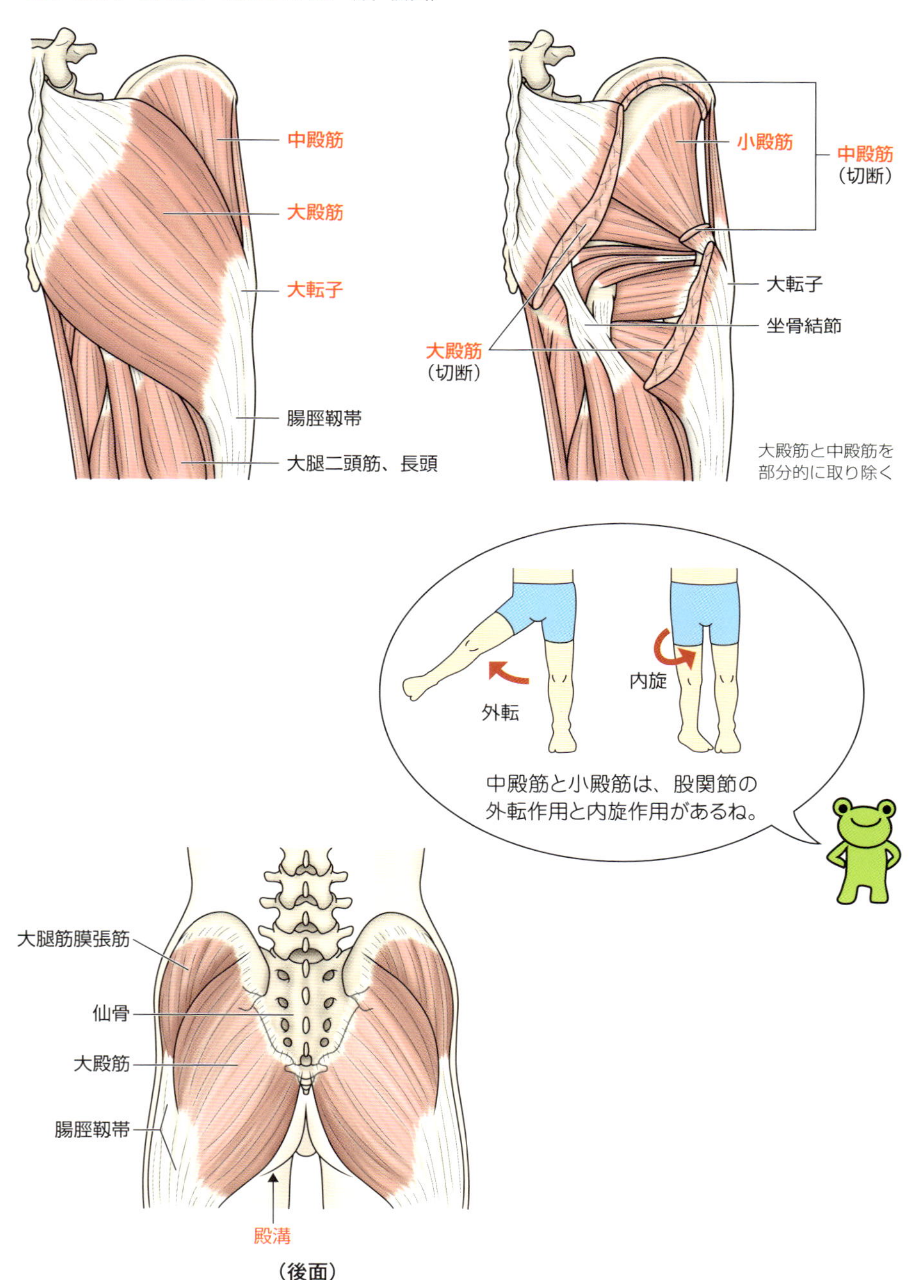

## 〈殿部②〉ありそうでない中殿神経。やっぱりあった中殿皮神経──上・下殿神経／上・中・下殿皮神経

3つの殿筋ですが、働きだけでなく神経支配も異なり、大殿筋が下殿神経に支配されるのに対し、中殿筋と小殿筋は上殿神経に支配されています。

筋名は大殿・中殿・小殿とありますが、支配神経は上殿・下殿となり、中殿はないのです。第4腰神経と第5腰神経と第1仙骨神経からなる上殿神経と、第5腰神経と第1仙骨神経と第2仙骨神経からなる下殿神経は、坐骨神経（運動神経線維及び感覚神経線維）や後大腿皮神経（感覚神経線維）と同じ**仙骨神経叢**（第4腰神経〜第3仙骨神経）の枝で、**運動神経線維**で構成されています。そして、仙骨神経叢の枝には、中殿神経と呼ばれる神経はないのです。

お尻の膨らみ、殿部を構成する筋が大殿筋・中殿筋・小殿筋で、それらの筋を支配する運動神経が下殿神経および上殿神経でした。では、このお尻の膨らみを覆っている皮膚に分布している**感覚神経**はどれなのでしょうか？　下殿神経、上殿神経は運動神経線維のみでしたから、ほかの神経が分布しています。

殿部の皮膚に分布している神経は、その根の違いから殿部の上・中・下と分布域が異なっていて、それぞれ**上殿皮神経**、**中殿皮神経**、**下殿皮神経**と名づけられています。つまり、皮神経では中殿皮神経と「中殿」があるのです。

上殿皮神経は、第1〜第3腰神経の後枝が斜め下方に向けて長く走行し、殿部に至り、殿部上部の皮膚に分布しています。

下殿皮神経は、仙骨神経叢の枝の1つである**後大腿皮神経**（第1〜第3仙骨神経）**の枝**で、大殿筋の下縁を回って上行して殿部下方の皮膚に分布しています。

さて中殿皮神経ですが、第1〜第3仙骨神経の後枝で、殿部中央部の皮膚に分布しています。あれ？　下殿皮神経も第1〜第3仙骨神経でしたよね。下殿皮神経は、仙骨の前仙骨孔から出た前枝で構成され、骨盤内から梨状筋下孔を出て殿部に至りますが、この中殿皮神経は、仙骨の後仙骨孔から出た後枝で、そのまま殿部に至っています。つまり、中殿皮神経と下殿皮神経は、後枝と前枝の違いとなっています。

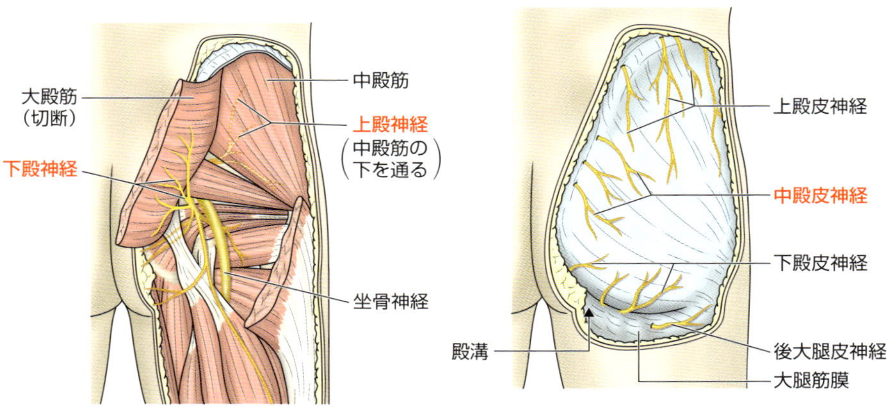


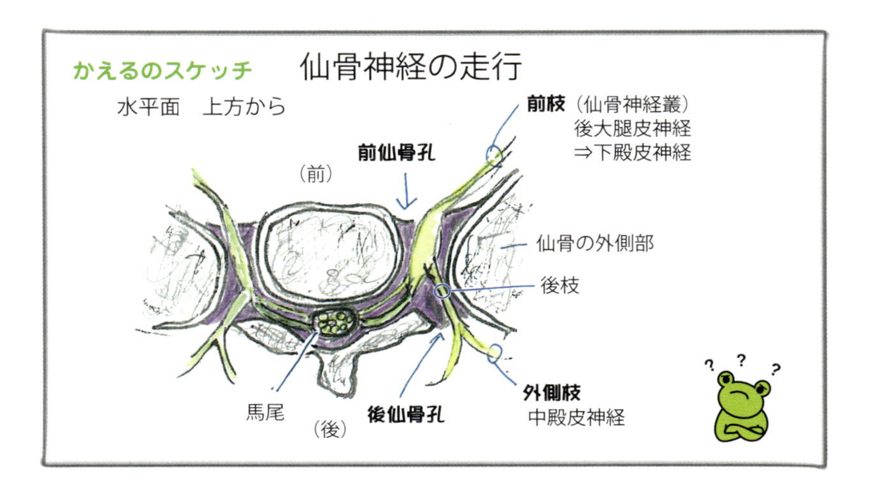


ポイント

- 大殿筋は下殿神経に支配され、中殿筋と小殿筋は上殿神経に支配されている。
- 上殿神経と下殿神経は、仙骨神経叢の枝で、運動神経線維で構成されている。
- 殿部の皮膚に分布している神経には、上殿皮神経、中殿皮神経、下殿皮神経がある。

## 〈殿部③〉内でも外でも外旋運動――内閉鎖筋と外閉鎖筋

骨盤を前から見ますと、恥骨結合の左右に大きな孔が開いています。この孔は、骨だけになると開いていますが、結合組織の膜で閉じられています。つまり、孔は閉鎖されているのです。閉鎖されている孔ゆえ閉鎖孔と呼び、閉鎖している膜を閉鎖膜といいます。この閉鎖膜は閉鎖孔の大部分を閉ざしていますが、一部は欠けて閉鎖管となり、閉鎖動脈・静脈、閉鎖神経を通しています。そして、この閉鎖膜から始まる筋を「閉鎖筋」と呼んでいます。閉鎖膜の外側から始まっているのが**外閉鎖筋**で、内側から始まっているのが**内閉鎖筋**です。内閉鎖筋は骨盤内にある筋ですが、骨盤外にある外閉鎖筋と同じ働きをします。内外と異なった始まりなのに、なぜなのでしょうか？

外閉鎖筋は閉鎖膜の外面から始まります。閉鎖孔の外上部にある寛骨臼には、大腿骨頭が入り股関節をつくっています。外閉鎖筋は、その大腿骨頭に続く大腿骨頸の後ろ側を回って、大転子の内側の転子窩に停止しています。このように、大腿骨頸の後ろ側を回り込んでいることにより、外閉鎖筋は大腿骨を外回しにする股関節の外旋に働いています。

一方、内閉鎖筋は閉鎖膜の内面から始まり、骨盤内に位置しています。しかし、後方の坐骨に向かい、坐骨棘の下の小坐骨切痕を滑車として屈曲し、骨盤内を出て前外方に向かって走行します。そして、外閉鎖筋と同様に大腿骨頸部の後ろ側を横切って、大腿骨大転子の内側の転子窩に停止します。それゆえ、内閉鎖筋も大腿骨を外回しにする股関節の外旋に働き、内・外閉鎖筋は同じ外旋運動をおこなっているのです。

**確かめてみよう**　**股関節の外旋と内旋**

両足のかかとから親指までの内側をつけて立ちます。かかとを中心にしてつま先を離して外股になるように回します。これが外旋運動です。つま先をつけたままかかとを離して内股になるように回します。これが内旋運動です。

**ポイント**

- 骨盤を前から見ると、恥骨結合の左右に大きな孔が開いている。これを閉鎖孔という。
- 閉鎖孔を閉鎖している膜を閉鎖膜と呼ぶ。
- 閉鎖膜の外側から始まっているのが、外閉鎖筋。内側から始まっているのが、内閉鎖筋。
- 外閉鎖筋も内閉鎖筋も、股関節の外旋運動に働く。

## ●骨盤の靭帯（前上面 男性）

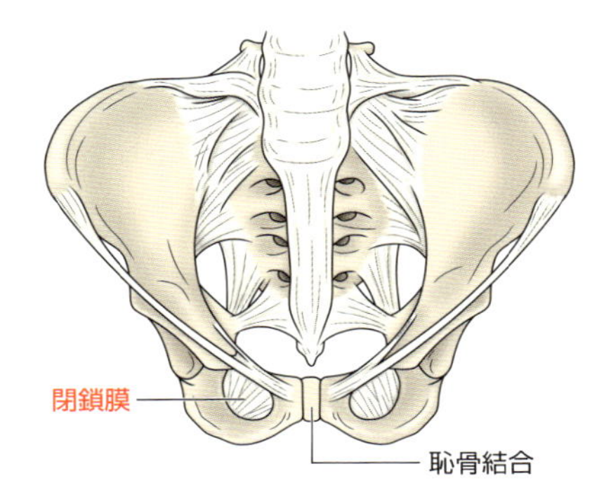


## ●外閉鎖筋

（右 前面）

外閉鎖筋

大転子

小転子

## ●内閉鎖筋（後面）

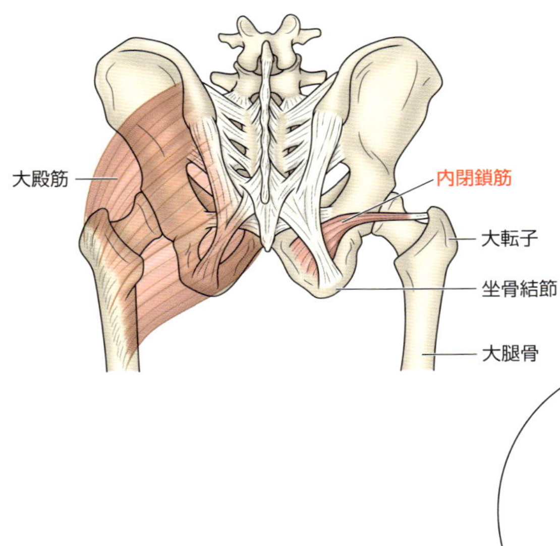


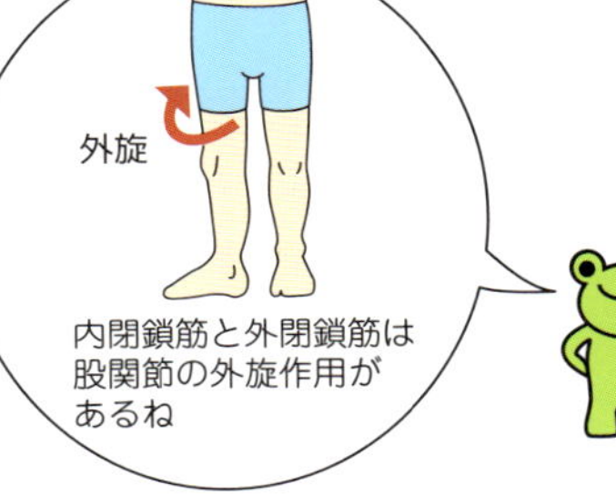

# 下肢の神経・血管

運動神経と筋の関係や感覚神経、静脈、リンパ管をみていきます

## 〈神経①〉人体中で最も長い神経──坐骨神経

坐骨は、座った時に、硬めの椅子とか床にゴリゴリと当たる出っ張りの骨で、その外側を通り過ぎる神経が坐骨神経です。人体中で最も長い神経です。

始まりは仙骨神経叢から出て、骨盤の中に向かう神経です。その後、太ももの前面には向かわずに骨盤からお尻のほうに出てきて、そのまま大腿の後面を下行していきます。そして、ひざの後ろの膝窩の上部で２つに枝分かれします。一方は足の底へ、親指から小指、５本の指の腹まで至り、もう一方は足の甲から指先まで至ります。ただ、枝分かれした時点でそれぞれ別名となり、坐骨神経という名称は最後までは使われていません。

では、少し細かく見ていきましょう。骨盤の後方、**梨状筋下孔**（図①）から殿部に出てきて大腿後面を下行する**親指大**の坐骨神経（図⑥）は、ひざを曲げる筋であるハムストリングと呼ばれる大腿二頭筋・半腱様筋・半膜様筋に筋枝を送り（図②）、上述したように膝窩の上部で斜め下方へ向かう**総腓骨神経**と、そのまま下行して膝窩の中央を走行する**脛骨神経**とに分かれます。

脛骨神経は、膝窩の中央を動静脈とともに走行して、ふくらはぎからアキレス腱の内側を通って内クルブシの後ろから下に回り、土踏まずを通って、足底に至ります。正座した時に膝窩で折れ曲がり、圧迫されてしびれの原因ともなります（図③）。

さて、動静脈は膝窩を通る際に膝窩動静脈と呼ばれますが、神経は膝窩を通っても脛骨神経という名称です。土踏まずから足底に入り込んだ際に二分して、名前を、脛骨神経から**内側足底神経**と**外側足底神経**とに変えます（図④）。この脛骨神経が、下腿後面でかかとを上げ底屈したり趾を屈曲させる、ふくらはぎの下腿三頭筋や後脛骨筋、長母趾屈筋・長趾屈筋などの下腿の屈筋群を支配しています。

（p.100 に続く）

## 図① 梨状筋下孔（右 外側面）

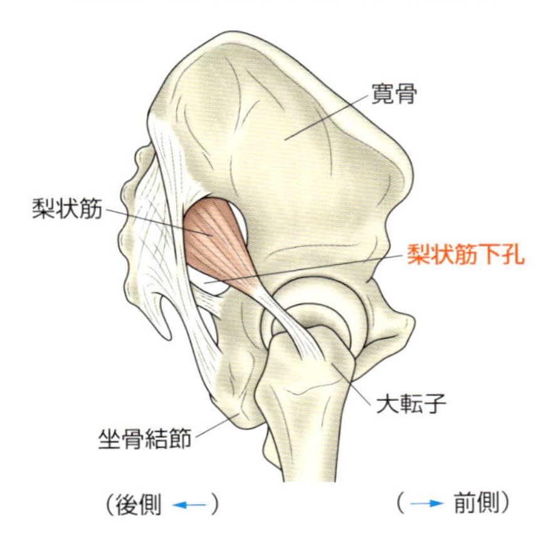


## 図② 坐骨神経（右 後面 深層）

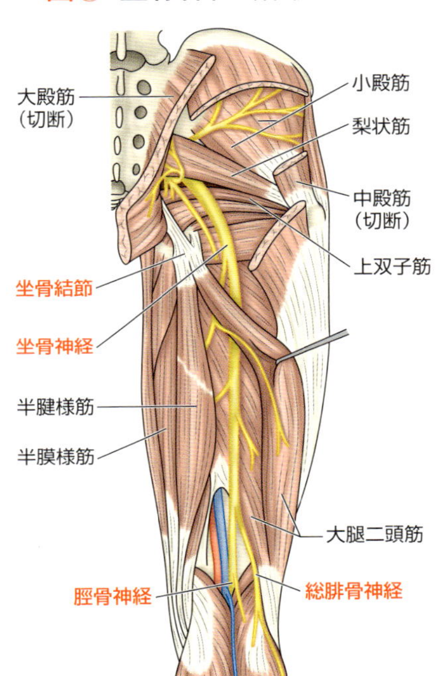


## 図③ 脛骨神経

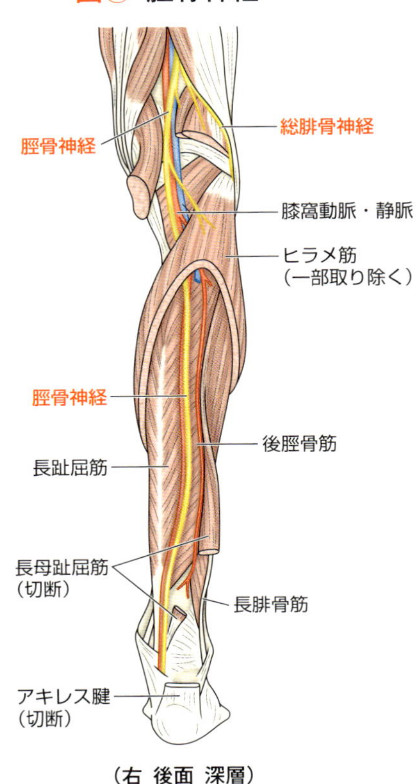


（右 後面 深層）

## 図④ 内側足底神経と外側足底神経

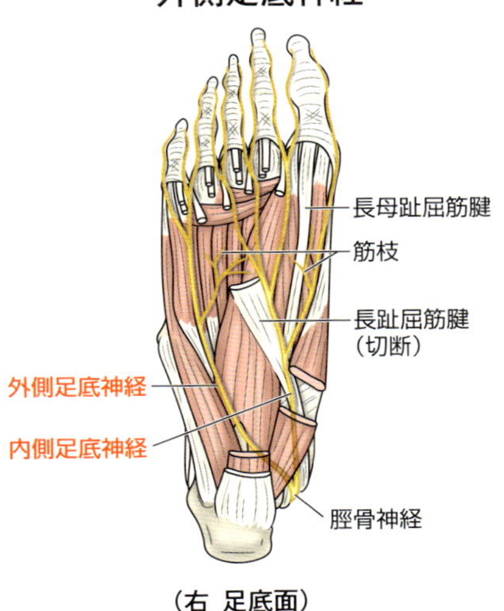


（右 足底面）

一方、膝窩上部で外側へ向かった**総腓骨神経**は、腓骨頭(ひこつとう)の下を前に回り込み、**浅腓骨神経**(せんひこつ)と**深腓骨神経**(しんひこつ)に分かれます（図⑤）。浅腓骨神経は、腓骨から始まる長腓骨筋(ちょうひこつきん)と短腓骨筋(たんひこつきん)を支配しています。深腓骨神経は、つま先を上げた時に向こうずねの外側で硬くなる前脛骨筋(ぜんけいこつきん)や長母趾伸筋(ちょうぼししんきん)、長趾伸筋(ちょうししんきん)など足首の関節を背屈(はいくつ)し、趾を伸展する下腿の伸筋群を支配しています。

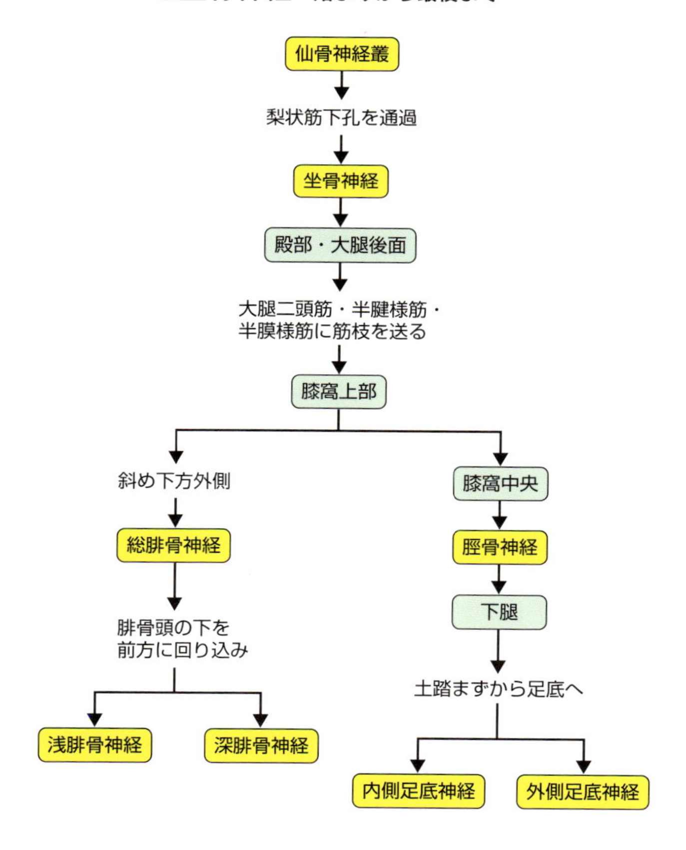


**ポイント**

◆坐骨神経は、仙骨神経叢の枝のうちの１本で、大腿骨後面を走り、下腿、足背、足底、足指まで至る。
◆人体中で最も長い神経。

## 図⑤ 総腓骨神経（右 外側 深層）

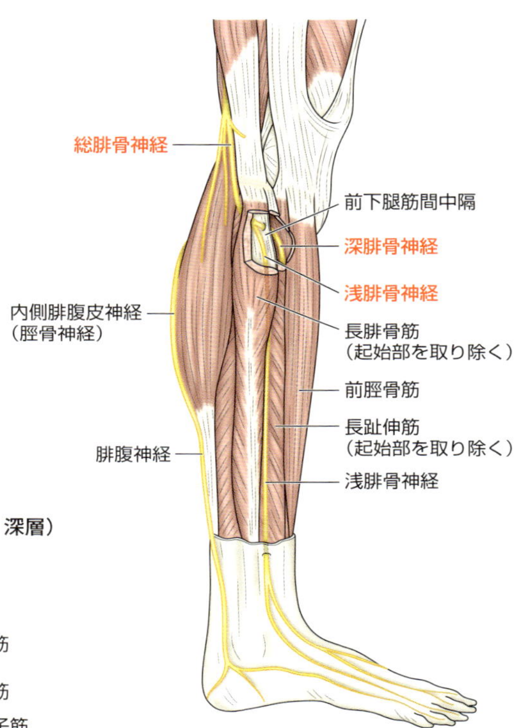


## 図⑥ 殿部の坐骨神経（右 後面 深層）

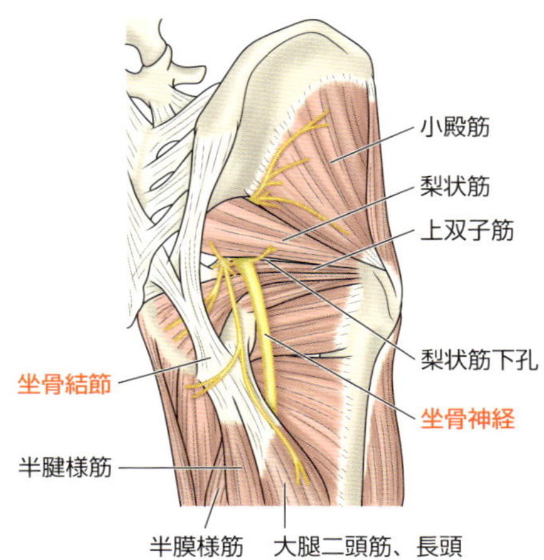


＊大殿筋と中殿筋を
取り除く

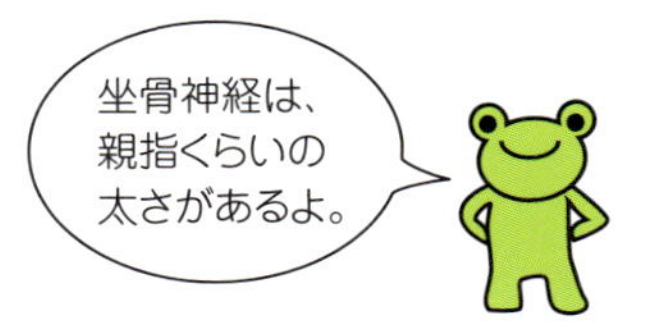


下肢

## 〈神経②〉大腿骨を取り巻く筋とその支配神経

上腕骨を取り巻く筋は、内側・外側上腕筋間中隔を境に、前面の屈筋群と後面の伸筋群との２種類でした。大腿骨を取り巻く筋も、**内側・外側大腿筋間中隔**を境に、前面と後面にあります。前面は大腿四頭筋などの伸筋群で、後面は大腿二頭筋などハムストリング筋の屈筋群でした。下腿および足の筋を支配している神経は、屈筋群も伸筋群もすべて仙骨神経叢の枝である**坐骨神経**およびその分岐した枝でした。そして、大腿後面のハムストリング筋である大腿二頭筋および半腱様筋、半膜様筋の屈筋群も、**坐骨神経**の運動神経線維によって支配されていました。しかし、大腿前面の伸筋群である**大腿四頭筋や縫工筋**は、坐骨神経ではなく、**腰神経叢の枝である大腿神経（第２腰神経・第３腰神経・第４腰神経）によって支配**されています。その大腿神経は、股関節を屈曲する腸腰筋の筋頭である腸骨筋と大腰筋との間を下行して、大腿動静脈と一緒に鼡径靱帯の下を通り過ぎて、大腿の前面に出てきて、大腿伸筋群に枝を出しています。

先ほど、大腿骨を取り巻く筋は、内側・外側大腿筋間中隔を境に、前面は伸筋群で後面は屈筋群と述べましたが、一部訂正しなければなりません。それは、**内側大腿筋間中隔の後面は内転筋群**であるという点です。**左右のひざをつけて、手で両ひざを開かせようとしながら開かないようにとすると、内ももに力が入ると思います。**これらの筋が、股を閉じる股関節を内転する内転筋群です。大腿三角の一翼を担う長内転筋を含む、短内転筋・大内転筋・薄筋（鵞足の１つ）・恥骨筋でできています。股関節を外転するのは骨盤の後面にあった中殿筋などでしたが、内転は大腿内側の筋によってなされています。この内転筋群は腰神経叢の枝で、寛骨の閉鎖孔を通り抜ける閉鎖神経によって支配されています。つまり、大腿骨は、**坐骨神経に支配された屈筋群**と**大腿神経に支配された伸筋群**、そして**閉鎖神経に支配された内転筋群**によって取り巻かれているのです。

**ポイント**

- 大腿骨前面の筋は、膝関節の伸筋群。後面の筋は膝関節の屈筋群。内側・外側大腿筋間中隔が境になっている。
- 内側大腿筋間中隔の後面には、股関節の内転筋群がある。
- 屈筋群は坐骨神経に、伸筋群は大腿神経に、内転筋群は閉鎖神経に支配されている。

## ●大腿神経と閉鎖神経

（右 前面）

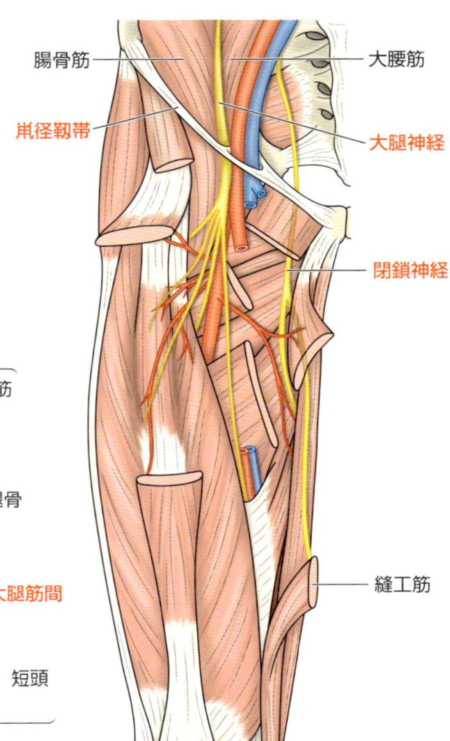


## ●大腿の筋（右 横断面 上面）

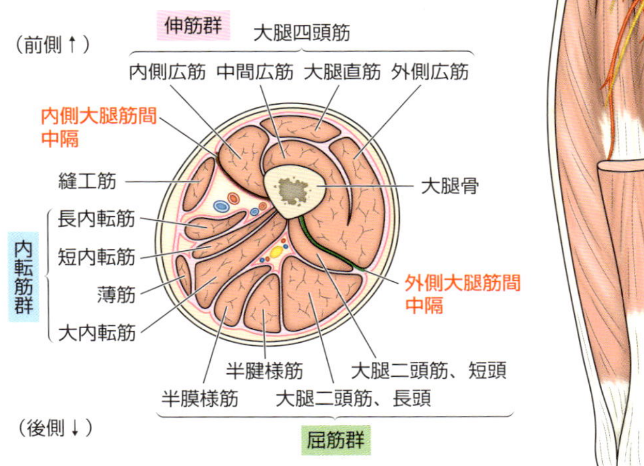


## ●大腿骨を取り巻く筋とその神経支配

**神経支配**：大腿神経（腰神経叢の枝）

**膝関節の伸筋群**

大腿四頭筋
（大腿直筋、内側広筋、中間広筋、外側広筋）
縫工筋

| 神経支配：閉鎖神経（腰神経叢の枝） | 股関節の内転筋群 | 長内転筋、短内転筋、薄筋、大内転筋、恥骨筋 | **大腿骨** |
|---|---|---|---|

半膜様筋、半腱様筋、
大腿二頭筋（短頭、長頭）

**膝関節の屈筋群**

**神経支配**：坐骨神経（仙骨神経叢の枝）

# 〈神経③〉下腿と足の皮膚の神経分布
## ――深腓骨神経・浅腓骨神経・伏在神経

手の甲で、親指と人差し指の間の根元付近、押すと痛いところがあり、そこはツボで合谷といわれます。実は、**足の甲にもあります。やはり親指と人差し指の間の根元の部分を押すと、どうです、痛いでしょう？** そこもツボで、行間、ぎょうかんではなく「こうかん」と呼ぶのだそうです。

その行間付近は、**深腓骨神経**の皮膚への感覚神経線維が皮下に出てくるあたりとなります。総腓骨神経が腓骨頭の下を前に回り込み、浅腓骨神経と深腓骨神経に分かれたのでしたね。皮下に出た深腓骨神経は、その先で母趾の外側と第2趾の内側、向かい合う背面の皮膚に分布しています。それ以外の**足の甲の皮膚**には、**浅腓骨神経**が分布しています。総腓骨神経から分岐して、長・短腓骨筋に運動神経線維を送った浅腓骨神経は、下腿の下1/3付近で筋膜を貫いて皮下に出て、足の甲から母趾の内側と第2趾の外側と第3・4趾の両側および小趾の第4趾側に分布しています。一方、**足の裏の皮膚**には、脛骨神経が土踏まずから足底に入り込み、すぐに二分した内側足底神経と外側足底神経の感覚神経線維が分布しています。

**脛骨神経、浅腓骨神経、深腓骨神経は、どれも坐骨神経が分岐した神経**です。下腿および足の筋が坐骨神経支配であったと同じく、下腿および足の皮膚も坐骨神経の枝が分布していることになるのでしょうか？ いいえ、そうならない皮膚の部分があるのです。それは、下腿の内側から土踏まず付近の皮膚に分布する**伏在神経**と呼ばれる感覚神経です。この**伏在神経は、実は大腿神経の枝**なのです。大腿神経は大腿伸筋と大腿前面の皮膚に分布していますが、その枝でひざの内側付近までは筋膜の下を走って、筋にも皮膚にも枝を出さない神経があり、「伏」せて「在」るという名の伏在神経とつけられています。この神経がひざの内側付近で皮下に出て、ひざの下付近の皮膚（膝蓋下枝）と、下腿の内側から足の内側の土踏まず付近の皮膚（内側下腿皮枝）に分布しているのです。大腿神経の枝なのにです。

**ポイント**

- 足の甲の皮膚には、深腓骨神経と浅腓骨神経が分布。足の裏の皮膚には、脛骨神経が二分した、内側足底神経と外側足底神経が分布。これらは、坐骨神経の枝である。
- 下腿の内側から足の内側の土踏まず付近は、伏在神経が分布している。伏在神経は大腿神経の枝である。

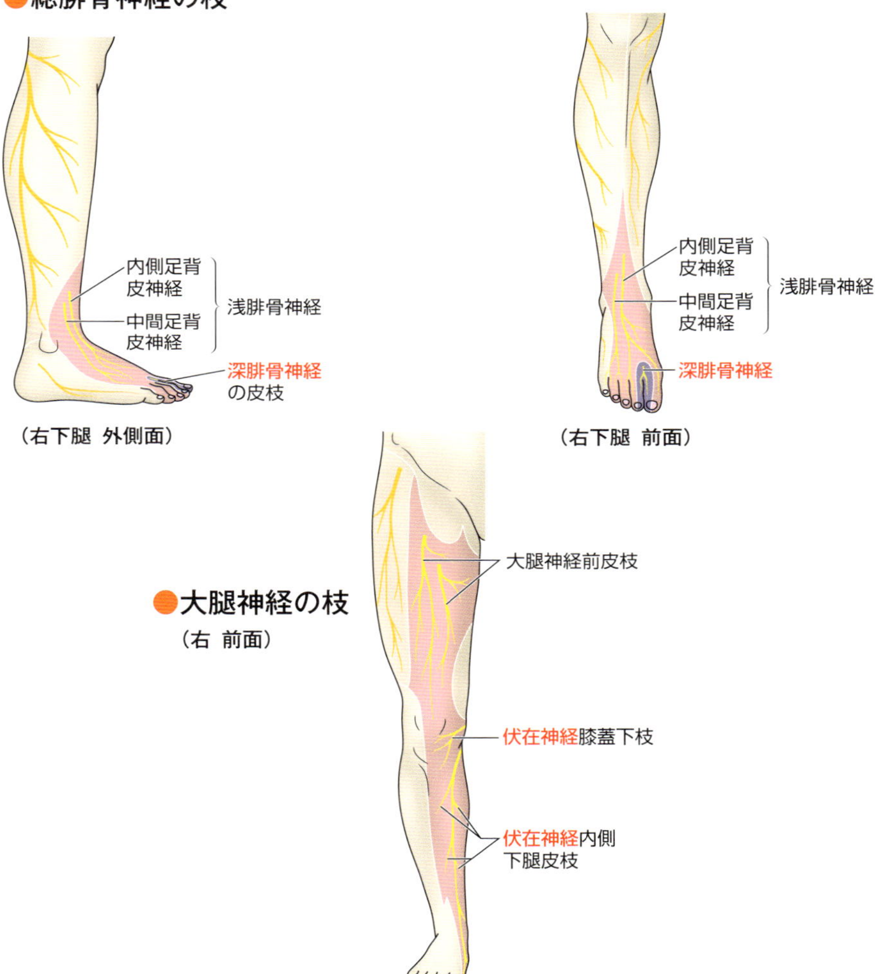


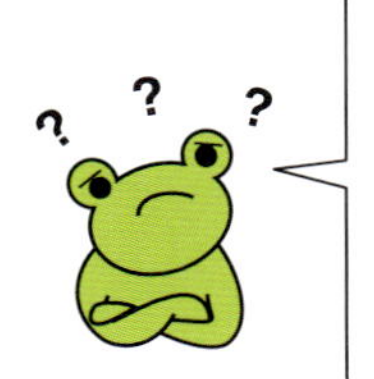


足の親指（母趾）の内側と外側って、イメージが合わないケロ。親指の内側って、人差し指との間の股側のような気がするけど、違うんだね。手の時は、どうだったっけ？

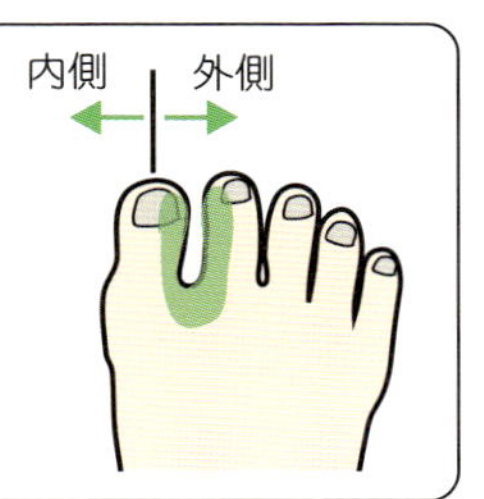

# 〈静脈〉下肢の皮静脈には「皮」がつかない
## ——大伏在静脈・小伏在静脈

採血や点滴に利用される上肢の皮静脈は、肘正中皮静脈とか橈側皮静脈と、名称中に「皮」がついていました。**しかし、下肢の皮静脈は、大伏在静脈とか小伏在静脈と呼ばれ、「皮」がついていないのです。**

足の甲を見ますと、手の甲と同様に、静脈が網状に浮き出ているのが見られると思います。趾からの静脈を受けて趾の根元付近で弓状を呈し、それは母趾側では土踏まずのアーチの上の縁、足背の内側縁をかかとのほうに向かい、内クルブシ（内果）の前を通って下腿に至ります。下腿では、すねの骨である脛骨の内側、ふくらはぎの筋肉の前面をひざの内側に向かって上っていきます。この静脈と一緒に走っている神経が認められます。その神経は、伏在神経の内側下腿皮枝です（p.104）。伏在神経は、大腿神経の枝で皮神経でしたよね。その皮神経である伏在神経と一緒に皮静脈が走行しているのです。その皮静脈は、大「伏在」静脈と、神経と同じ『伏在』を名のっています。ただ、**この大伏在静脈は、大腿では筋膜の下を走っていた伏在神経とは異なり、大腿でも筋膜の上をももの付け根の鼡径部まで走り、皮膚の上からその存在がわかります。**「伏」せてはいませんね。大伏在静脈は鼡径部で筋膜に開いている孔、伏在裂孔から筋膜の下を通っている太い大腿静脈に合流します。

一方、足背静脈網の小趾側では外クルブシ（外果）の後ろを通る皮静脈があり、**小伏在静脈**と呼ばれています。外クルブシの後ろからアキレス腱の外側付近を上行して、ふくらはぎの中央付近を膝窩に向かって走っていきます。肌の白い人などは、このふくらはぎを上っていく皮静脈が目立つと思いますが、この小伏在静脈は、大腿の後面には至らずに膝窩で筋膜を貫いて、筋膜の下を走行している膝窩静脈に合流しています。

下肢の皮静脈は、「皮」を冠しない大伏在静脈と小伏在静脈の２系統がありますが、下腿も大腿も、これらに合流する多くの皮静脈がネット状に見られると思います。

静脈、
見えるかな？

## ●下肢の皮静脈

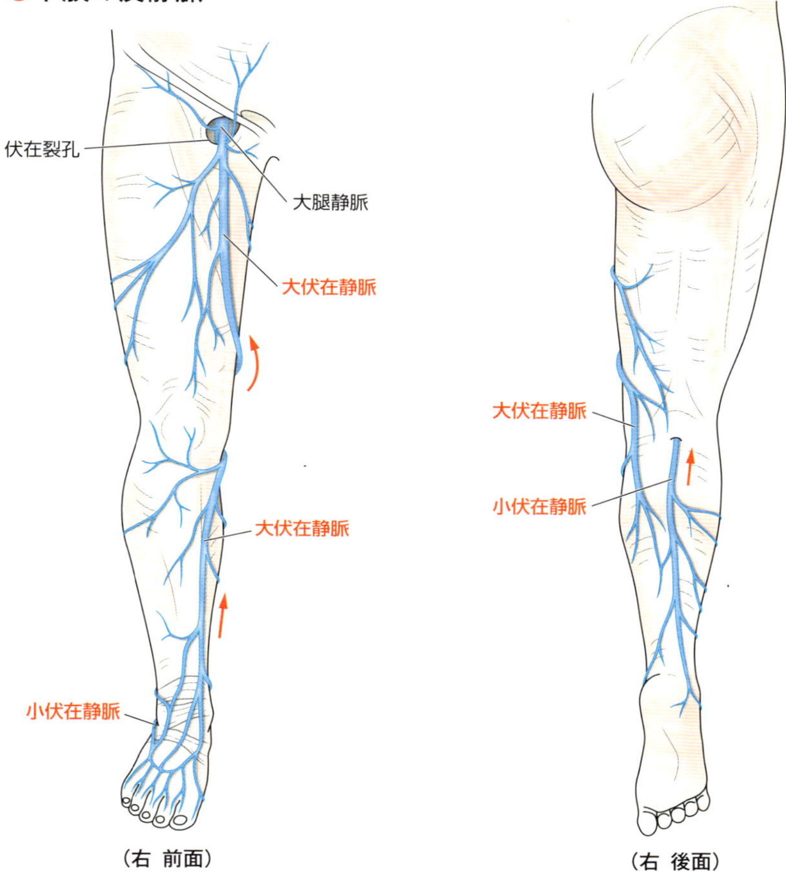


**ポイント**

◆下肢の皮静脈には、小伏在静脈や大伏在静脈がある。
◆ふくらはぎの筋肉の内側前面を、伏在神経と一緒に膝の内側に向かって上っていく皮静脈を大伏在静脈という。
◆大伏在静脈は、大腿部でも筋膜の上を走るので、皮膚からもその存在がわかる。
◆小伏在静脈はふくらはぎの中央を膝窩に向かって走る。膝窩で筋膜の下に行き、膝窩静脈と合流する。

## 〈リンパ管〉**もものけ根のゴリゴリ**——浅鼡径リンパ節

**ももの付け根にしこりが、さわってみるとゴリゴリとした膨らみを触れることがありませんか？**　ももの付け根、もしかして斜めの溝に沿って触れるとしたら、それはリンパ節（一般にはリンパ腺といわれることがある）かも。ももの付け根を鼡径部といいますから、**浅鼡径リンパ節**かもしれません。リンパ節はリンパ管の途中に介在しているろ過装置で、血液中の白血球の一部であるリンパ球を産生する働きもあります。

リンパ管とリンパ節とリンパ液とからなるリンパ系ですが、全身への走行は静脈系と似通っています。動脈中を流れてきた血液は、毛細血管の壁からろ出して細胞に栄養や酸素を与えます。その結果、細胞から二酸化炭素や不要な物質が出され、毛細血管内の血液に戻されます。毛細血管は集まって静脈となり、心臓に向かい血液を運びます。細胞での物質交換を終えた組織液は、すべてが毛細血管に戻るのではなく、約10％ほどは毛細リンパ管中に戻ります。その毛細リンパ管中の液体をリンパ（リンパ液）といいますが、**リンパを流す毛細リンパ管は集まってリンパ管となり、最終的には静脈と合流し、静脈中の血液にリンパ液を流し込んでいくのです。**

毛細血管が集まって静脈となったと同様に、毛細リンパ管が集まりリンパ管となりますので、リンパ液の流れは末端から中央に向かう求心的なので、むくみや浮腫の起きた時におこなうリンパマッサージは、末端から中に向かっておこなうのです。この求心的なリンパの流れを通すリンパ管の途中にリンパ節が介在して、リンパ液中に含まれていた細菌や異物を食作用で処理しているのです。そのため、リンパ管の途中あちらこちらにリンパ節は存在し、**下肢の場合も膝窩や鼡径部に多く集まっている**のです。

リンパ管は静脈同様に求心性の流れをもつ管ですので、その管の途中には弁が存在しています。弁は中心に向かって開くので、マッサージは末端から中へとおこなうのです。

**もものけ根のリンパ節**

ももの付け根にゴリゴリした膨らみがありますか？　左右差があるかもしれません。椅子に座るより、立ち上がって、ももの前面を伸ばしたほうが触れやすいです。

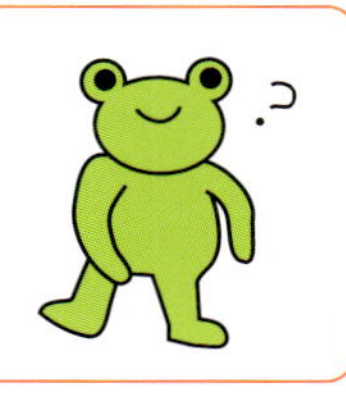

## ●下肢のリンパ管とリンパ節

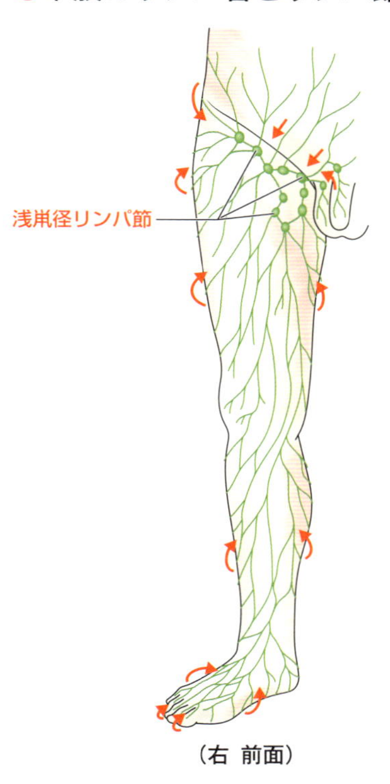


（右 前面）

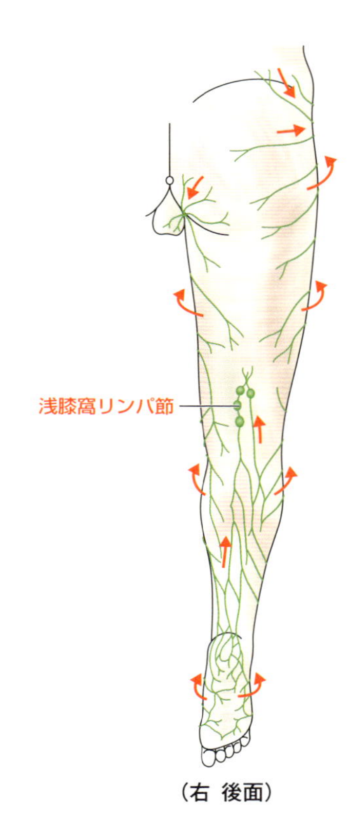


（右 後面）

## ●リンパ節の構造（矢状面）

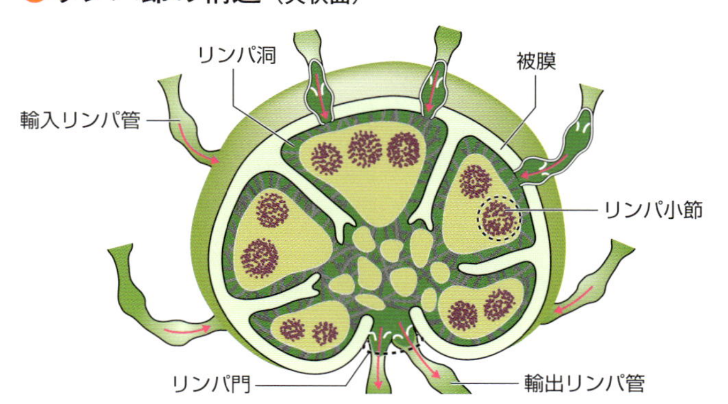


**ポイント**

◆リンパ液の流れは、末端から求心的に中央に向かう。
◆鼡径部には浅鼡径リンパ節がある。膝窩には浅膝窩リンパ節がある。
◆リンパ管は最終的には静脈と合流し、静脈中の血液にリンパ液を流し込んでいく。

ミニレクチャー❷

# 身体の断面と位置に関する用語

## ●身体の断面に関する用語

**矢状面**
（正中面）
（縦断面）

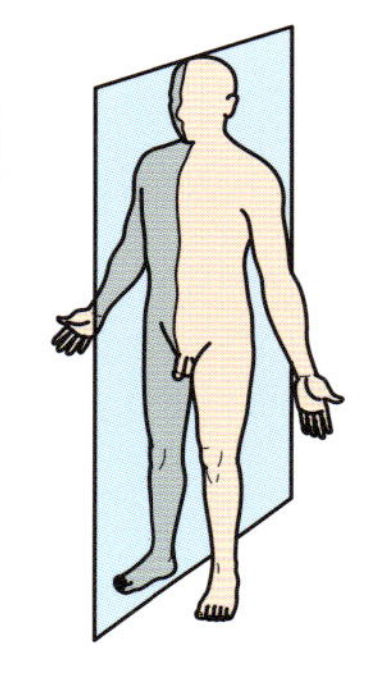

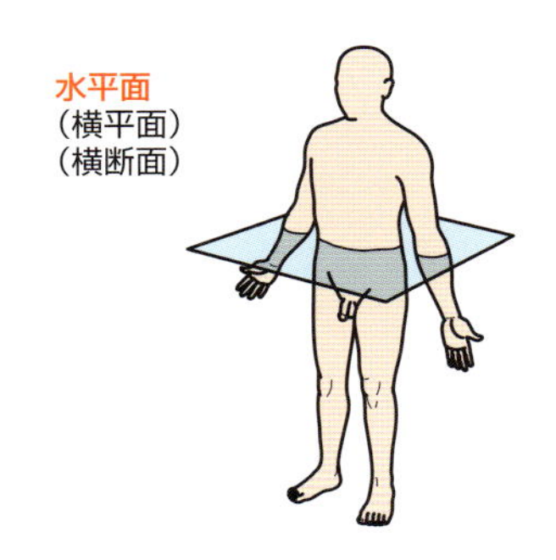


**前頭面**
（前額面）

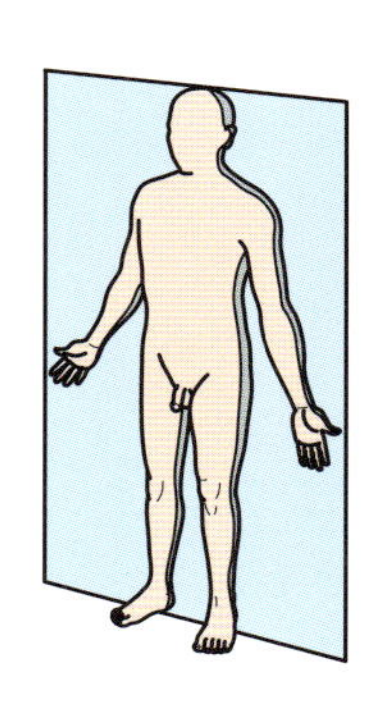

## ●身体の位置に関する用語

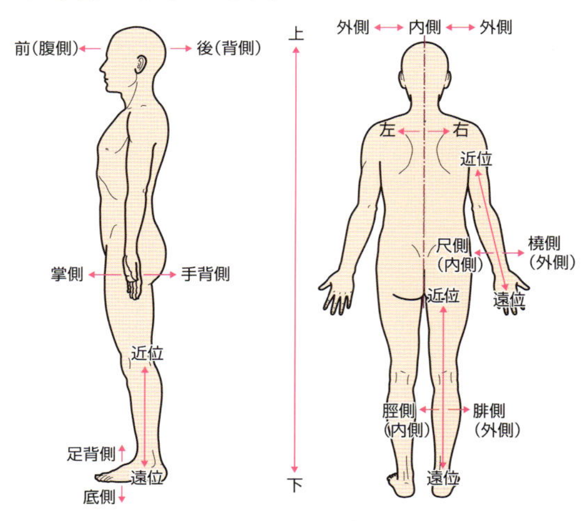


**解剖学的姿勢**：つま先を前方に向けて立ち、小指が内側になるように手掌を前方に向けて前腕を下垂する。

## ●身体の断面と位置に関する英語

【断面】

矢状面 sagittal plane
水平面 horizontal plane
前頭面（前額面）frontal plane
垂直面 vertical plane
正中面 median plane
斜平面 oblique plane

【位置】

前 anterior
後 posterior
近位 proximal
遠位 distal
上 superior
下 inferior
内側 medial
外側 lateral
浅 superficial
深 profundus

第3部

# 頭と顔と頸

体幹（胴体）の上は頭頸部です。頸の上の頭部は、脳の入った頭と、目・鼻・舌などの感覚器が集まった顔とからできています。頭を支える椎骨が上下に重なった頸部には、食道や気道、そして心臓から脳に向かう重要な血管が通っています。

# 顔面

顔と頭の境は？　皮膚の下の筋肉や神経もみていきましょう

## 〈顔面①〉 顔にある丸い筋――口輪筋・眼輪筋

**「あー」と言ってみてください。**大きく口を開けますよね。**では「うー」はどうですか？**　口を閉じて、尖らせていますね。口は口裂といい、上唇と下唇の間の顔の皮膚の裂け目なのです。

口は下顎を下げることによって、開くことができます。しかし、下顎を動かさず上下の歯を合わせたままでも、唇を動かす、上唇を引き上げ、下唇を下に引けば裂け目（口裂）は開き、口を開けることができます。上唇を引き上げるのは**上唇挙筋**、下唇を下に引くのは**下唇下制筋**が働いています。

裂け目の端は、上唇と下唇が合わさっているところで「こうかく」といいます。どう書くかわかりますか？　そう、こう書く『口角』のです。「はい、笑顔をつくって！　そう、口角をあげてね」といわれる口角ですが、あげると笑顔になります。この口角をあ（挙）げるのは、**口角挙筋**で、逆に下げる（下制する）のは**口角下制筋**が働いています。口角を下げると嫌な顔、嫌悪を表した顔つきになります。喜怒哀楽を表した顔つきを表情といいますが、これら顔の皮膚を動かす筋を総称して**表情筋**といいます。

さて、「うー」と口を閉じるのには、上唇と下唇の周り、口の周りを丸く輪状に取り巻いている筋が働いています。**口輪筋**といいます。口輪筋で口を閉じ、さらに強く働くと、袋の口を強く輪ゴムで締めつけると袋の先が飛び出し広がるように、口先が尖って広がった形になり、「うー」とか「ぶー」とか不平不満の表情や、あるいは逆にキスを求める口つきになります。

顔の皮膚の裂け目は口だけでなく、目にもあります。そうです、眼球を覆っているまぶた、上まぶたと下まぶたの間の亀裂、**眼裂**です。まぶたを閉じる、眼裂を閉じる筋も丸く輪状の筋で、**眼輪筋**といわれる筋なのです。

**ポイント**

- ◆顔の皮膚を動かす筋を表情筋という。
- ◆口や目は、顔の皮膚の裂け目で、それぞれ口裂、眼裂という。
- ◆口の周りには口輪筋があり、口を閉じる作用がある。目の周りには眼輪筋があり、目を閉じる作用がある。

## ●表情筋（前面）

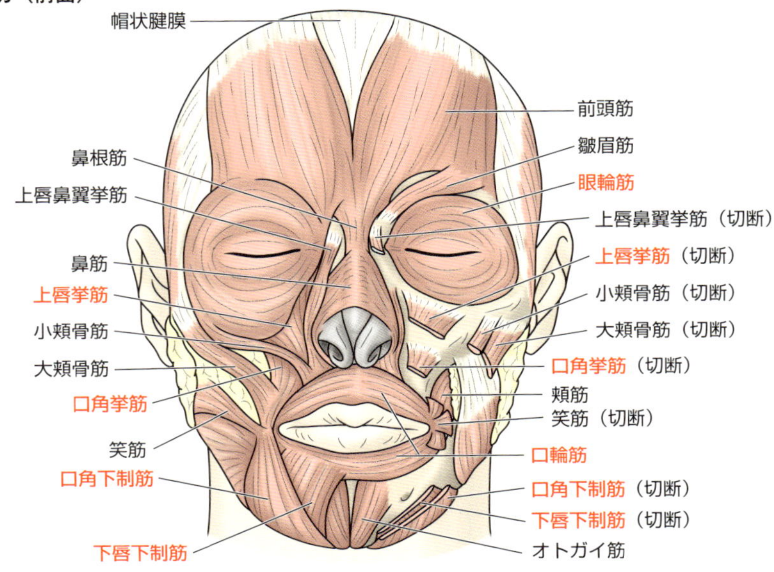




## ●口の筋

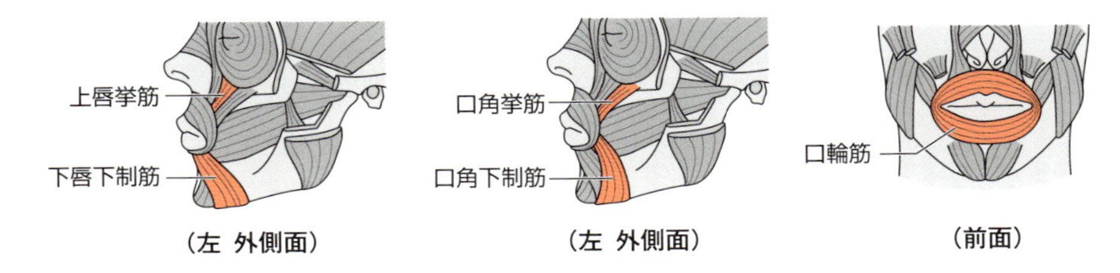


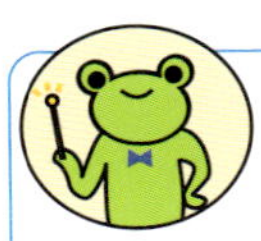

**MEMO　表情筋・咀しゃく筋模型**（新潟大学医歯学系産学連携開発製品）

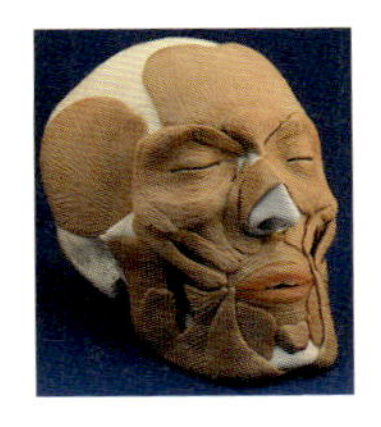

表情筋や咀しゃく筋を三次元的に理解するのは、むずかしいよね。この模型は、筋パーツが 40 分割されていて、表層と深層の筋の関係を三次元的につかむことができるよ。新潟大学医歯学系産学連携で開発された世界初の詳細モデルだよ。

※開発者：新潟大学大島勇人教授、癒し空間ふぅ・美筋ラボ代表　高見寿子氏、医学モデル工業代表　佐藤雅彦氏

## 〈顔面②〉**額は顔？　頭？**——前頭筋・後頭筋

体（体幹）の上の細い飛び出しを**首（頸）**（たとえばビンの上の細い部分をビンの首といいますよね）、その上の丸い固まりを**頭**（広義の）または**頭部**といいます。例えば大腿骨ですが、太もも全体にある太く長い部分を大腿骨体といい、その上内側に伸びている細い部分を大腿骨頸といい、その先の股関節の関節頭となる丸い部分を大腿骨頭というようにです。

頸の上に乗った頭（頭部）は、目・鼻・口のある前面の「顔」と脳が入っている「頭」とに区分できます。骨においても、ずがい骨（頭蓋骨）を**顔面頭蓋**と**脳頭蓋**に分けています。

額（おでこ）は眉と生え際との間を呼ぶようです。例えば額を顔の一部としますと、毛が薄くなり始め、生え際がどんどん後退した人は、額が広く、顔が広く変化しますね。お寺の和尚さんのように髪の毛、頭の毛を剃った人は生え際がないので、頭のてっぺんまでも顔となってしまいます。実際は、目の上の額の内部には大脳の前頭葉が入っていて、脳頭蓋の一部です。それゆえ、額の部分は前頭部になり、「顔」ではなく「頭」なのです。

一方、後面は、頸（うなじ・項）の上でも顔に値するところがなく、ぜっぺきであまり後方に出っ張っていなくとも小脳が入っている部分で、**後頭部**となります。耳の上は**側頭部**となり、前頭部・左右側頭部・後頭部に囲まれた頭のてっぺん、頂上は**頭頂部**となります。

おでこ、額の前頭部には表情筋である前頭筋が存在し、眉を上げて額の皮膚に横の皺をつくります。後頭部には後頭筋があり、前頭筋とつながっています。前頭部と後頭部の間は頭頂部ですが、この頭頂部には筋はなく、前頭筋の停止腱と後頭筋の停止腱が集まって帽状腱膜を構成しているのです。

**確かめてみよう**

**おでこの横皺つくる筋肉（前頭筋）**

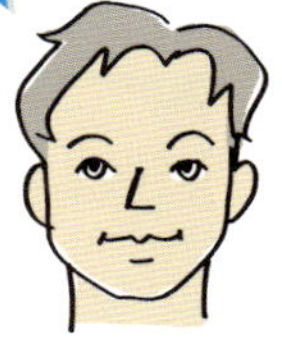

①鏡を見ながら、まずは普通の顔。

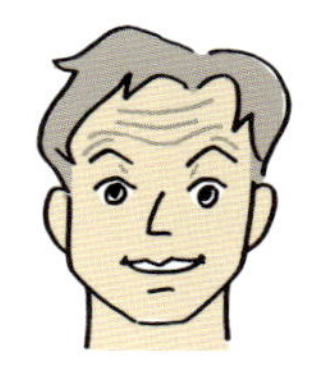

②眉を上げて、横皺をつくろう。

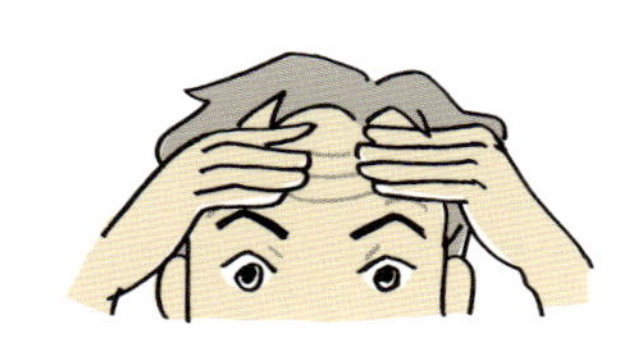

③眉を上げたり、下げたりしながら、指先で筋の動きを感じよう。前頭部だけでなく、後頭部の筋肉も少し動いているのがわかるかな。

## ●額は顔の一部？

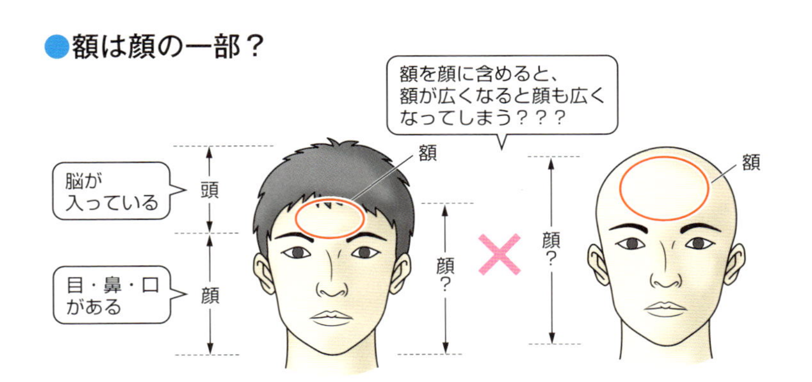


## ●後頭部・側頭部・頭頂部

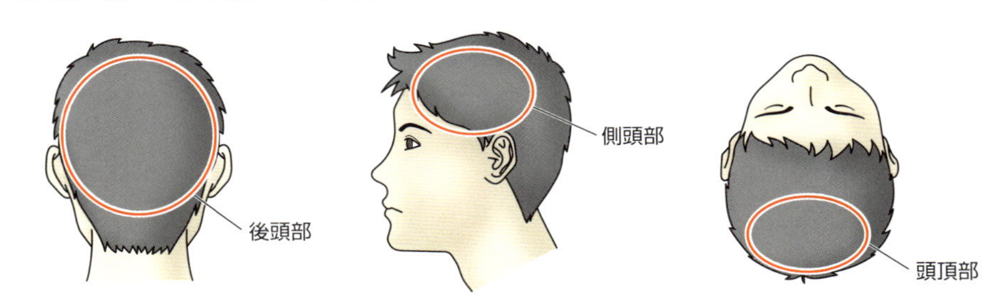


## ●前頭筋と後頭筋

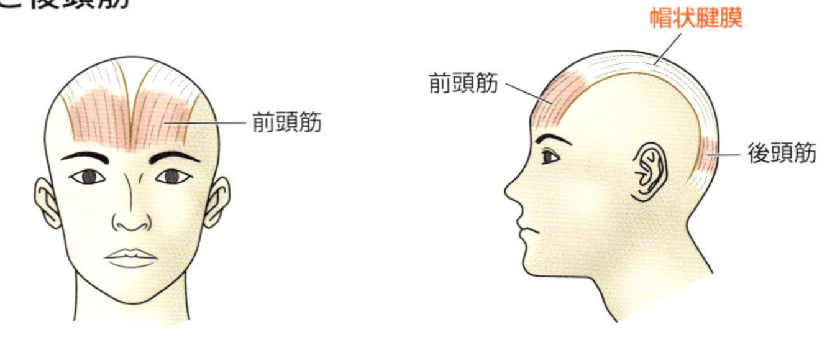


**ポイント**

◆頭部は、目・鼻・口のある前面の「顔」と脳が入っている「頭」に分けられる。
◆額（おでこ）は「頭」である。
◆前頭部には、表情筋である前頭筋がある。後頭部には後頭筋があり、頭頂部の帽状腱膜を通じて、前頭筋とつながっている。

# 〈顔面③〉骨格筋なのに、皮膚に停止して皮膚を動かす——表情筋

額に横皺をつくる前頭筋、口角を挙げて笑顔をつくる口角挙筋、口角を引きえくぼをつくる笑筋、口を閉じて尖らす口輪筋、まぶたを閉じる眼輪筋など、これらの筋は**頭の骨から始まりますが**、ほかの骨格筋のように、関節を通り越してほかの骨に付くのではなく、**皮膚に停止して終わっています**。それゆえ、**皮筋**と呼ばれています。そして、停止している皮膚を動かし顔つき表情を変化させて、喜怒哀楽を表現するので表情筋とも呼ばれているのです。

目の周りの筋には、まぶたを閉じる**眼輪筋**がありましたが、眼輪筋には涙嚢を開いて涙を吸い込ませる働きもあります。また、眉を内側に引き左右の眉の間に縦のヒダをつくる、いわゆる眉間に皺を寄せる**皺眉筋**、鼻根部にあって横のヒダをつくる**鼻根筋**などがあります（p.113）。

眼裂や口裂のように皮膚の裂け目ではありませんが、鼻には2つの孔が開いていて、その孔も広がったり狭くなったりします。その働きをするのが**鼻筋**です。鼻筋の横部は鼻孔を圧迫して鼻孔を狭くし、小鼻・鼻翼に付く（鼻）翼部が鼻孔を広げる働きをします。

口、口裂の周りには**口輪筋**、**上唇挙筋**、**下唇下制筋**や**口角挙筋**、**口角下制筋**など多くの筋があります。上唇挙筋と上唇鼻翼挙筋・**小頬骨筋**は、上唇と鼻翼を引き上げ鼻唇溝をつくる働きももっています。下顎の先端をオトガイといいますが、オトガイ部の皮膚に停止する**オトガイ筋**はこの部分の皮膚を引き上げます。その上、下唇を突き出して、「イーだ」という顔つきをつくります。口角で口輪筋に移行する**頬筋**は、口角を引いて口裂を閉じ、頬粘膜を歯に押しつけ、頬と歯槽の間に入った食べ物を追い出します。頬を膨らませた時に中の空気を吹き出す、ラッパを吹く時に働く筋です。

**鏡を見ながら口を動かしてみよう**

口を突き出すようにして、上下の唇をギュッと合わせてみよう。顎のあたりが、梅干しのようにシワシワにならないかな？　オトガイ筋が働いているよ。

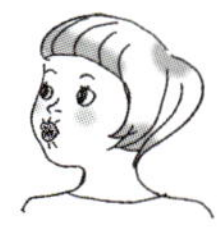

## ●表情筋（左 外側面 浅層）

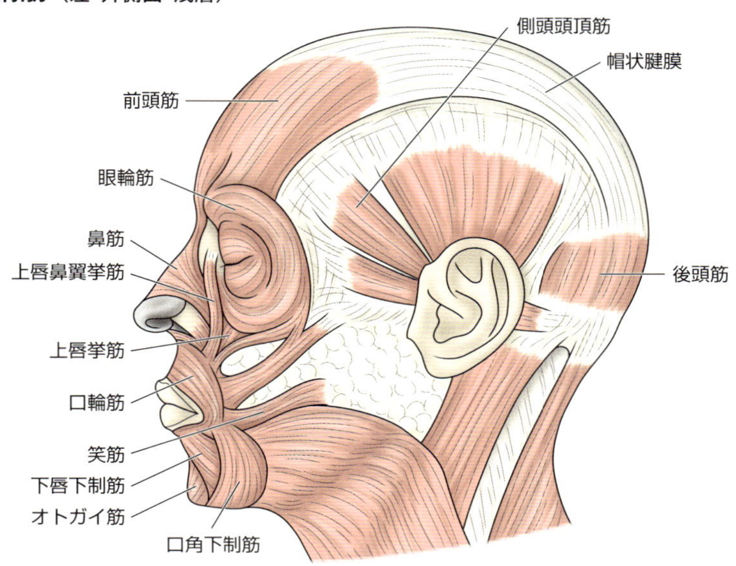




## ●大頬骨筋と小頬骨筋（左 外側面）

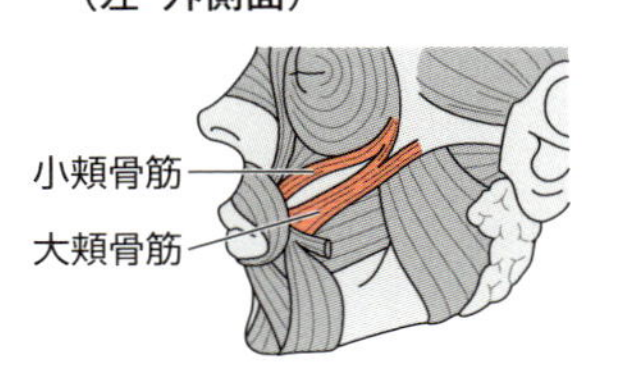


## ●頬筋（左 外側面）

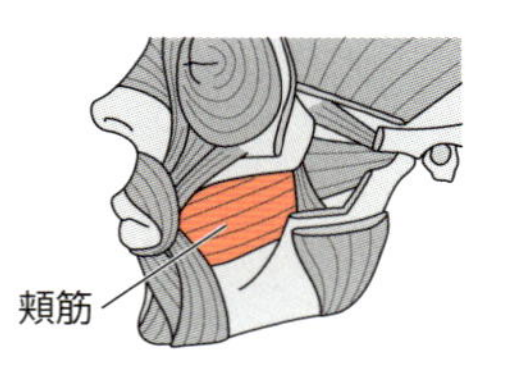


## ●オトガイ筋（前面）

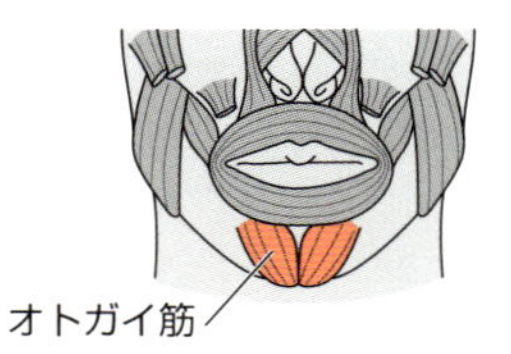


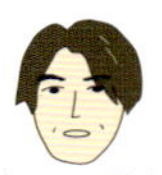

**ミニコラム**

病院の待合室に、口呼吸を鼻呼吸に改善するために、「あいうべ」体操という口の体操をしてみようとのポスターがありました。「あ」「い」「う」と口を大きく、表情筋を使って動かしてみようというのです。
「あ」「い」「う」という口の動きは、表情筋を鍛える動きです。

**ポイント**

◆表情筋は、頭の骨から始まるが、皮膚に停止し、停止する皮膚を動かす。皮筋ともいう。
◆多くの筋があり、眉や目元、鼻孔、口元を動かし、表情をつくり出す。表情筋と呼ばれる。

## 〈顔面④〉**顔面神経は痛みを伝えない**——顔面神経

神経痛、痛覚は、感覚器で受けた情報を中枢・脳に運ぶ求心性神経線維が障害を受けた場合になります。顔面の皮膚や歯などの触覚や痛覚などの情報を中枢・脳に伝える末梢神経は、**第5脳神経の三叉神経**が受けもっています。ですから、顔面の皮膚の痛みなどの神経痛は、三叉神経痛ということになります。歯痛も三叉神経の障害で生じるものもあります。

顔面神経と呼ばれる神経はありますが、この神経は、**第7脳神経**で、前述の表情筋を支配する運動神経線維が主なる神経なのです。顔面の皮膚ではなく顔面の表情筋を支配しますから、**顔面神経が障害を受けると、神経痛や感覚麻痺ではなく、顔面の運動麻痺になってしまいます**。

顔面神経麻痺では、「眼輪筋が麻痺するとまぶたが閉じられなく、寝ていても白目が見え、目が乾燥して痛い」「口輪筋が麻痺すると口を閉じられず、開いたままでよだれが垂れてくるし、食べ物も漏れやすくなる」「笑うと麻痺の起こっていないほうに引きつれて、顔が曲がってしまう」などの症状が出てきます。

この顔面神経は、まず、脳の底部で橋と延髄との間から出てきます。そして頭蓋骨の底部（頭蓋底）にて、脳の入れ物である頭蓋腔から出てきます。その頭蓋底の顔面神経の出口は、耳たぶの後ろで乳様突起と茎状突起の間にある孔（**茎乳突孔**）で、その孔の前にある唾液腺である耳下腺の中に入って耳下腺神経叢をつくります（ただし、耳下腺そのものには線維を送っていません。耳下腺への遠心性神経線維である分泌線維は舌咽神経です）。**耳下腺内の神経叢から5本枝分かれした神経（側頭枝・頬骨枝・頬筋枝・下顎縁枝・頸枝）**が、耳下腺の前縁付近から出て顔面の表情筋に分布しているのです。眼輪筋には側頭枝や頬骨枝が、口輪筋には頬筋枝が、下唇下制筋や口角下制筋・笑筋には下顎縁枝が分布しています。頸枝は、顔面ではなく頸部の広頸筋に分布しています。

### 乳様突起

耳の後ろをさわると（髪の生えていない部分）、硬い骨に触れると思います。その骨に触れながら、下方へ指を動かしていくと、骨の出っ張りを感じると思います。それが乳様突起です。顔を斜め上に向ける時に使う「胸鎖乳突筋」の停止部にもなっています。

●頭蓋（左 外側面）

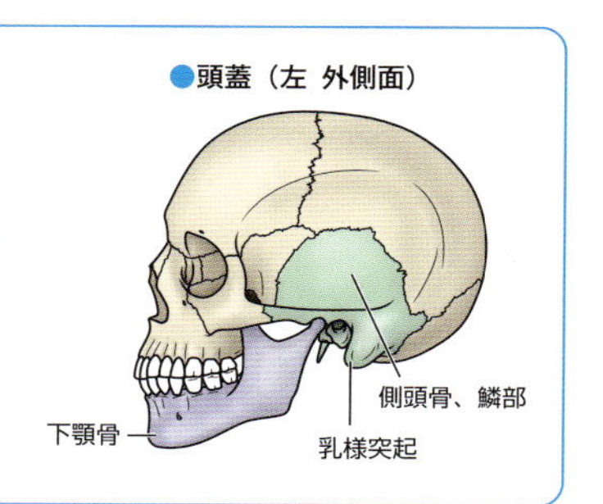

## ●顔面神経（右 外側面 浅層）

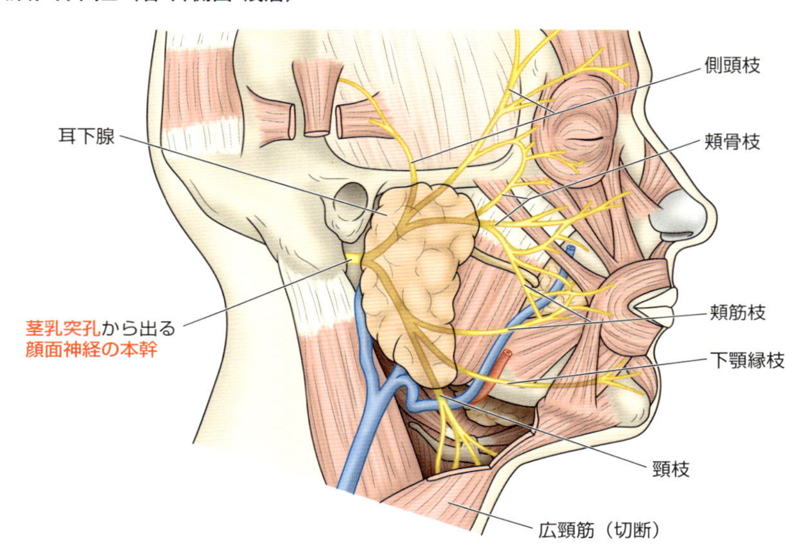


## ●顔面神経の枝と耳下腺（右 外側面）

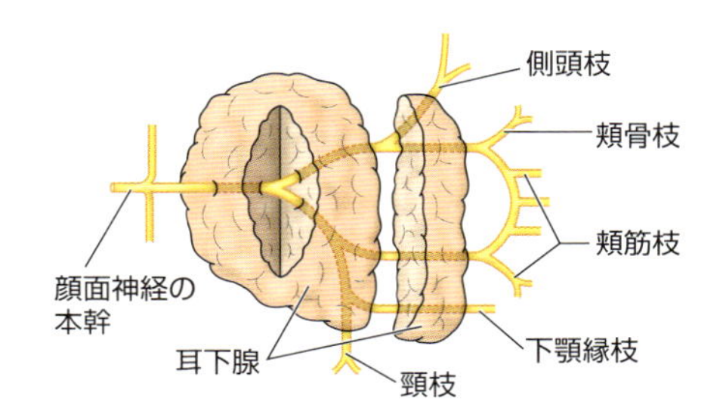


**ポイント**

◆顔面の触覚や痛覚を中枢・脳に伝える感覚神経は、三叉神経（第５脳神経）。
◆顔の表情筋などを支配している運動神経は、顔面神経（第７脳神経）。
◆顔面神経は、脳の橋と延髄の間から出て、茎乳突孔から頭蓋腔の外へ出る。茎乳突孔の前にある耳下腺の中を通り、５本の枝に分かれる。側頭枝、頬骨枝、頬筋枝、下顎縁枝、頸枝である。

## 〈顔面⑤〉まぶたを開ける筋は何？——上眼瞼挙筋

口輪筋で口を閉じました。眼輪筋でまぶたを閉じました。では、開けるほうはどうでしょう。口は顎関節を使って下顎を下げれば開き、上唇挙筋や口角挙筋などで口裂を開けました（p.112 参照）。笑顔の際は上の歯が見えるくらい、上唇は引き上がりますね。

目には関節はないので、目を開けるのは、上まぶたを引き上げることによってですよね。寝かせると上まぶたが閉じ、起き上がらせると上まぶたが上がって大きな目が見開かれる人形のようにです。すると、上唇を引き上げる上唇挙筋のように、上まぶたを引き上げる上眼瞼挙筋があるのでしょうか。でも、**表情筋を調べてみますと、そのなかに上眼瞼挙筋という筋はありません**。しかし、解剖学書の索引を見るとありました。ページをめくると動眼神経が分布する**外眼筋**に付け足して載っています。

**動眼神経**が分布する外眼筋とは、動眼といわれるように目玉（眼球）をキョロキョロ動かすことのできる筋で、眼窩内にある眼球に付き、その後方にある６つの筋です。上直筋・下直筋・内側直筋・外側直筋・上斜筋・下斜筋がありますが、その、上直筋の上に位置して上眼瞼に付いている筋が**上眼瞼挙筋**です。眼球に付く外眼筋と異なり、上眼瞼に付いている上眼瞼挙筋ですが、起始は、視神経を取り巻く総腱輪からほかの外眼筋と一緒に短い腱として始まっています。

このように、上まぶたという皮膚を引き上げる上眼瞼挙筋ですが、眼窩内の眼球に付く外眼筋と同じような位置、走行をしていて、**皮筋である表情筋を支配する顔面神経ではなく、眼球を動かす外眼筋を支配する動眼神経が分布**しているのです。ただし、６つの外眼筋はすべてが動眼神経支配ではなく、外側直筋と上斜筋は別の神経によって支配されています。そのことは、別の項（p.124）にて説明します。

目を閉じる閉眼は眼輪筋で、目を開く開眼は上眼瞼上筋が使われていました。改めて、それらの働きをさせる神経を考えてみましょう。閉眼を行う眼輪筋は表情筋なので第７脳神経が支配していました。しかし、開眼は上眼瞼挙筋で、第３脳神経の動眼神経が支配しています。閉眼と開眼は、異なった神経によって支配されているのです。

## ●外眼筋と上眼瞼挙筋

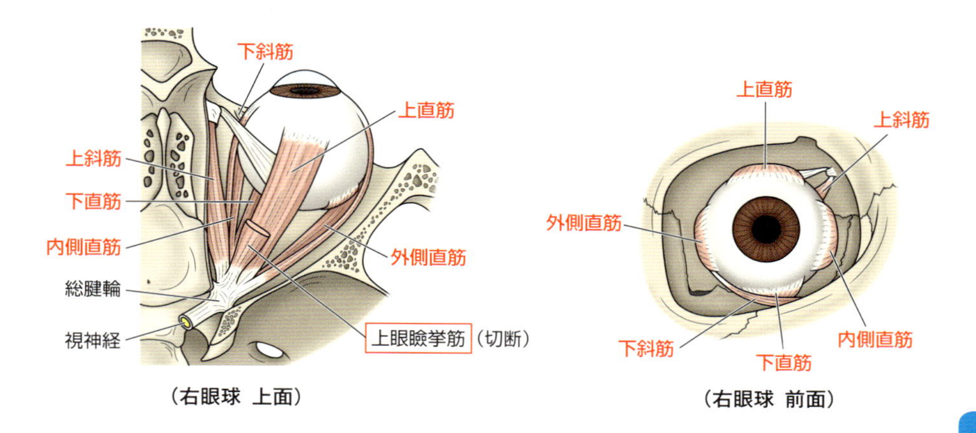


（右眼球 上面）　（右眼球 前面）

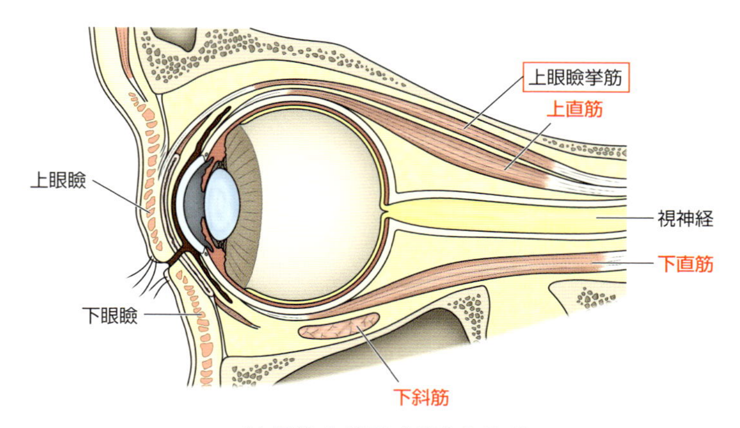


（右眼窩 矢状面 左側から見る）



**ポイント**

◆上瞼を引き上げているのは、上眼瞼挙筋。起始部は、眼窩内の眼球に付く外眼筋と同じ総腱輪。
◆上眼瞼挙筋は、表情筋を支配する顔面神経ではなく、動眼神経が支配している。
◆眼球の後方にあり、眼球に付き、眼球を動かす筋肉を外眼筋という。
◆外眼筋には、上直筋、下直筋、内側直筋、外側直筋、上斜筋、下斜筋の６つがある。

# 眼

眼に筋肉がついている？　目の構造を詳しくみていきましょう

## 〈眼①〉目玉をキョロキョロ——外眼筋

あまりキョロキョロすると、試験などではカンニングと間違われますが、この目玉の動きはちょっと特殊です。例えば、右手に赤旗、左手に白旗を持ち、「はい、赤挙げて、白下げて、赤下げないで白挙げて」などと、腕は左右別々に動かせます。目玉はどうでしょう。**右目を挙げて左目も挙げることはできますね。では、右目を挙げて左目を下げてみてください**。左目を下げると右目も下がってしまいます。左右の目は、上下の動きは同じ動きしかできません。右目と左目で反対の動きができません。横の動きはどうでしょう？　右を見ると、右目も左目も右を向きます。しかし、右目は目じり側に、左目は目がしら側への移動となります。一見、右を見るという同じ動きのように見えますが、使っている筋肉の種類は異なっているのです。目をクルクル回すのも、時計回りに回すと右目は内回りで、左目は外回りになります。反時計回りでは、右目が外回りで、左目が内回りになります。これも、左右で使っている筋が違っているのです。

非常に大雑把な動きで説明します。上を向く（上転）には上直筋が、下を向く（下転）には下直筋が、目がしらに寄せる（内転）には内側直筋が、目じりに寄せる（外転）には外側直筋が、内回し（内旋）には上斜筋が、外回し（外旋）には下斜筋が主に働きます。

先に述べたように、上下の動きは左右同時です。つまり、筋も右目が上直筋を使えば左目も上直筋が働きます。しかし、左右の動きは逆で、右に目を動かした時は、右目は外側直筋で目じり側に、左目は内側直筋で目がしら側に動かすので、左右で使用している筋は異なっています。なおかつ、上直筋や下直筋のように、左右で同じ筋を使うことは一般的にはできません。右目を目じり側に、そして左目も目じり側にすること、右目でロンドンを見ながら左目でパリを見る、ロンパリといわれる目つきはなかなかできないですよね。

左右で逆の働きをする筋が使われるのか…。例えば、両腕を上げて「前へならえ」の姿勢をして、そこから正面を向いたまま両腕を右に向ける動作をした時、右腕の動きには右背中の筋肉が働き、左腕の動きには左胸の筋肉が働くのと、似てるのかな？　詳しくは第 4 部で見てみるケロ。

## ●眼球の運動（右）

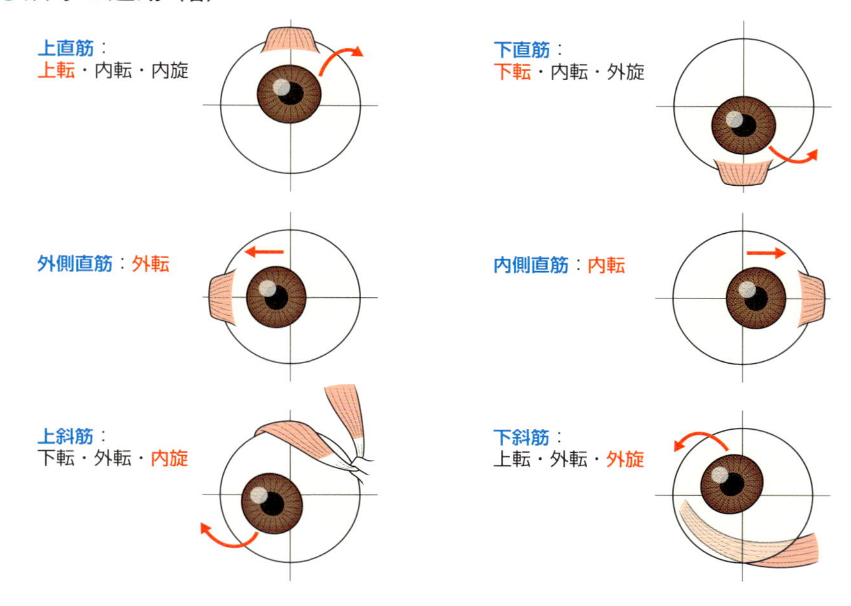


## ●眼の動きの基本的な６方向

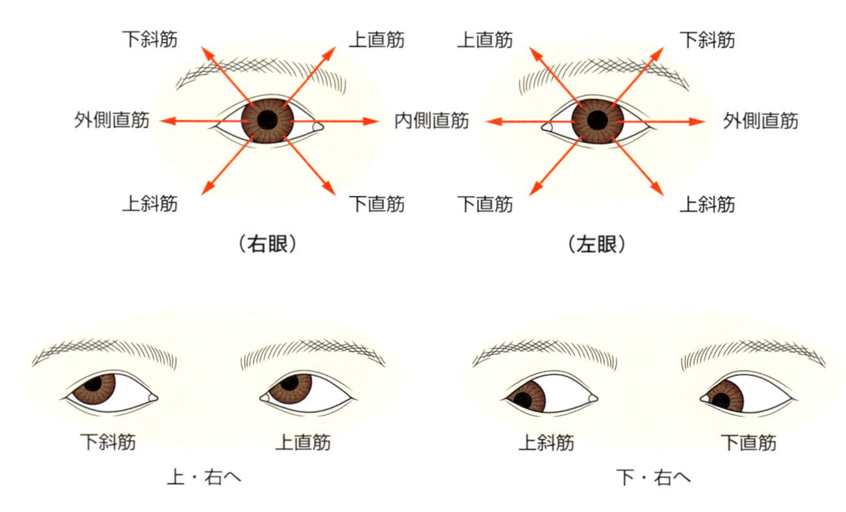


**ポイント**

◆眼球の上下の動きは、右眼も左眼も同じで、上へは上直筋、下へは下直筋が働く。
◆眼球の左右の動きは、右眼と左眼で使う筋肉が異なり、逆の働きをする筋肉が働く。例えば、右を見るときは、右眼は外側直筋が働き、左眼は内側直筋が働く。

## 〈眼②〉右左、働いている筋は何？　神経は？
### ——動眼神経・外転神経・滑車神経

右を見ますと、右目は目じりに寄り（外転）、左目は目がしらに寄ります（内転）。反対に左を見ますと、左目は目じりに（外転）、右目は目がしらに寄ります（内転）よね。外転するのは主に外側直筋が、内転するのは主に内側直筋が働いています。つまり、外側直筋が働いて右目を外転させている時は、左目は内側直筋が内転するために働いているということです。この**内側直筋は、第３脳神経の動眼神経によって支配され、外側直筋は第６脳神経の外転神経によって支配されています。**

左右の目の動きが異なるのは、回旋運動でも起こっていました。時計回りに目を回転してみますと、右目は内旋運動なのに、左目は外旋運動になっています。逆に、反時計回りに目を回転してみますと、右目は外旋運動なのに、左目は内旋運動になっています。この内旋運動は上斜筋がおこなって、外旋運動は下斜筋がおこなっています。つまり右目が上斜筋を働かせている時、左目は下斜筋が働いているということで、左右異なった筋が働いています。これらの筋の神経支配は、**上斜筋が第４脳神経の滑車神経によって支配され、下斜筋は第３脳神経の動眼神経によってと、異なった神経が支配しています。**

この動眼神経ですが、前述したように、上まぶたを上げて開眼に働く上眼瞼挙筋も支配しています（p.118）。それだけではなく、動眼神経には副交感神経線維が含まれていて、眼球内に進入して、瞳孔括約筋・毛様体筋などの眼球平滑筋をも支配しているのです。

**●外眼筋６筋**

| 外眼筋６筋 | 主な作用 | 動きの例（右眼） | 動きの例（左眼） | 神経支配 |
|---|---|---|---|---|
| 外側直筋 | 外転 | 右を見る | 左を見る | 外転神経（第６脳神経） |
| 内側直筋 | 内転 | 左を見る | 右を見る | 動眼神経（第３脳神経） |
| 上斜筋 | 内旋（筋滑車） | 右下を見る | 左下を見る | 滑車神経（第４脳神経） |
| 下斜筋 | 外旋 | 右上を見る | 左上を見る | 動眼神経（第３脳神経） |
| 上直筋 | 上転 | 上を見る | 上を見る | 動眼神経（第３脳神経） |
| 下直筋 | 下転 | 下を見る | 下を見る | 動眼神経（第３脳神経） |

## ●外眼筋に分布する神経の経路

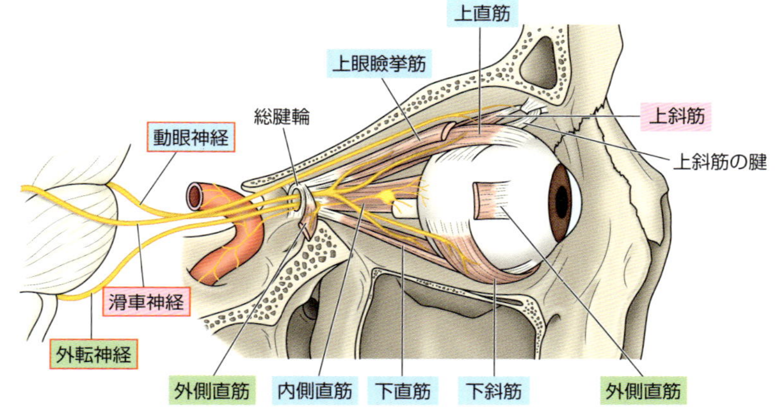


（右眼窩　外側）

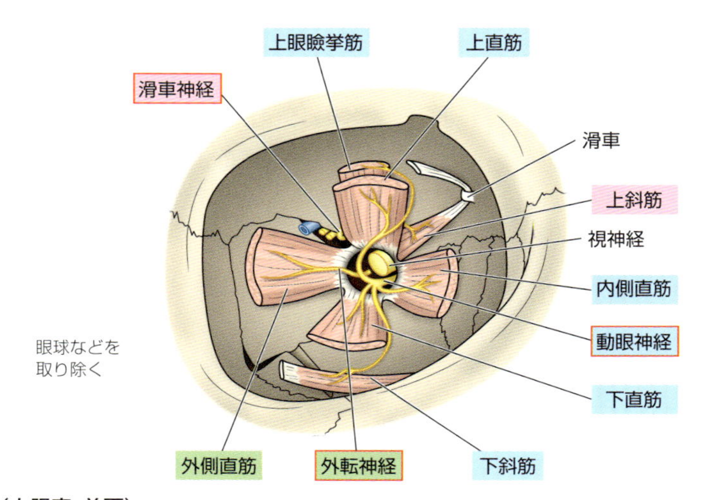


（右眼窩　前面）

**ポイント**

◆眼球を動かす６つの筋肉を支配している神経には、動眼神経、外転神経、滑車神経がある。
◆眼を左右に動かしたり、回旋運動をするときは、使う筋肉が異なり、また支配している神経も異なる。

## 〈眼③〉白目と黒目——強膜・脈絡膜・網膜

目は眼球という球体です。眼球の壁は3層からなり、その最外層は**強膜**という硬い白い膜となっています。白目はこの強膜の白い部分が見えているのです。ただし、球体のすべてが強膜ではなく、前方の約1/6は透明な**角膜**となっています。角膜は透明なので次の層が見えます。

第2層の大部分は赤黒い**脈絡膜**なのですが、前方の透明な角膜に覆われている部分は**虹彩**となっています。その虹彩には色素細胞（メラニン細胞）が存在し、青色、灰色、茶色、黒色などの色がつき、透明な角膜を通して眼球の外から見え、白目に対する黒目として認識されています。つまり、黒目とは、強膜の白目に対して色のついている虹彩の部分を指しています。

虹彩の色は、色素細胞の密度や分布によって決まってくるため、ブラウン（濃褐色）、ヘーゼル（淡褐色）、アンバー（琥珀色）、グリーン（緑色）、グレー（灰色）、ブルー（青色）、ヴァイオレット（青紫色）などと人種によって、また個人によって異なった色となっています。しかし、色の異なっている虹彩でも、その中央には黒い丸が見えると思います。この黒い丸は、虹彩の色ではありません。

虹彩はドーナツ型をした円板で、ドーナツのように中央には孔が開いています。この中央の円形の小さな孔が瞳孔で、その**瞳孔が黒い丸**なのです。

瞳孔は字のとおり、目の中に光を入れる孔なのです。孔なのになぜ黒く見えるのか？　光は、この瞳孔を通って目の中に入り、レンズ（水晶体）で屈折して、第3層の網膜に像を結びます。**網膜には色素上皮があり、色素上皮は光を反射しない、光を吸収するために黒く見えます。**瞳孔という孔を通して目の中の網膜が黒く見え、それによって、孔なのですが、瞳孔が黒い丸と見えていることになっているのです。

### 瞳孔を見てみよう

ドーナツ状の虹彩の中央の孔が、瞳孔です。黒い孔になっています。虹彩の色は個人差がありますが、瞳孔は黒です。孔の奥の網膜が黒く見えるからです。
明るいところにいる時と、暗い部屋にいる時で、瞳孔の大きさがどのくらい変化するか、確認してみましょう。肉眼でわかる変化があるはずです。
さて、瞳孔は黒といいましたが、例えば、白内障などで水晶体の中央部が白濁すると、瞳孔も白濁して見えることになります。
なお、コンタクトレンズを装着している場合、レンズが黒目の上にのっているのを確認できますね。ソフトレンズは、黒目部分より少し大きめ、ハードレンズは黒目部分より少し小さめのサイズになっています。

## ●右眼（前面 体表）

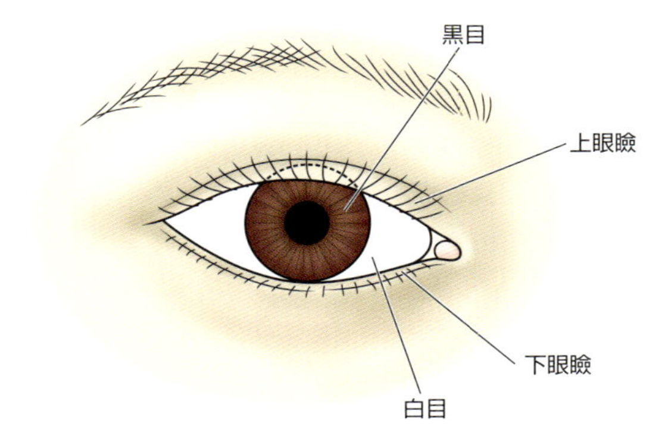


## ●眼球の構造

（右眼 水平面 上面）

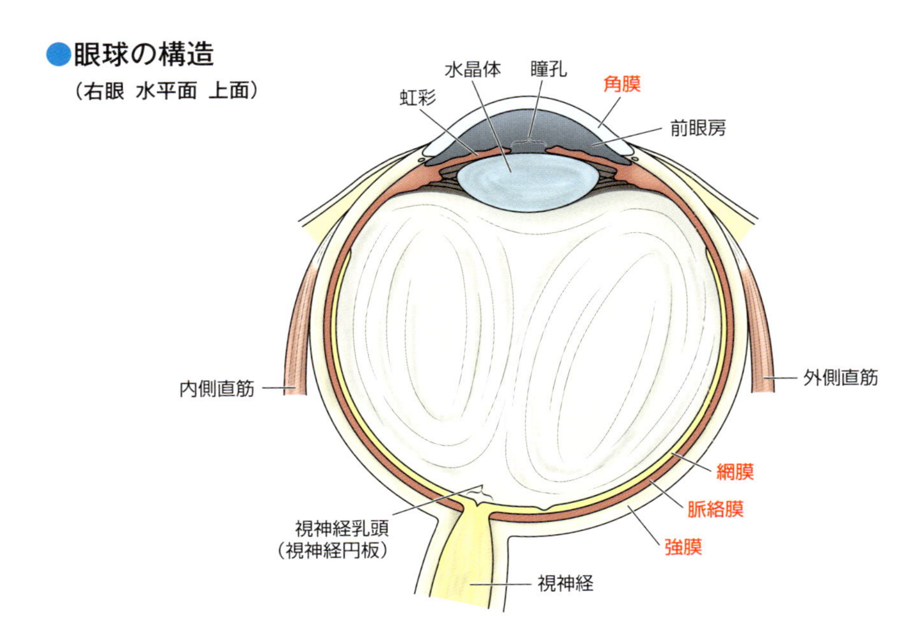




**ポイント**

◆眼球の壁は、強膜、脈絡膜、網膜の３層からなる。
◆最外層の強膜は白い色をしているが、前方 1/6 は透明な角膜となっている。
◆第２層は赤黒い脈絡膜である、前方は虹彩となっている。虹彩の真ん中の孔が瞳孔である。
◆第３層は網膜である。光が瞳孔から入り、水晶体（レンズ）で屈折し、網膜に像を結ぶ。

## 〈眼④〉 **目の中の筋肉**──瞳孔括約筋・瞳孔散大筋・毛様体筋

ドーナツ型の虹彩の中央の瞳孔という孔が、眼球内への光の通り道でした。この孔の大きさが変われば、光の量を調節できるわけです。ドーナツ型の本体である虹彩の内部に、瞳孔の大きさを調節する2種類の**内眼筋**があります。その**内眼筋は自律神経によって支配されている不随意筋の平滑筋**で、瞳孔の縁を輪状に取り巻いている**瞳孔括約筋**と、虹彩の後面に接して放射状に走る**瞳孔散大筋**とからなっています。

瞳孔括約筋は、副交感神経（動眼神経）によって支配されていて、収縮しますと瞳孔を小さく（縮小）し、眼球内に入る光量を減じています。まぶしいと感じ始めた時など、瞳孔括約筋によって瞳孔が小さくなっているのです。

一方、瞳孔散大筋は、交感神経によって支配されていて、収縮しますと瞳孔の縁を引き下げて瞳孔を広く拡張（散大）して、眼球内に入る光量を増やしています。薄暗くなってきますと、瞳孔散大筋が働いて瞳孔を大きくしているのです。

瞳孔の後ろにある水晶体は、虫メガネのような凸レンズで、近くを見る時は厚くなって弯曲の強い凸レンズとなり、遠くを見る時には薄く扁平になって、網膜に鮮明な像が結ばれるように調節をします。つまり、水晶体の厚さを変化させることによって屈折力を変化させ、遠近調節をおこなっているのです。

水晶体の周縁には、**毛様体小帯**という線維がぐるりと付いています。その毛様体小帯は、脈絡膜の前方に続く毛様体から起こる多数の線維で、これによって水晶体は毛様体に吊るされているようになります。毛様体内部には平滑筋である**毛様体筋**があり、近くを見る時は、この毛様体筋が収縮して筋の円周がせまくなり毛様体小帯を緩ませ、水晶体自身のもつ弾力で厚くします。遠くを見る時は、毛様体筋が弛緩し筋の円周が広がり、そのため毛様体小帯は引っ張られて水晶体を薄くより扁平にして、遠近の調節をおこなっているのです。

## 虹彩と瞳孔と水晶体

（眼球前方 水平面 上から）

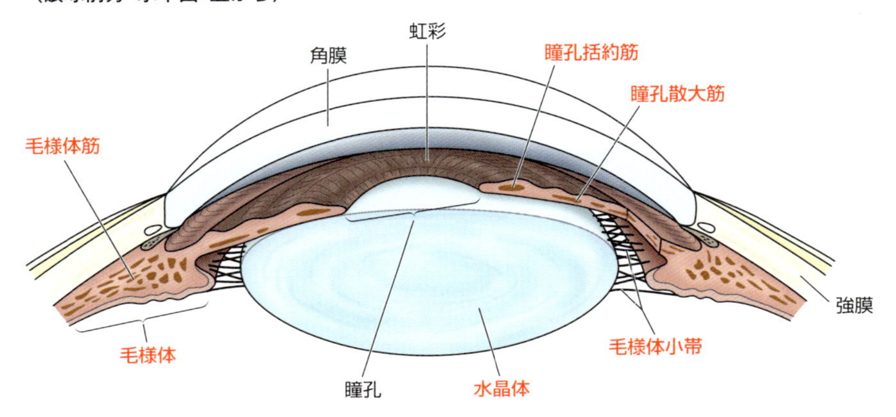




## 瞳孔括約筋と瞳孔散大筋の作用

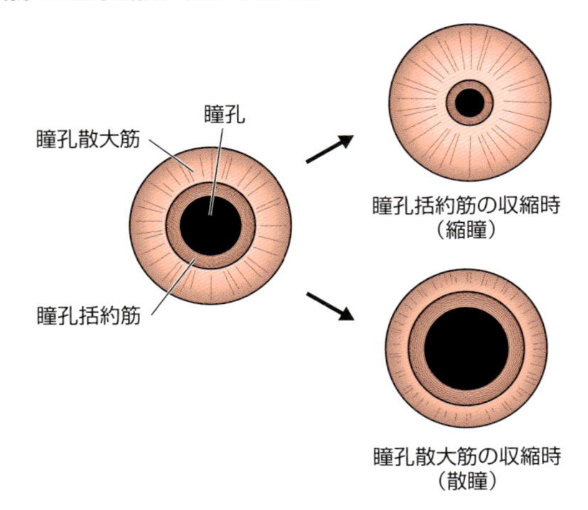


**ポイント**

- ◆虹彩の内部に、瞳孔の大きさを調節する2種類の内眼筋がある。瞳孔括約筋と瞳孔散大筋である。
- ◆瞳孔括約筋は、瞳孔を小さく（収縮）する。副交感神経（動眼神経）に支配されている。
- ◆水晶体の厚みを変化させることで、遠近のピント調整をおこなっている。
- ◆水晶体の厚みの変化には、毛様体筋と毛様体小帯がかかわっている。

## 〈眼⑤〉盲点を見逃すな——視神経乳頭（視神経円板）

人の気づかない、見落しがちなところを盲点といいます。実は、目の中にも盲点があるのです。この場合は、見えない点、見えないところを指しています。

眼球の壁、最内層の第３層目は網膜でした。この網膜も、さらに外層の**色素上皮**と、内層の**視細胞**や**視神経細胞**を含む層との２層に分かれています。

色素上皮は光を吸収するので黒く見え、瞳孔は、その孔を通してこの黒く見える網膜の色素上皮を見ていて、黒い丸に見えるのでした。

視細胞は光に反応し、視神経細胞は視覚情報を予備的に処理し統合する働きをもっています。視細胞には**杆状体**と**錐状体**という２種類の細胞があります。杆状体細胞は、光の色を見分けることはできませんが、光に対する感度がよい細胞です。一方、錐状体細胞は、色を見分けることができて多彩な色を認識することができます。

実際に認識するのは脳においてです。網膜は映像を映すスクリーンであるといわれます。水晶体は凸レンズでした。理科の実験を思い出してみてください。凸レンズを通してスクリーンに映った像は倒立していましたよね。それなら、凸レンズの水晶体を通してスクリーンの網膜に映った像も倒立しているはずです。しかし、逆さまには見えません。見て認識するのは脳においてされるのです。その脳に視覚情報を運ぶのが、約100万本の神経線維で、その神経線維が集まって視神経となり網膜から脳へ視覚情報を伝えます。

その視神経が網膜から出る部位を視神経乳頭（視神経円板）といいます。実は、そこには視細胞がなく、光を感じない場所なので盲点と呼ばれているのです。しかし、この視野の欠損する点である盲点は、眼球が絶えず動いていて小刻みに変わるために、見えないことに気づかないのです。

**視覚の盲点を確認しよう**

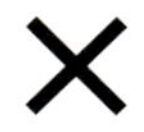

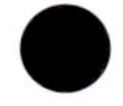

左目を手でふさいでみてください。そして上の×印を右目だけで見てください。×印が見えますが、視野の片隅に黒い丸も見えますね。そしてそのまま×印を見つめながら、本を顔に近づけてください。どこかで黒い丸が消えませんか？　それが視覚の盲点です。そして、そのままさらに近づけると、またこの黒い丸は現れます。

## 眼球（右 水平面 上面）

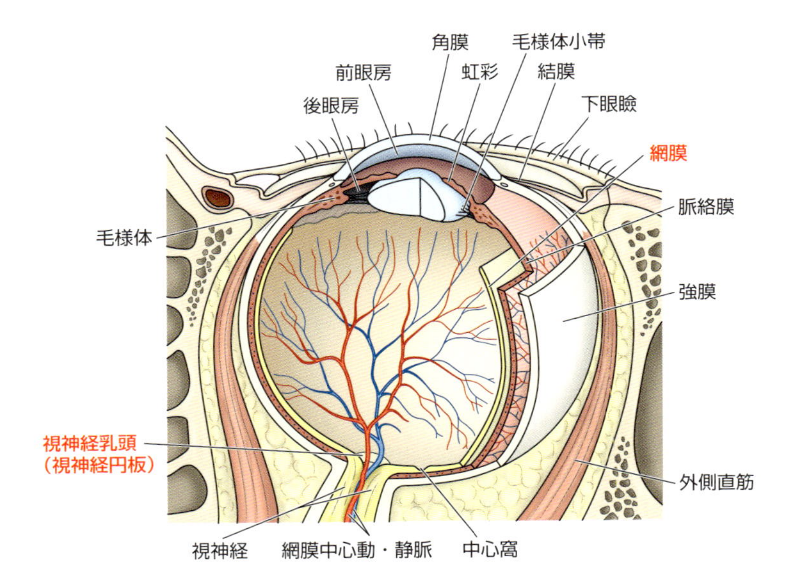


## 網膜（水平面・矢状面）

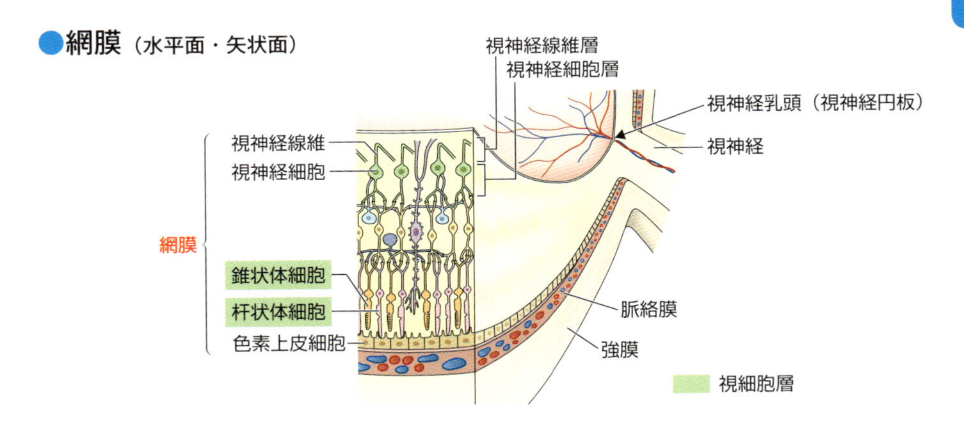


**ポイント**

◆網膜は、さらに外層と内層に分かれる。外層は色素上皮細胞の層であり、内層は視細胞および視神経細胞・視神経線維の層である。
◆視細胞は錐状体細胞（色を見分ける）と杆状体細胞（光に対する感度がよい）に分かれる。
◆網膜に映った像の視覚情報は、視細胞から視神経細胞へと伝えられ、視神経線維を通して、脳に伝えられる。視神経線維が集まったものが視神経である。
◆視神経が網膜から出ていく部位には、視細胞がないため、光を感じることができない。この部位を視神経乳頭（視神経円板）という。

column

# 眼球の入ったくぼみ

## 眼窩と壁に空いた隙間

腋窩、膝窩、中心窩、ダグラス窩など、「窩」のつく医学用語は意外と多いようです。国語的には「あな」とか「むろ」ですが、医学用語としては「器官の表面の一部がくぼんでいる部位」として使っているようで、単に「窩」をパソコンのワードとか電子辞書で「か」で変換してもなかなか出てきません。しかし、「がんか」と打って変換しますと、『眼窩』と「窩」が出てきます。

**眼窩は頭蓋骨において、眼球の入っているくぼみをいいます。**頭蓋骨は舌骨を含めて15種類23個の部分骨が結合してできています。眼球を入れている眼窩というくぼみは、15種類のうちの7種類が結合してできています。すなわち、**前頭骨・蝶形骨・篩骨・頬骨・上顎骨・涙骨・口蓋骨の7個の骨が集まって壁を形成**しています。

眼球には後ろの網膜から第2脳神経である**視神経**が出ていて、眼窩後壁の**視神経管**を通って脳に向かっています。眼窩の壁には視神経管以外に、**上眼窩裂**や**下眼窩裂**といった隙間が空いています。**視神経管は、視神経と眼動脈が通っており、上眼窩裂**は動眼神経（第3脳神経）、滑車神経（第4脳神経）、眼神経（第5脳神経三叉神経の第1枝）、外転神経（第6脳神経）、上眼静脈が通っています。**下眼窩裂**は、眼窩下神経（眼神経の枝）、頬骨神経（第5脳神経三叉神経の第2枝上顎神経の枝）、眼窩下動・静脈、下眼静脈が通っています。目がしらの涙骨には**涙嚢窩**という涙嚢を入れるくぼみがあり、それは鼻涙管となって鼻腔内の下鼻道に開口しています。その他に、眼神経の枝である前篩骨神経を通す**前篩骨孔**や後篩骨神経を通す**後篩骨孔**が開いています。眼窩の上縁には、眼窩上孔または切痕が開いていて眼窩上神経・動脈・静脈が通っています。眼窩の下縁というより、ちょっと下の上顎骨に開いている眼窩下孔は、眼窩下神経・眼窩下動脈・眼窩静脈が通っています。

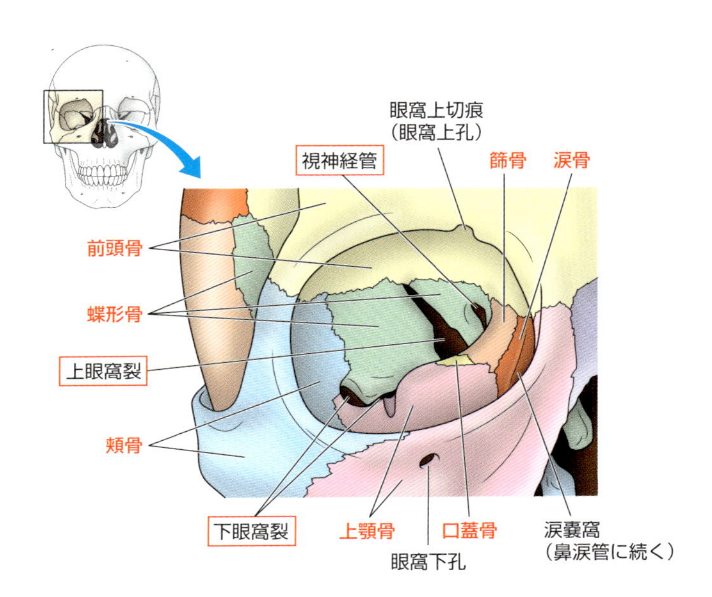


**眼窩を構成する骨**（右 前面）

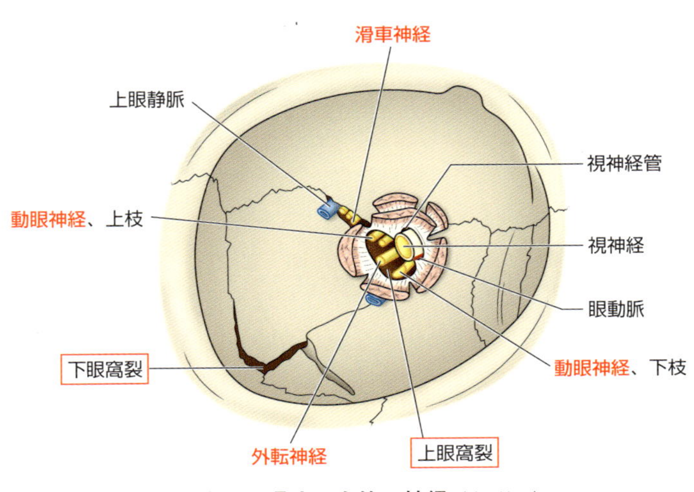


**眼窩を通過する血管・神経**（右 前面）

眼窩内の構造物を取り除く

頭と顔と頸

# 鼻・耳

頭蓋骨では鼻は欠け、耳は孔だけになってしまっています

## 〈鼻〉頭蓋骨は鼻先が欠けている

### ——外側鼻軟骨・大鼻翼軟骨・小鼻翼軟骨・鼻中隔軟骨

頭蓋骨を横から見ますと、鼻先（鼻尖）が欠けています。鼻先だけでなく、正面から見ますと鼻翼（小鼻）もありません。それどころか、鼻の孔を左右に分けている鼻中隔も、入り口では見られずに奥にV字型に切れ込んでいます。この大きな鼻の孔は、西洋梨型ということで、梨状口と呼ばれています。そして、その上に鼻骨があります。

**自分の鼻の先端、鼻尖を押してみてください。**結構へこみますよね、鼻ぺちゃになってしまいます。**指で、はじいてみてください。**ちょっと力を入れてはじいてください。それほど痛くは感じませんよね。でも、**そこから鼻すじ（鼻背）を、鼻の根っこ（鼻根）まではじきながら移動してみてください。**途中から、音が、硬さが変わると思います。その硬くなったところは、痛さが増しませんか？そこが鼻骨、骨です。ですから、鼻根部を強打して、鼻骨骨折を起こす人もいるのです。骨は、表面を感覚神経が入り込んだ骨膜で覆われていますので、強く当たると、弁慶の泣き所のように痛みを感じます。

では、鼻尖部や鼻翼、鼻中隔の最前部V字型の部分は、何の組織かといいますと、**軟骨**です。外鼻は、1対の**外側鼻軟骨**と2対の**大鼻翼軟骨・小鼻翼軟骨**でできています。そして鼻背上部から鼻根が、1対の鼻骨でできています。また、頭蓋骨で鼻中隔も欠けていたV字の部分は、硝子軟骨でできた**鼻中隔軟骨**から成り立っています。軟骨を包む軟骨膜には感覚神経が入っていなく、痛みは感じません。鼻先をはじいて、ちょっと痛みを感じたのは、皮膚が感じたのです。

軟骨は骨と異なり、死後に腐食して形として残らないので、鼻尖、鼻翼のない鼻の欠けた頭蓋骨となってしまうのです。

## ●頭蓋骨

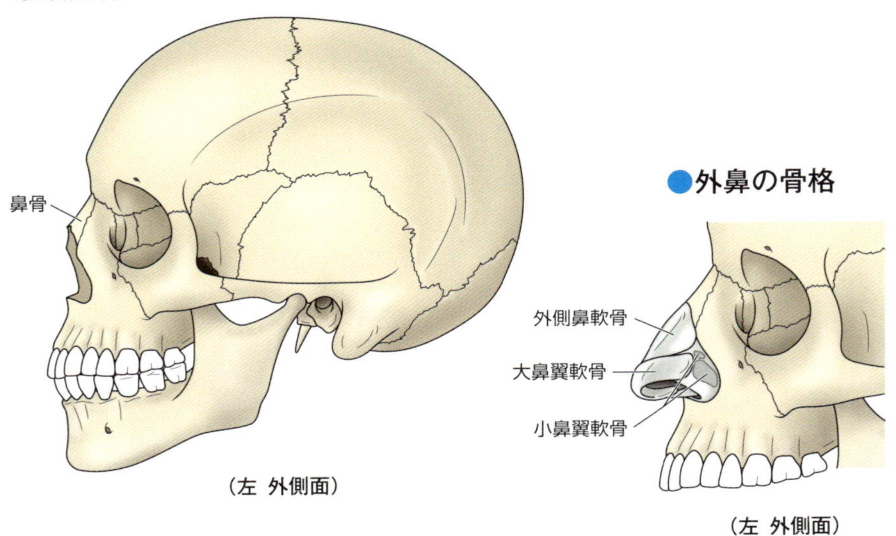




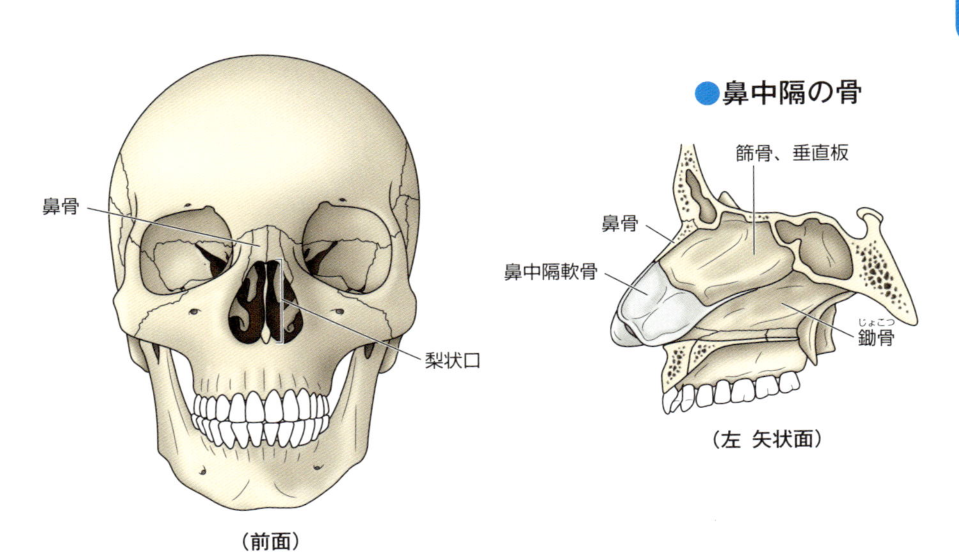


**ポイント**

◆鼻根部（鼻の付け根）は鼻骨である。
◆鼻尖部や鼻翼、鼻中隔前方は軟骨でできている。
◆軟骨は死後、形として残らないため、頭蓋骨は鼻の欠けた形となる。

## 〈耳①〉柔らかな耳――耳介軟骨・耳垂・耳介筋

頭蓋骨では、側頭骨に耳の孔（外耳孔）のみが開いています。耳、耳介はありません。それは鼻先と同様に、耳介が軟骨でできているからです。

聞こえにくい時、耳介を手で覆ってみると、音が集まってよく聞こえるようになると思います。耳介は音を集める働きをもっていて、その支柱は軟骨でできています。耳介軟骨は折りたたんでも元に戻るように、弾性線維を多く含んだ弾性軟骨でできています。柔らかい耳たぶ（耳垂）は、内部には軟骨はなく脂肪組織に富んでいます。

耳は平衡聴覚器で、**外耳・中耳・内耳**の3部からなります（p.139）。

耳の孔からその奥までの管状の通り道を**外耳道**といい、その内壁に耳掃除で取り去る耳くそ（糞）、耳あか（垢）がつきます。綿棒や耳かきを奥に入れ過ぎると鼓膜を破ってしまうといわれるように、外耳道の先に鼓膜があります。外耳道の外側1/3の部を軟骨性外耳道といい、その壁は耳介に続く軟骨で支柱ができています。その奥の部は側頭骨内に入り込んでいて、骨性外耳道となっています。外耳道の皮膚、特に軟骨性外耳道には耳道腺というアポクリン汗腺があり、耳道腺の分泌物に脂腺の分泌物や剥離した表皮が混じって耳垢となります。耳垢には、柔らかい湿ったものとカサカサと乾いたものとがあります。この湿った耳垢と乾いた耳垢の発現には遺伝が関係あるといわれ、一説によれば、湿った耳垢は南方系の縄文人の名残で、乾燥した耳垢は北方系の弥生人の名残なのではといわれています。

耳介を動かせる人がいますが、もともと**上耳介筋、前耳介筋、後耳介筋**と呼ばれる筋肉は存在しています。表情筋の一種なのですが、薄く痕跡的で、動かせる人はまれにしかいないようです。

**確かめてみよう**

### 軟骨性外耳道と骨性外耳道

耳の孔に小指を入れてみよう。入り口付近は柔らかい。もう少し奥に指を入れてみよう。硬い骨が壁のようになってぶつかって、もうそれ以上先には指を進ませられないね。でも孔の上のほうに、もっと先に行く入り口があるね。これが骨性外耳道の入り口ですケロ。そして最初の軟らかな部分が軟骨性外耳道です。

無理に奥まで指を入れると、耳を傷つけて耳が痛くなったりするかもしれないので気をつけてケロ！

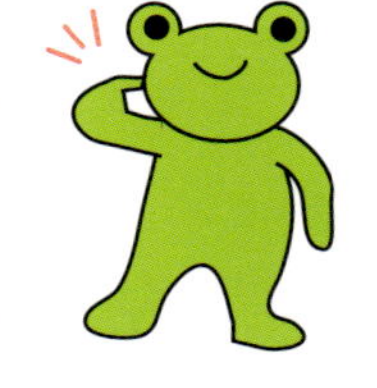

## ●耳の構造（右 前頭面 前面）

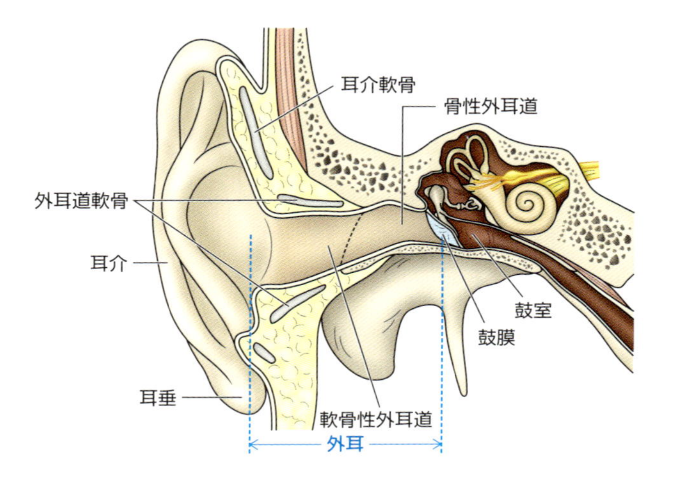


## ●耳の周りの表情筋
（左 外側面 浅層）

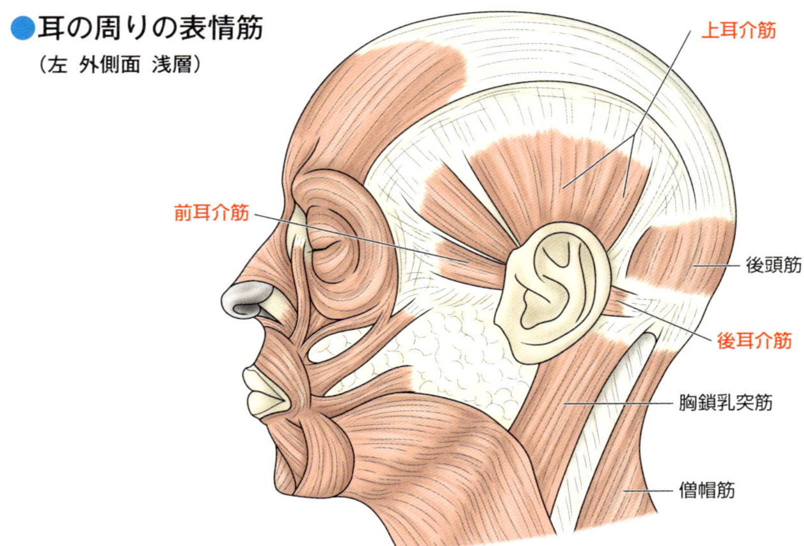


頭と顔と頸

**ポイント**

◆耳介は弾性軟骨でできている。耳垂には軟骨組織はなく脂肪組織に富んでいる。
◆耳は外耳・中耳・内耳の３部からなる。
◆耳の孔から鼓膜までの管状の通り道を、外耳道という。外側 1/3 は軟骨性外耳道であり、その奥は側頭骨内に入り込み骨性外耳道となる。
◆耳介に付着する筋として、表情筋の一種の上耳介筋・前耳介筋・後耳介筋がある。動かせる人はまれである。

## 〈耳②〉耳の中のカタツムリ――中耳と内耳

外耳道の奥に鼓膜があり、鼓膜の先を**中耳**といいます。中耳炎といわれる時の中耳です。中耳は骨内部の空間となっていて、太鼓の膜と空間（室）の関係から、**鼓膜**、**鼓室**と呼ばれています。鼓膜を挟んで、外耳道側と鼓室内の空気の圧力が等しくないと、鼓膜は上手く振動できません。高山や高層ビルなど、高度の高いところなどに行って耳が聞こえづらくなるのは、外耳道の空気が薄くなったのに、鼓室内に高度の低いところの時の空気が残っているからです。体の中に空気を取り入れるのは呼吸によってですので、鼻から取り入れた外気が咽頭鼻部の側壁に開いている孔（耳管咽頭口）から耳管を通って、この鼓室に取り入れられます。そうすると鼓膜を挟んでの空気が同じ気圧となり、鼓膜が上手く振動するようなります。鼓膜の振動は、**鼓膜の内側に付いているツチ骨・キヌタ骨・アブミ骨**へと伝えられ、内耳へと運ばれます。

**内耳**は、側頭骨内に完全に入り込んでいる**蝸牛**と**前庭**と**半規管**からなります。蝸牛はカタツムリとも読み、“でんでん虫虫カタツムリ”の殻と同じような形をしていることから「蝸牛」という名前がつきました。**蝸牛**は、音の振動を感知する**聴覚器官**となっています。一方、前庭と半規管は平衡覚を感知する器官で、前庭は頭の傾きを感知します。半規管は3つの環状のループを備え、かつては三半規管と呼ばれていて、頭の回転を感知します。各半規管は互いに直角に組み合っていて、「はい」とうなずく前後方向には前半規管が、「いいえ」と首を横に振る水平方向には外側半規管が、そして「え？　どうして？」と頭を横に傾げる時は後半規管が働いているのです。

その半規管および前庭には、末梢神経である前庭神経がつながっていて、平衡覚を伝えており、平衡神経ともいわれています。また、聴覚器官である蝸牛にも蝸牛神経がつながっていて、聴神経ともいわれています。この前庭神経と蝸牛神経は内耳道内を走っていて、合わせて内耳神経といい、第8脳神経となっています。内耳神経は、内耳道の出口である内耳孔から頭蓋腔内に入って、脳幹の橋の下縁から脳に入ります。

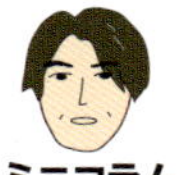

**ミニコラム**

「蝸牛」および「蝸牛管」という用語ですが、医学の分野ではこのまま使用されています。しかし、中学・高校の生物では、いつからか**『うずまき管』**と変更されていて、医学系に進んだ学生達に戸惑いが生じています。

## ●耳の構造（右 前頭面 前面）

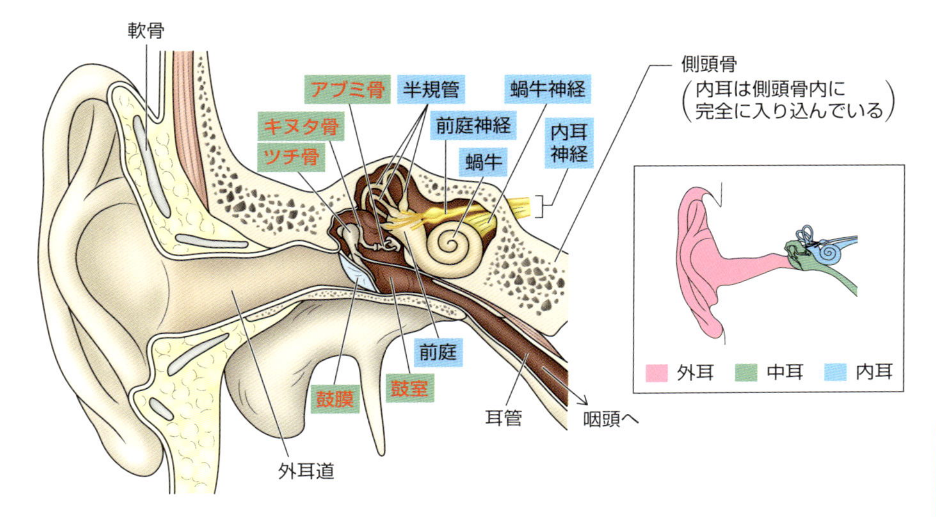


## ●半規管の働きと頭の回転

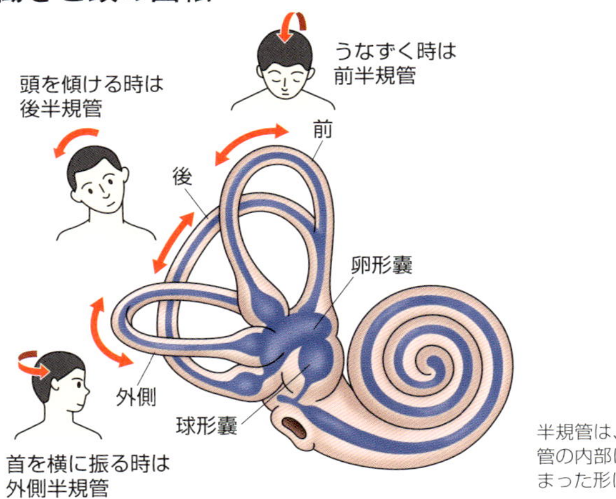


半規管は、外側の骨半規管の内部に膜半規管が収まった形になっている

**ポイント**

◆外耳道の奥の鼓膜の先（奥）には鼓室がある。鼓膜が上手く振動するためには、外耳道と鼓室の気圧が同じになることが大切。
◆鼓膜の振動は、鼓膜の内側についているツチ骨・キヌタ骨・アブミ骨へ伝わり、内耳へと運ばれる。
◆内耳は、蝸牛と前庭と半規管からなる。蝸牛は聴覚器官で、前庭と半規管は平衡覚を感知する器官である。

# 口腔・顎

顎関節、そして舌や食べ物を飲み込むための筋をみていきます

## 〈顎〉動くのは下顎――顎関節

ものを食べる。上顎の歯と下顎の歯で、噛み切りすり潰します。上顎の骨は鼻や眼と一体ですから、口を開ける時は下顎が下がり、閉じる時は下がった下顎がもち上げられるように、下顎が動きます。頭蓋骨は全部で23個の骨が集まってできていますが、動くのは**下顎骨**のみです。つまり、頭蓋骨で関節をつくっているのは**顎関節**のみなのです。その他の骨どうしは、間に軟骨や結合組織を挟んで動きのないつながり、不動結合となっています。上顎と下顎の歯によって食べ物を噛み切りすり潰しますが、**動く下顎骨が入り込んで顎関節をつくる相手方の骨は、上顎骨ではない**のです。

**耳の孔に指を入れてから、口を開けたり閉じたりしてみてください。耳の中で骨が動いているのを、指で感じると思います。**その動いている骨は、下顎骨の関節突起の上にある下顎頭なのです。関節頭である下顎骨下顎頭が入り込んでいる顎関節の関節窩は、指を入れた外耳孔の前上方の頬骨突起の根元下面にあります。外耳孔が開いている骨は側頭骨で、その側頭骨に関節窩である下顎窩があります。つまり、顎関節は下顎骨と側頭骨の間の関節なのです。**耳の孔の前の耳珠のすぐ前、頬骨突起の根元付近を触ってクチャクチャと噛んでみますと、顎関節が動くのがよくわかります。ガムとかスルメとかをずっと噛んでいるとそこが痛くなった経験、ありませんか？**　顎関節が痛くなったのでしょう。

開口は下顎骨が下がってといいましたが、大あくびをしたり大口を開けると上顎が上がります。下顎はのどに当たるとそれ以上開けないので、上顎が上がることで大きく開口することになるのです。逆に、口を閉じているつもりでも、上を向くと下顎がそれ以上は上に行けないので、口が開いてしまいます。電車内で、椅子に座り上を向いて居眠りしている人が、みな口を開けているのはそのせいです。また、真上を見上げている人が、みなポカーンと口を開けているのもそのせいなのです。

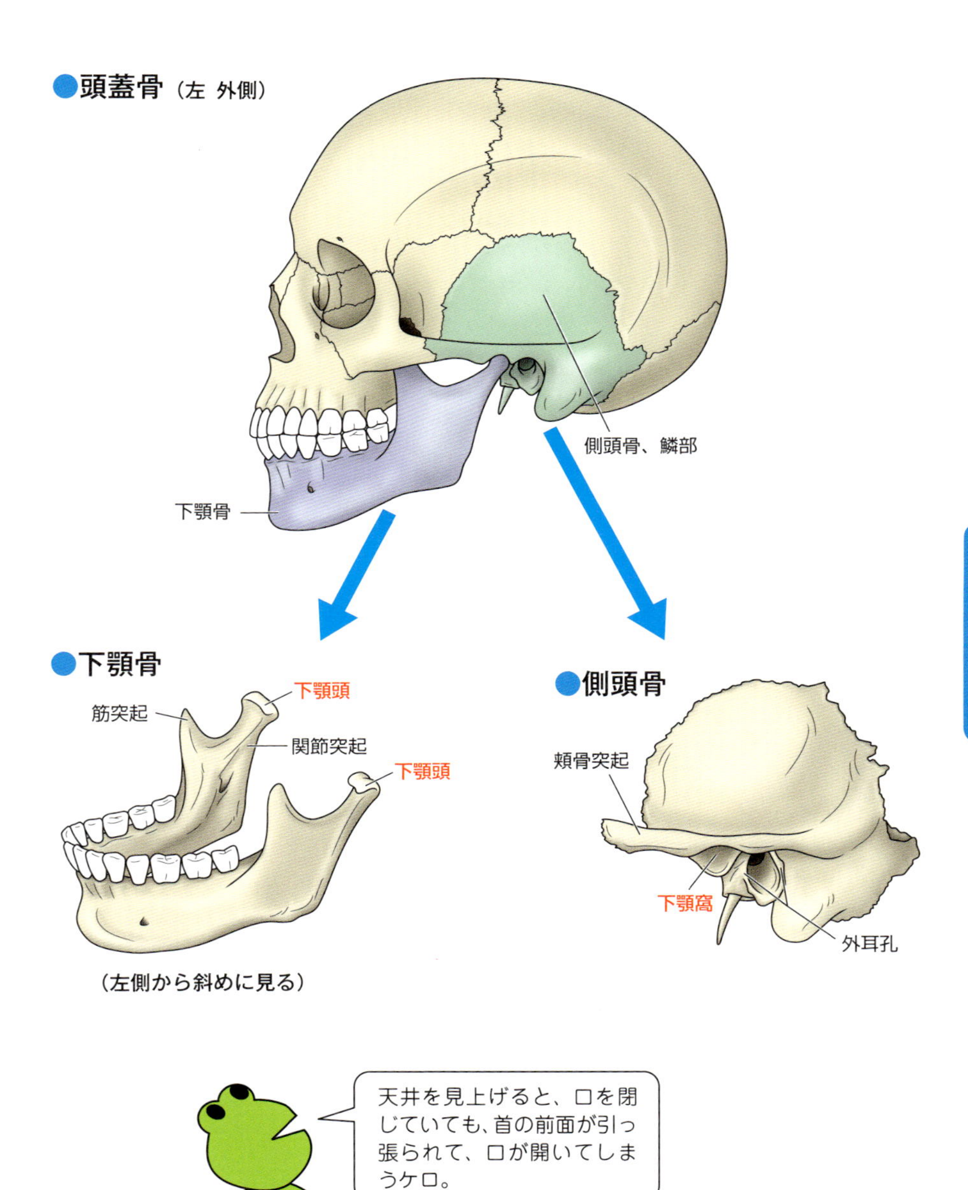


ポイント

◆顎関節は「下顎骨の下顎頭」と「側頭骨の下顎窩」との間の関節。

## 〈舌①〉 **タンは舌のこと**——外舌筋と内舌筋

舌は縦にも横にも丸められますよね。舌先をあちらこちらに、自由に思ったように動かすこともできます。体のさまざまな器官を動かすのは筋肉によってです。舌の場合は、**舌本体が筋肉**なのです。焼き肉屋のタン塩とかタンシチューとかのタン、つまり舌は筋肉です。舌の実質は横紋筋で、舌本体を構成する筋を**内舌筋**といい、舌根から舌先へと縦走する上縦舌筋と下縦舌筋、左右に横走する横舌筋、舌背から垂直に走る垂直舌筋があり、筋線維は交錯して舌の形を微妙に変えることができます。

舌の表面は粘膜に覆われていて、舌背の粘膜には**舌乳頭**という無数の小突起が見られます。舌乳頭には、形の異なった**糸状乳頭・茸状乳頭・有郭乳頭・葉状乳頭**の4種類があり、糸状乳頭を除いた舌乳頭の上皮側面には味覚器官である**味蕾**が存在しています。味覚器は味のつぼみ（蕾）といわれますが、上皮の中に花のつぼみのように埋もれていて、その中に味細胞と支持細胞が並んでいます。

精肉コーナーなどで、生の牛タンがパックに入っているのを見ることがあります。表面は舌乳頭の小突起のある粘膜が見られますが、舌根付近は肉そのものが付いています。その筋肉は舌本体と骨とをつないでいます。舌本体の内舌筋に対して、外舌筋といい、下顎骨の中央、しゃくれた部であるオトガイの内面とをつなぐ**オトガイ舌筋**、側頭骨の茎状突起とをつなぐ**茎突舌筋**、そして舌骨の外側面とをつなぐ**舌骨舌筋**があります。15種類ある頭蓋骨に含まれる舌骨ですが、舌の中に埋もれているわけではなく、下顎骨の下方で喉頭（甲状軟骨、男性ならのど仏）のすぐ上、頸にあります。舌本体を下方に引いて、舌背を突隆させる外舌筋が起こるので、舌骨と呼ばれていて、その外舌筋を舌骨舌筋と呼んでいます。

**鏡の前で舌を出して、表面を観察してみよう**

粘膜はツルツルではなく、絨毯のように小さな突起物がたくさん集まっているね。大きな溝もできているね。
白く見えて、密生しているのが角化している糸状乳頭。散在している赤い点は茸状乳頭です。奥で見えませんが、舌の縁の奥には葉状乳頭があります。舌の根っこ付近には有郭乳頭があります。

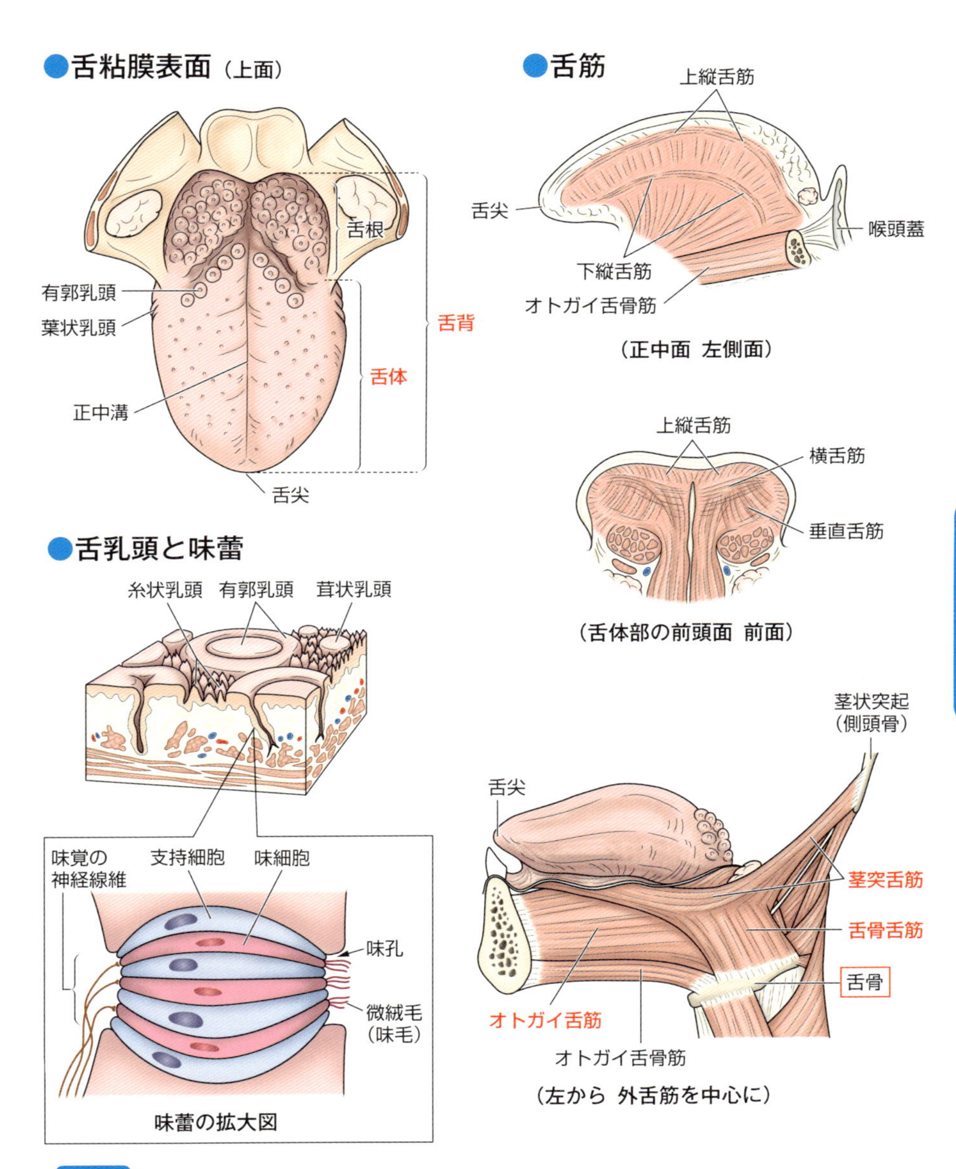


**ポイント**

◆舌本体は筋肉（横紋筋）でできていて、内舌筋と呼ばれる。上縦舌筋、下縦舌筋、横舌筋、垂直舌筋があり、舌の形を微妙に変えることができる。

◆舌背の粘膜には、舌乳頭が無数にみられる。舌乳頭には、糸状乳頭、茸状乳頭、葉状乳頭、有郭乳頭がある。糸状乳頭を除く舌乳頭の上皮側面には味蕾が存在する。

◆舌本体と周囲の骨をつないでいる筋肉を外舌筋という。オトガイ舌筋、茎突舌筋、舌骨舌筋などがある。

## 〈舌②〉舌の裏をのぞいてみる——舌小帯と唾液腺

口を開けて舌を持ち上げ、**鏡で舌の裏を観察してみてください。**舌乳頭のあるザラザラした舌背と異なり、薄い粘膜で覆われて前後に走る静脈（**舌深静脈**）がすけて見られます。左右の舌深静脈に挟まれた中央には、舌尖から口腔底に向かって走る薄い粘膜ヒダが見られます。このヒダを**舌小帯**といいます。舌小帯の根元付近両側に、小さな高まり（小丘）が見られます。その高まりを**舌下小丘**といいますが、まだ口を開けていますか？　ずっと口を開けていたら、舌と歯茎の間になんか唾液が溜まってきましたね。おっと、口の端からよだれが垂れそうです。そういえば、ずっと口を開けたままにしていると唾液が溜まってきますね。歯医者では治療中、当然口を開けていますから、歯科衛生士さんがバキュームで吸い取ってくれています。そうです、舌下小丘から唾液がわき出ているのです。この舌下小丘には小さな孔が開いています。その孔は、唾液腺からの導管である**顎下腺管**と**舌下腺管**が開口しているのです。

顎下腺と舌下腺は三大唾液腺に含まれ、あと１つは**耳下腺**といいます。耳下腺の導管、耳下腺管は舌下小丘には開口していません。

口の中を口腔といいますが、上顎・下顎の歯列と歯槽を境に、前方の**口腔前庭**と後方の**固有口腔**とに分けられます。

固有口腔の下壁である口腔底は、主に舌で占められています。固有口腔への唾液の分泌は、顎下腺と舌下腺からの粘液と漿液の混じった粘り気のある唾液で、舌下小丘が開口部となっていました。

口唇および頬粘膜と歯列・歯肉との間の口腔前庭を濡らす唾液は、耳下腺から分泌されるサラサラした漿液性の唾液で、耳下腺管は頬粘膜の内側面で上顎第２大臼歯に相対するところにある耳下腺乳頭に開口しています。

**確かめてみよう**

### 舌の裏を観察してみよう

次の３つはすぐにわかるかな？

- 舌深静脈
- 舌小帯
- 舌下小丘とその孔

舌を持ち上げていると、のどに違和感が出てくるかもしれないね。

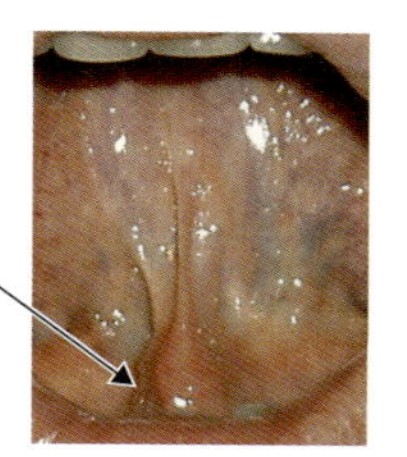


舌の裏の様子

## ●舌の血管と神経（舌の下面）

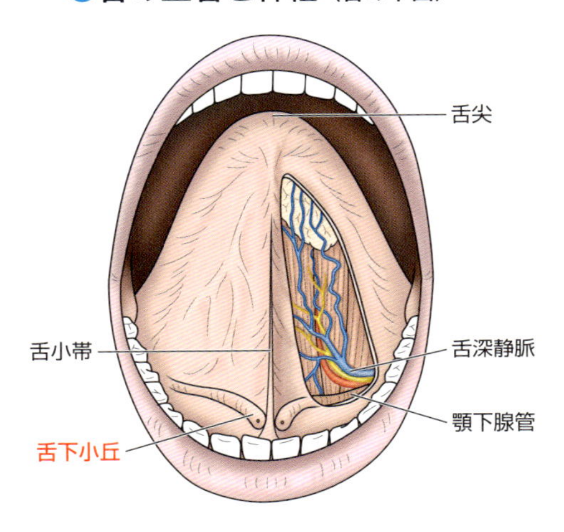


## ●唾液腺（左側から斜めに見る）

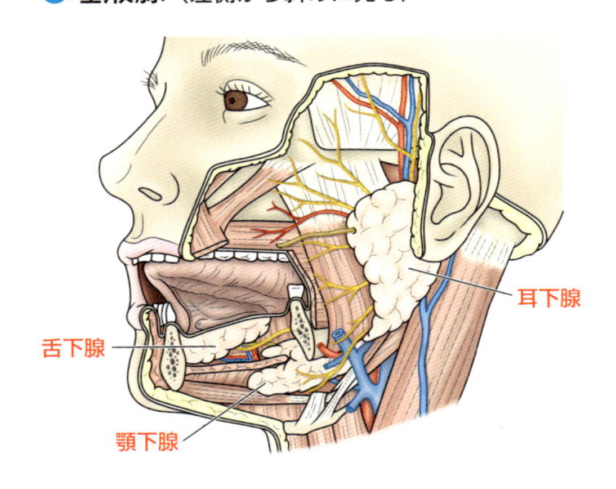


## ●耳下腺乳頭（右側）

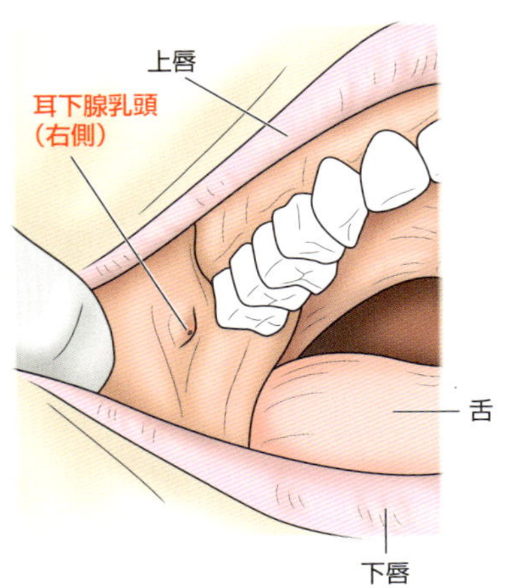


**ポイント**

◆舌の裏側には、舌深静脈・舌小帯・舌下小丘などが観察できる。
◆口腔は、歯列と歯槽を境に、前方の口腔前庭と後方の固有口腔に分けられる。
◆固有口腔への唾液分泌は、顎下腺と耳下腺からで、舌下小丘が開口部となっている。
◆口腔前庭への唾液分泌は、耳下腺からで、上顎の第二大臼歯に対応する頬粘膜の内側面にある耳下腺乳頭が開口部となっている。

## 〈舌③〉**のどにある骨**——舌骨と甲状軟骨

舌骨骨折とか舌の骨といわれますが、舌の中には骨は入ってはいません。のどにあります。のどのすぐ上をさわってみますと、ちょっと硬いものが触れられると思います。親指と人差し指でのどを挟み、その指をそのまま上にずらしても舌骨が挟めます。**舌骨**はＵ字型をしているので、前をさわったりしても、挟んだりしても、皮膚の下に骨が感じるのです。

のどにある舌骨ですが、前述したように、外舌筋である**舌骨舌筋**で舌本体をつないでいます。ほかの骨とは、左右の側頭骨**茎状突起**と**茎突舌骨靭帯**で連結しているだけで、宙ぶらりんの感じのする舌骨ですが、舌骨全体は喉頭の甲状軟骨と舌骨甲状膜にて結合されています。

なぜ、のど元に宙ぶらりんの感じのする舌骨があるかといいますと、舌本体をつないでいるだけではなく、**開口の際に下顎骨を下に引く筋が付く骨**となっています。すなわち、**オトガイ舌骨筋・顎舌骨筋・顎二腹筋の前腹**などの筋です。ただ、これらの筋と、顎二腹筋の後腹と茎突舌骨筋は、閉口していて下顎骨が固定されている時は、舌骨を引き上げて嚥下運動に関与します。これらは舌骨の上に位置するので、**舌骨上筋群**としてグループに入れられています。これらの筋以外にも舌骨に付く筋があり、それらは舌骨の下に位置するので**舌骨下筋群**と呼ばれ、**胸骨舌骨筋・肩甲舌骨筋・甲状舌骨筋**があり、舌骨を引き下げる働きをもっています。この中でも**甲状舌骨筋は**、ちょっと異なった働きをもっています。甲状舌骨筋は甲状軟骨と舌骨との間にある筋で、舌骨が固定されている時は甲状軟骨を引き上げる方向に働きます。先ほど話した舌骨を引き下げる運動とは反対の方向に働くのです。

甲状軟骨は、つまりのど仏なのですが、ゴクンと飲み込む時には上がって、そして下がりますよね。この甲状軟骨を下げるのには、甲状軟骨と胸骨とをつなぐ**胸骨甲状筋**という筋が働いています。

**甲状軟骨**

頸の前面の出っ張りの部分が甲状軟骨です。男性のほうが目立ちますが、女性でも触れば、わかります。そのまま指を上にずらしていくと舌骨に触れることができます。喉頭や気管の壁は、気体である空気を運ぶ気道のため、通り道をはっきりとした腔にできる軟骨で構成されています。
一方、咽頭で分かれ、固形や液体の飲食物を運ぶ消化管の食道は、壁の内部は筋肉でできています。

## ●頭頸部の骨格（左 外側面）

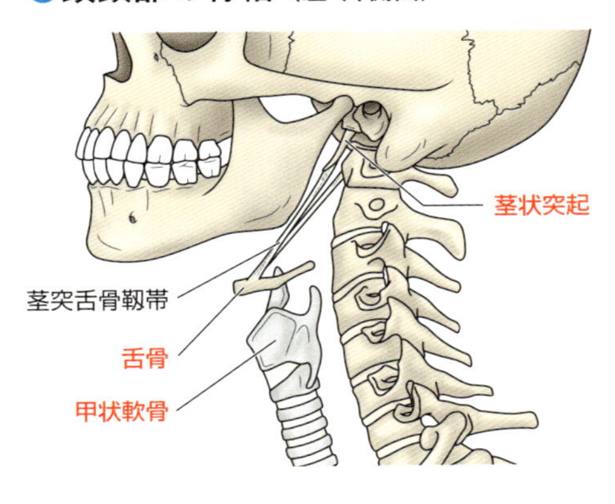


## ●顎舌骨筋とオトガイ舌骨筋

（後上方から）

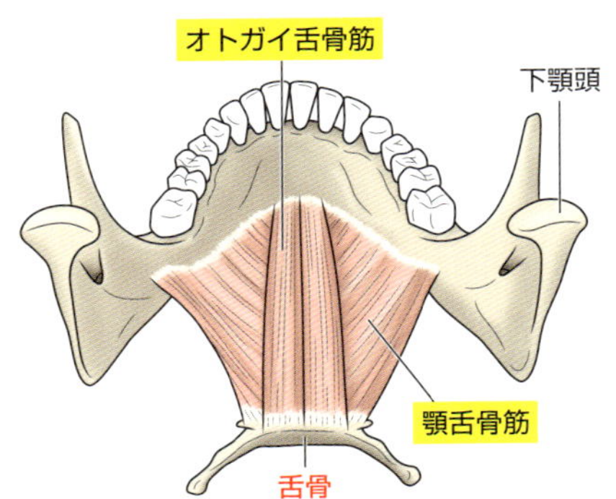


## ●舌骨上および舌骨下の筋

（左 外側面）

茎突舌骨筋
顎二腹筋、後腹
顎二腹筋、前腹
甲状舌骨筋
胸骨甲状筋
顎舌骨筋
舌骨
胸骨舌骨筋
肩甲舌骨筋
胸骨

## ●喉頭の構造

（左斜め前から）

舌骨
甲状舌骨膜
甲状軟骨

舌骨上筋群
舌骨下筋群

**ポイント**

◆舌骨はのどにある。
◆舌骨は舌骨舌筋で舌本体をつないでいる。
◆舌骨に付く筋は、舌骨の上に付くか下に付くかで、舌骨上筋群（4 種類）、舌骨下筋群（4 種類）に分かれる。
◆甲状軟骨（のど仏）を下げるのは、胸骨甲状筋。

# 頸・項

体幹と頭をつなぐ頸と項（うなじ）についてみていきます

## 〈頸・項①〉椎骨の小孔を通って脳に向かう血管
### ――椎骨動脈と横突孔

背骨は脊柱ともいい、大人で26個の骨（椎骨）が間に円板状の軟骨（椎間円板・椎間板）を挟んで、上下に重なっています。つまり、骨・軟骨・骨・軟骨…といったようにです。頸の椎骨である**頸椎は、7個**あります。特に、第1頸椎と第2頸椎は形状に特徴があります。この7個という数は、ほとんどの哺乳類が7個だそうで、あの首の長いキリンも、椎骨1個1個が長いだけで7個しかなく、首がほとんどなさそうなカバも7個です。

7個目までの骨は、8個目以降とどこが違うかといいますと、**8個目以降は肋骨が関節していて胸椎といわれ**、7個目までの頸椎には肋骨は関節していません。その上、7個目までの頸椎には左右に飛び出している**横突起**の根元に小さな孔（小孔）が開いています。胸椎以下のどの椎骨にもこの小孔は開いていなくて、頸椎のみで**横突孔**と呼ばれ、それぞれその孔には血管が通っています。**椎骨動脈・椎骨静脈**といわれる血管で、このうち椎骨動脈は、頭蓋骨中に収まっている脳に到達しています。脳への血流は**内頸動脈**が司っていますが、後頭部への**後大脳動脈**は、この左右の椎骨動脈が合流して脳の底部を前に走り、分かれて左右の後大脳動脈となります。この椎骨動脈は、内頸動脈の枝ではなく、何と、腕へ至るメインの動脈である**鎖骨下動脈**から上方への枝として分かれて、頸椎の横突孔をそれぞれたどって上行し、第2頸椎（軸椎）と第1頸椎（環椎）の横突孔を抜けて、後頭骨の大孔から頭蓋腔内に入って左右が合流して、**脳底動脈**として延髄の腹側を前方に走行していきます。

環椎の上関節窩は後頭骨の後頭顆と関節しますが、どちらかというと首の上に頭を乗せる形で、関節としての働きはあまりありません。頭を左右に回す時は、頭を乗せた環椎と下の軸椎の歯突起を軸として動きます。そのために、**軸椎の横突孔を抜けた椎骨動脈は斜め上に走り、たるみをもたせた感じで環椎の横突孔に入ります。**頭を回す、つまり、環椎と軸椎の間で左右に回転する時に引っ張られないように、動脈の余裕をもたせるためにたるんでいるのです。

## ●第１頸椎（環椎）

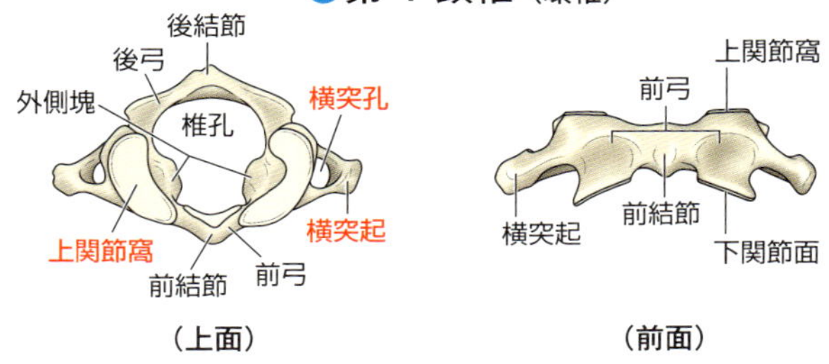


## ●第２頸椎（軸椎）

## ●環椎と軸椎

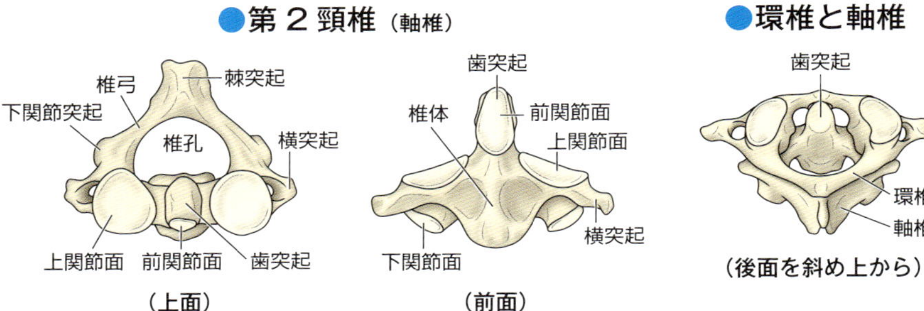


## ●内頸動脈と椎骨動脈（前面）

## ●椎骨動脈と頸椎（前面）

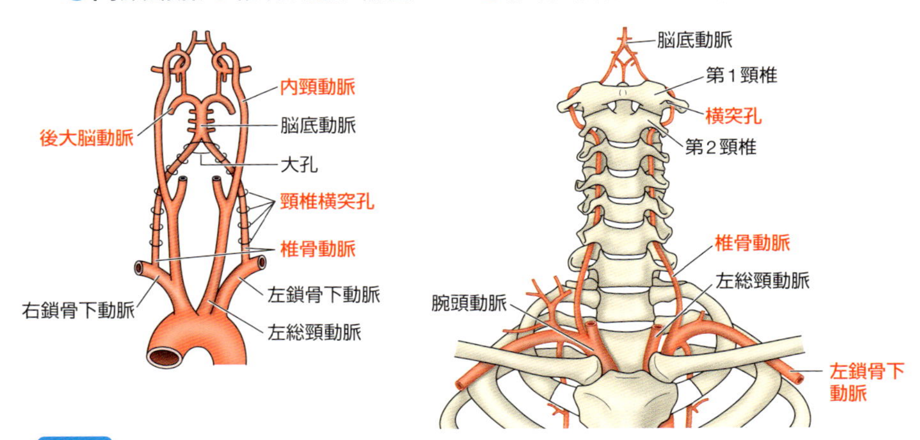


**ポイント**

- ◆頸椎の椎骨の数は７個であり、それぞれ横突孔と呼ばれる小さな孔が開いている。この孔を椎骨動脈・椎骨静脈が通る。
- ◆椎骨動脈は、鎖骨下動脈から上方への枝として分かれたものである。頸椎の横突孔をそれぞれたどって上行し、頭蓋内に入っていく。
- ◆椎骨動脈は、軸椎（第２頸椎）と環椎（第１頸椎）の間では、たるみをもたせた感じで上行している。頭を左右に回した時に動脈が引っ張られないようになっている。

## 〈頸・項②〉空気と食べ物の共通の通り道——咽頭（いんとう）

「のど」を漢字変換すると「咽」と「喉」が出てきます。風邪などをひいてのどが痛くなった時に、口を開けて赤く腫れて見えるところは「咽」で「咽頭」といいます。歌が上手い人を「のど自慢」とかいいますが、その場合は「喉自慢」です。この「喉」（「喉」仏の「喉」）には声帯があって、声を出す際に空気が通る気道の一部です。

病院には耳鼻咽喉科（じびいんこう）という科がありますが、鼻（鼻腔（びくう））・咽（咽頭）・喉（喉頭（こうとう））はつながっていて、空気の通り道である気道の一部となっています。一方、食べ物の通り道である消化管は、口の中である口腔（こうくう）から咽頭、食道とつながっています。あれ？　気道と消化管のどちらにも「咽頭」が入っていますね。「咽頭」は空気も食べ物も通る共通の通り道なのです。ただ、鼻腔の奥の咽頭は**咽頭鼻部**（いんとうびぶ）といい、口腔の奥の咽頭口部（いんとうこうぶ）の上に位置して、ほとんど食べ物は通りません。一方、**咽頭口部**は鼻腔→咽頭鼻部と通ってきた空気も通りますし、口腔からの食べ物も通ります。そして、咽頭口部の下は**咽頭喉頭部**（いんとうこうとうぶ）といい、その前方には喉頭に続く喉頭口が開いていて、後下方では食道が続いています。つまり、咽頭喉頭部で空気と食べ物の通り道が分かれることになるのです。

咽頭３部のそれぞれの前方はどうなっているでしょう。咽頭鼻部では、鼻腔の終わりである鼻中隔（びちゅうかく）にて左右に分けられた**後鼻孔**（こうびこう）が開いています。咽頭口部では口峡（こうきょう）が開いています。口峡は、**口蓋垂**（こうがいすい）（のどちんこ）が下垂した軟口蓋（なんこうがい）と、側壁は口蓋弓（こうがいきゅう）、そして下壁に囲まれた空間です。咽頭喉頭部では、上に喉頭蓋のある**喉頭口**（こうとうこう）が開いています。

鼻呼吸だけでなく口呼吸もできますから、空気は鼻腔からでも口腔からでも、どちらの通り道も通れます。食べ物は口腔からだけですね。そして、咽頭口部に来る際に、口峡の上壁となる**軟口蓋**が後上方に上がって、咽頭鼻部との仕切りとなり、咽頭喉頭部では喉頭蓋で喉頭口がふさがれて、後下部の食道へと運ばれるのです。

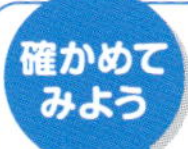


### 口を開けて咽頭口部を確認してみよう

口の真ん中にある口蓋垂は、すぐに見つかると思います。口蓋垂が垂れ下がっている軟口蓋も一目瞭然ですね。のどの入り口である口峡の両端にカリフラワーのようなものが少し顔を出しているのがわかりますか？　それが一般には扁桃腺（へんとうせん）といわれる口蓋扁桃です。腫れると、白い膿がプチプチついているのがわかることがあります。

## ●咽頭（矢状面 左側面）

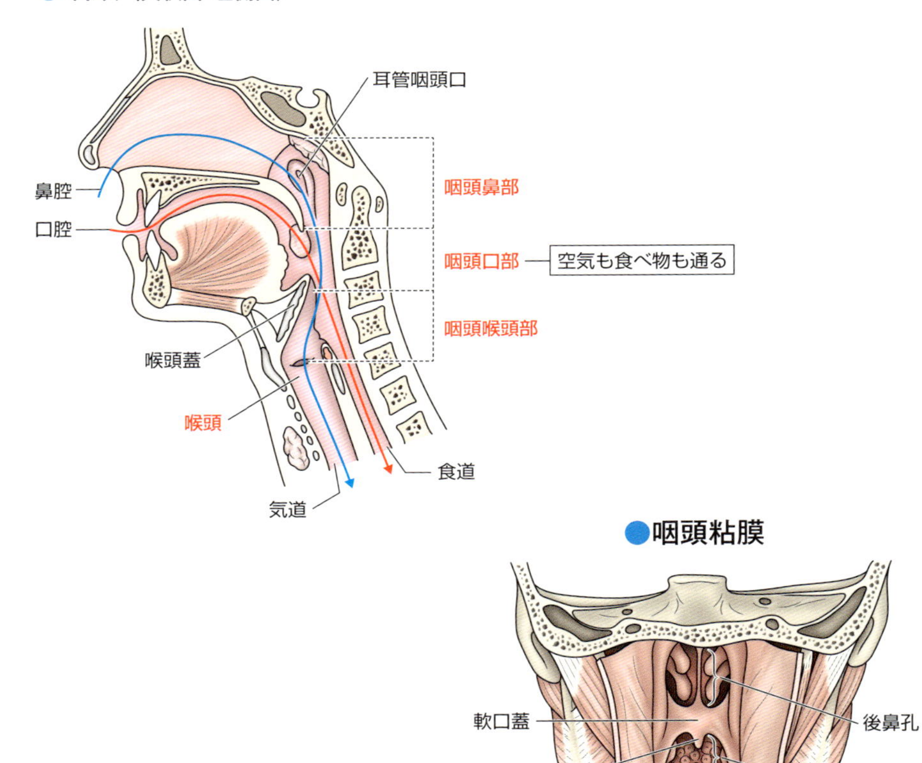


## ●咽頭粘膜

（開放した咽頭 後方から）

**ポイント**

◆咽頭は、咽頭鼻部・咽頭口部・咽頭喉頭部の３部に分かれる。
◆咽頭口部は鼻腔からの空気の通り道であり、口腔からの食べ物の通り道でもある。
◆食べ物が咽頭口部に来る際に、軟口蓋が上がって咽頭鼻部との仕切りになり、咽頭喉頭部では喉頭蓋で喉頭口がふさがれて、食道へと運ばれる。

## 〈頸・項③〉首に浮き出て見える筋肉――胸鎖乳突筋

**鏡の前で斜め上を見ながら、首筋を触れてみてください。**左を見上げると、右の耳の後ろからのど元にかけて、筋が浮き上がると思います。**胸鎖乳突筋**です。**その筋を指で挟んでのど元まで下げていくと、内側に触れた指がのど元の骨に到達します。胸骨です。**外側の指は鎖骨に到達すると思います。胸骨のすぐ上は、左右の胸鎖乳突筋に挟まれて、のど元にくぼみができると思います。そのくぼみを頸窩といい、そこかあるいはその上を押すと弾力を感じ、強く押すと多少息苦しく、押しすぎるとせき込んでしまうこともあります。その弾力のあるのは、軟骨でできている**気管**なのです。

挟んでいた筋肉に戻りますが、指を上に上げていくと、耳の後ろのゴリゴリとした骨の出っ張りに到達します。耳の後ろ、側頭骨の**乳様突起**という出っ張りです。この筋は、「胸」骨と「鎖」骨から起こって、側頭骨の「乳」様「突」起に終わる筋で、それらの用語をつなげて胸鎖乳突筋と名づけられています。右側の胸鎖乳突筋を収縮させて、つまり短くして顔を左斜め上に向けているのです。左右に胸鎖乳突筋があり、それぞれ側頭骨乳様突起に付いているので、もしも片側が短縮していたら、その短縮しているほうの筋が働いていることになり、真っ直ぐに前を向きにくく、斜めに傾いだ状態になります。このような症状を斜頸といい、胸鎖乳突筋に原因がある場合、筋性斜頸といいます。

頸の前、のどには、**舌骨**、甲状軟骨などの**喉頭**、**気管**が正中に位置していて、その両脇を**総頸動脈**が上行しています。その総頸動脈の下部は、胸鎖乳突筋などの筋によって覆われていますが、下顎の角のすぐ下あたりでは、胸鎖乳突筋が耳の後ろに向かってしまい、動脈の前を覆えなくなり皮下に拍動が触れることになります。その拍動の触れる部分は、前述した顎二腹筋の後腹と肩甲舌骨筋の上腹とによって三角形の隙間となり、**頸動脈三角**と呼ばれているところとなります。

**確かめてみよう**

### 総頸動脈と浅側頭動脈

まず総頸動脈ですが、頸動脈三角（目安として、下顎の角の下・胸鎖乳突筋の内側・気道の外側）あたりを触れると、簡単に大きな拍動に触れることができます。
ついでに、浅側頭動脈にも触れてみましょう。浅側頭動脈は、総頸動脈の枝である外頸動脈のさらなる枝です。耳の前、顎関節の上のあたりをさわってみると、拍動に触れると思います。

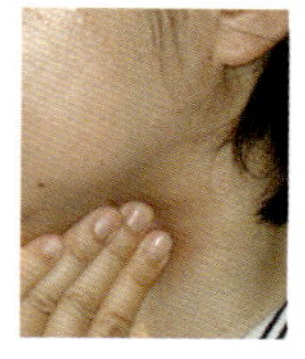
総頸動脈

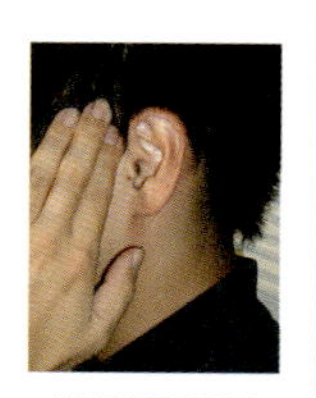
浅側頭動脈

## ●頸部（前面）

## ●頸部の筋肉（左 外側面 浅層）

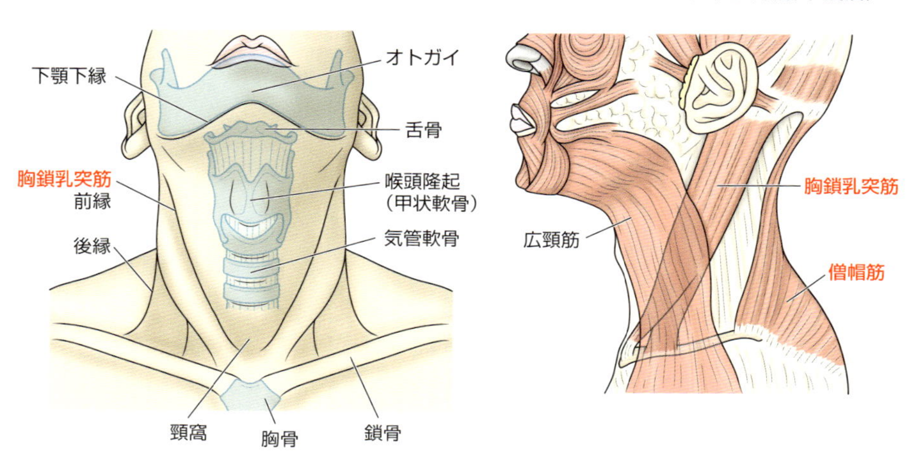


## ●頸動脈三角

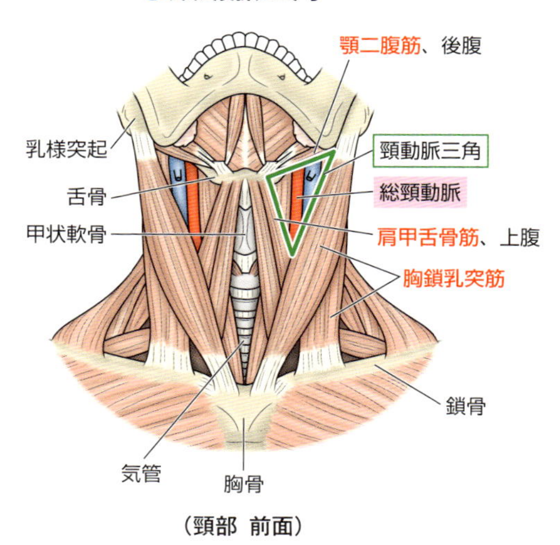


（頸部 前面）

**ポイント**

◆胸鎖乳突筋の起始部は、胸骨と鎖骨。停止部は側頭骨の乳頭突起。
◆総頸動脈は、喉の前面を気管・喉頭・舌骨などの両脇を上行する。
◆筋に覆われていない頸動脈三角で、総頸動脈の拍動に触れる。

## 〈頸・項④〉肩こりで片頭痛が起きる？——僧帽筋

僧帽筋は、僧侶の帽子に似た形の筋ということですが、仏教ではなくカトリック教の修道士のフードに似た形かららしいです。**僧帽筋**は背中上部を覆う三角形で、両側を合わせてみるとフードのように菱形に見えます。しかし、背中だけではなく、三角形の最長辺は、最上部が後頭部外後頭隆起から始まり、うなじ、項部を覆い、第 12 胸椎の棘突起まで至っています。停止は肩甲骨の肩甲棘と肩峰から前面に回り込み、鎖骨の外側 1/3 についています。**肩がこったと摘まんで揉んでみる筋が、僧帽筋**なのです。停止は平面ではなく、肩の上面を前・外・後ろと立体的に覆っています。同じように肩の下面を覆っているのが、三角筋です。すなわち、**三角筋**の始まりは、鎖骨の外側、肩甲骨の肩峰と肩甲棘と僧帽筋の停止部と同じで、そこから下方に走って上腕骨の三角筋粗面に停止しています。

僧帽筋に戻りますが、後頭部から始まるところは三角形の点となる**外後頭隆起**だけではなく、その点から外方に**上項線**からも筋線維が鎖骨に向かって走っています。この上項線より上は薄い後頭筋があるのみで、触れてみますと、頭皮の下はすぐ骨が感じられます。上項線より上では、**後頭動脈**や**大後頭神経**は頸部のように筋に覆われることがなく、硬い石や岩や木材などでも角に後頭部を打ち付けると、後頭動脈が切れてひどい出血を起こしかねません。また、ひどい肩こりで僧帽筋が硬化しますと、大後頭神経を圧迫し神経痛を起こし、片頭痛を起こすことがあります。

うなだれたように頭を垂れて、うなじを触れるなり、ほかの人のうなじを見せてもらいますと、肩のライン上の正中で、皮膚を押し上げ出っ張った骨が触れると思います。それは第 7 頸椎（隆椎）の棘突起です。第 6 頸椎までの棘突起は短く、僧帽筋の始まりも、それら棘突起を縦につないでいる**項靭帯**から起こっています。

確かめてみよう
第 7 頸椎
うなだれた時に、うなじに出っ張って見えるのが、第 7 頸椎の棘突起です。もう一つ下にも出っ張りを感じますか？それは第 1 胸椎の棘突起です。
舌骨
第 7 頸椎の棘突起

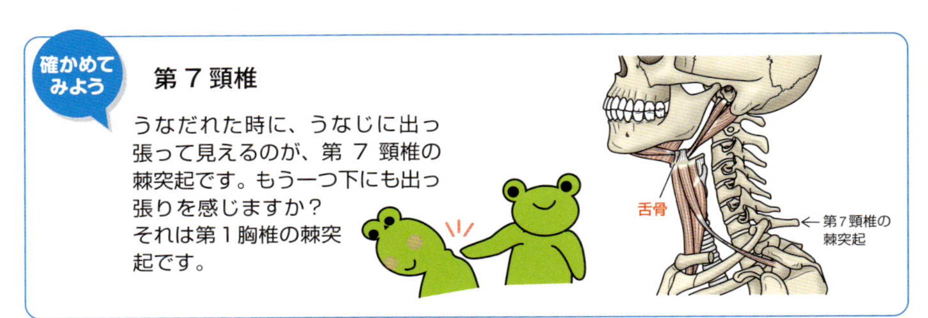

## ●僧帽筋

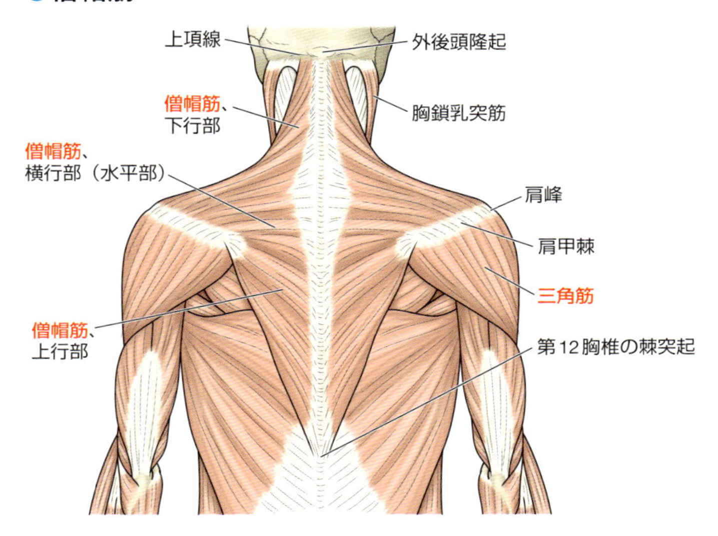


## ●後頭部と後頸部

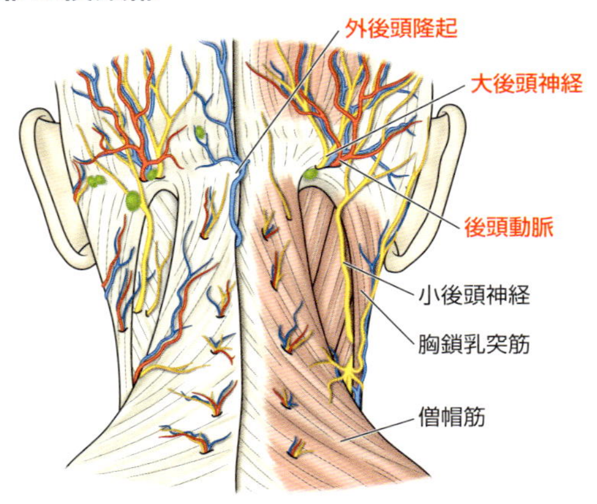


**ポイント**

◆僧帽筋の停止部は、三角筋の起始部と同じ（p.31 参照）。
◆後頭部上項線より上では、薄い後頭筋のみになり、頸部では筋で覆われていた後頭動脈や大後頭神経が表層に出てくる。
◆うなじの出っ張りは、第7頸椎の棘突起である。棘突起を縦につないでいる靱帯を項靱帯という。

ミニレクチャー❸

# 全身の骨

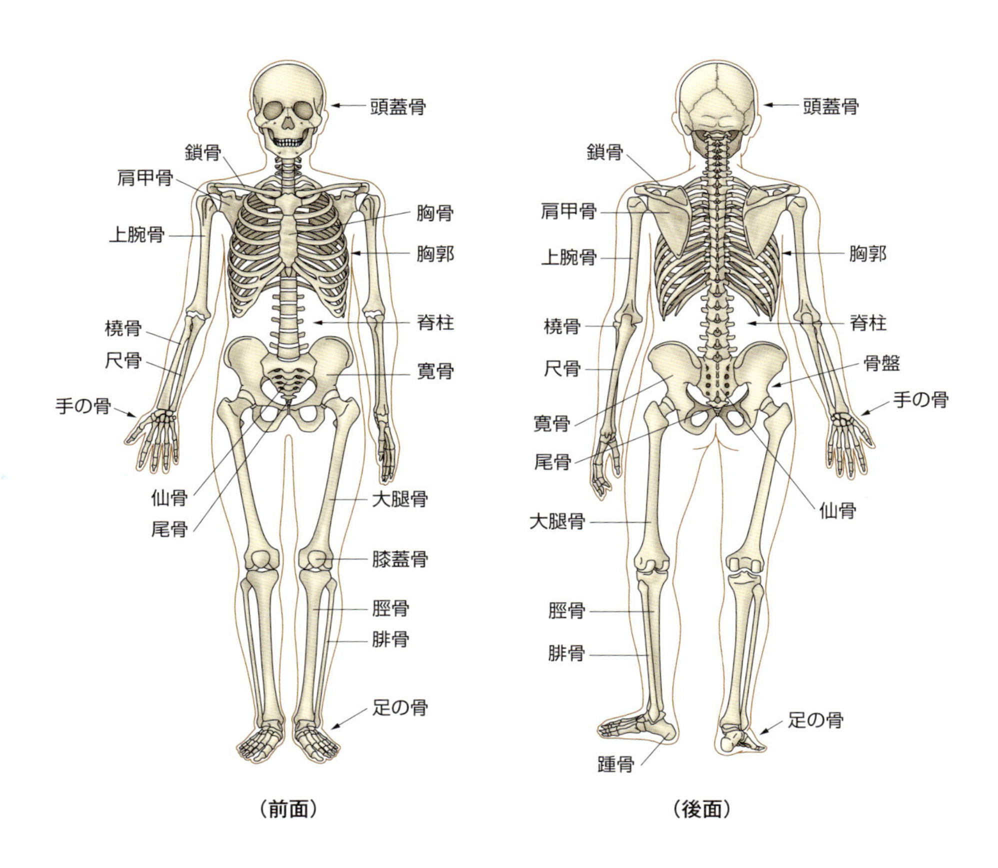

第4部

# 体幹

体幹（胴体）は、胸部と腹部からなります。胸部は胸郭というカゴ状の骨格があり、心臓と肺を入れています。腹部には肝臓・胃・腸などの多くの臓器がありますが、骨は後ろ正中の腰椎のみです。前面、側面は、胸部と骨盤をつなぐ腹筋で覆われています。

# 胸部

胸郭というかご状の骨組みの中に、心臓と肺が入っています

## 〈胸腔〉隔という名の空間──縦隔

**横隔膜**は、肺や心臓の入っている胸腔と胃や肝臓などの入っている腹腔を、**上下に分けるための横の隔てとなる筋肉**です。一方、**縦隔**は筋などの物ではなく、**胸腔内の正中部を占める空間**を指しています。すなわち、左右の肺に挟まれた間の部位で、前面は胸骨に、後面は胸椎によって、下面は横隔膜によって境されています。上方は胸郭上口で開放され、頸部と連なっています。

縦隔は、便宜的に心臓より上方の**上部**と、**下部**に大別しています。下部は、さらに心臓の位置する**中部**と、胸骨と心臓との間の狭い**前部**と、心臓と胸椎との間の**後部**の３部に分けています。

**胸腔内の空間ですが、実際にはそれぞれの部に種々の器官が収まっています。**

すなわち、縦隔上部には頸部からつながっている気管や食道が、下部中部の心臓とつながっている大動脈弓や上大静脈そして左右腕頭静脈、上大静脈に合流する奇静脈、リンパ管の本幹である胸管（左内頸静脈と左鎖骨下静脈とが合流して左腕頭静脈となるその合流部である左静脈角で静脈に流入）、迷走神経・横隔神経・反回神経・交感神経幹などの神経系、胸腺の上部やリンパ節などが収まっています。

一方、縦隔の下部前部には胸腺の下部、リンパ節そして胸骨心膜靱帯があります。

下部中部は、縦隔を便宜的に区分する際の目標となる心臓が位置し、その心臓の左心室から出る上行大動脈、右心室から出る肺動脈、左心房に入る肺静脈、右心房に入る上大静脈の各大血管があり、頸部から縦隔上部を通ってきて、心臓や肺の床となっている横隔膜を支配する横隔神経が走行しています。

下部後部には気管が分岐した左右気管支、縦隔上部から続く食道、奇静脈・半奇静脈・胸管、迷走神経・交感神経幹、大動脈弓から続く胸大動脈、そしてリンパ節が収まっています。

## 胸腔と縦隔の区分

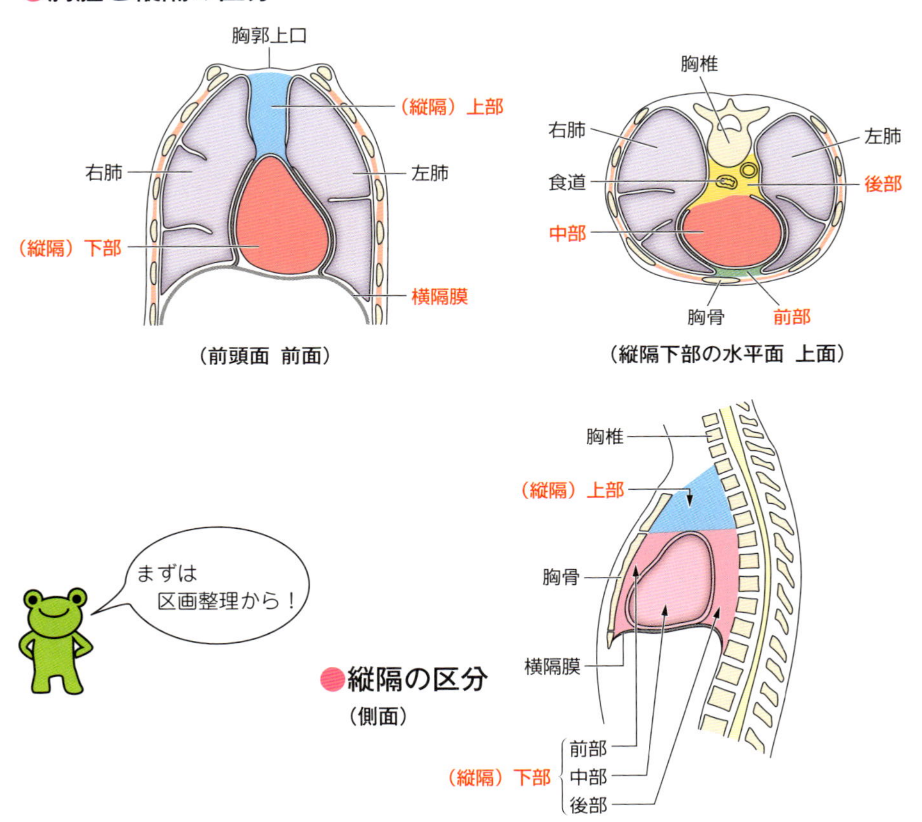


### 縦隔の構成要素

| 縦隔 | 上部 | | 気管、食道、大動脈弓、上大静脈、左右腕頭静脈、奇静脈、胸管、迷走神経、横隔神経、反回神経、交感神経幹、胸腺の上部、リンパ節 |
|---|---|---|---|
| | 下部 | 前部 | 胸腺の下部、リンパ節、胸骨心膜靱帯 |
| | | 中部 | 心臓、上行大動脈、肺動脈、肺静脈、上大静脈、横隔神経 |
| | | 後部 | 左右気管支、食道、奇静脈、半奇静脈、胸管、迷走神経、交感神経幹、胸大動脈、リンパ節 |

**ポイント**

◆横隔膜は、胸腔と腹腔の境にあり、胸腔と腹腔を上下に分ける「横の隔て」となる筋肉。
◆縦隔は、胸腔内の正中を占める空間。いくつかの区分に分かれていて、空間内には種々の器官が収まっている。

## 〈胸郭①〉**胸の真ん前にある骨**——胸部の骨格と胸骨

縦隔の前壁を見てみると、ネクタイのような形をした骨があります。**胸骨**です。胸骨は肺や心臓を入れている胸腔を囲む**胸郭**の一部ともなっています。胸郭は、12個の胸椎と12対24個の肋骨と1個の胸骨が構成する「かご状の骨格」といわれます。胸骨と肋骨の結合部は肋軟骨になっています。とはいえ、胸骨に結合するのはその一部で、最上部は左右の鎖骨と関節し、そのすぐ下から7対の肋軟骨が結合しているにすぎません。胸骨の側面にはそれらが結合するための切痕があり、1対の鎖骨切痕と、第1肋骨切痕から第7肋骨切痕までの7つの肋骨切痕があります。

胸骨は上部から、**胸骨柄**と**胸骨体**と**剣状突起**の3部から成り立っています。**胸骨柄と胸骨体との結合部は前方に突出していて、体表からも触れて感じることができます。**そこを**胸骨角**といいますが、胸骨角の両側には第2肋骨の肋軟骨が結合していて、第2肋骨切痕となっています。それゆえ、**胸骨角を探し出せば、その両脇に触れる肋骨は第2肋骨**ということになります。第1肋骨は、鎖骨の下に入り込んでいて触診し難く、胸骨角を探ってその両脇の肋骨を第2肋骨として順番に数を数えていけば、例えば、左の第5肋骨の下である第5肋間に心臓の拍動（心尖拍動）を認めることができるなどと利用できます。

胸骨には第7肋骨の肋軟骨までしか直接結合しませんが、第8肋骨以下の肋軟骨は、上位の肋軟骨に合流することによって、胸骨に結合していることになっています。胸骨は短く、胸骨柄の最下端と剣状突起の上端に付くために、第7肋軟骨は下方から上行し、以下の肋軟骨も上行して肋骨弓をつくり、左右でハの字となっています。ハの字に挟まれたところが、いわゆるみぞおち（鳩尾）です。みぞおちの右上部には肝臓の一部が、左下部には胃の下方約1/4が位置しています。満腹した時に、みぞおちが膨らむのは胃が膨らんだからです。

**確かめてみよう**

**胸骨角**

鏡の前で、のど仏から下の方に向かって観察してみましょう。まず、左右の鎖骨の端を確認しましょう。左右の鎖骨の端の間をさわると、平べったい硬い骨のようなものがありますね。胸骨です。さらに下に進んでみると、出っ張りがありますね。それが胸骨角です。その両端に触れる肋骨は第2肋骨です。

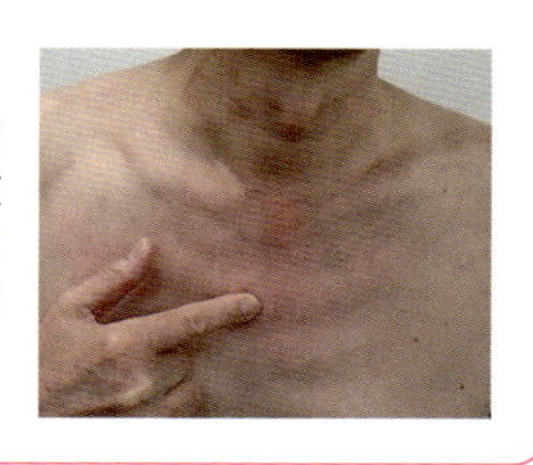

## ●胸部の骨格

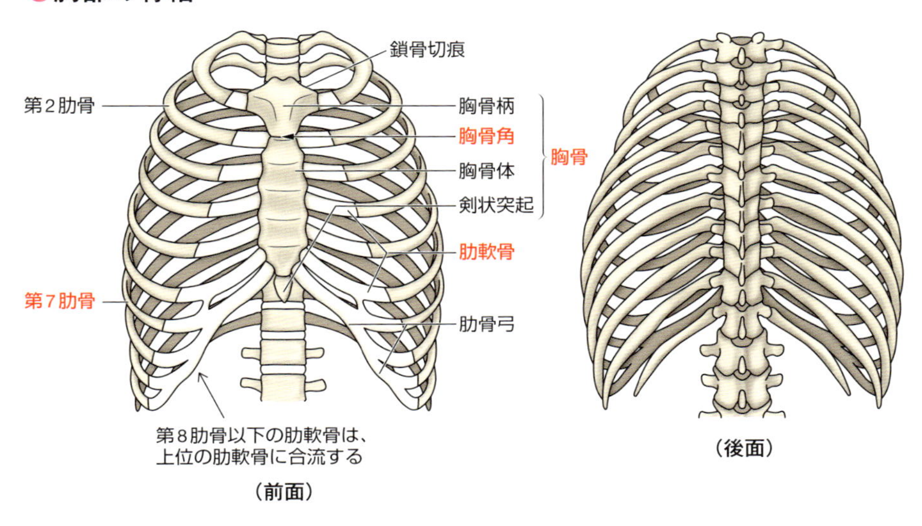


（前面）　（後面）

## ●胸骨

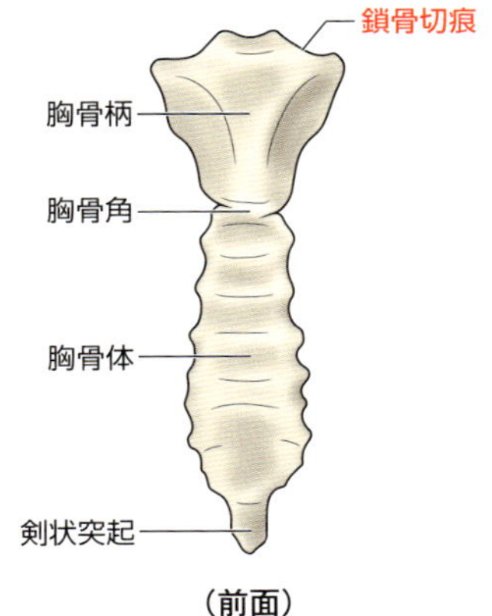


（前面）

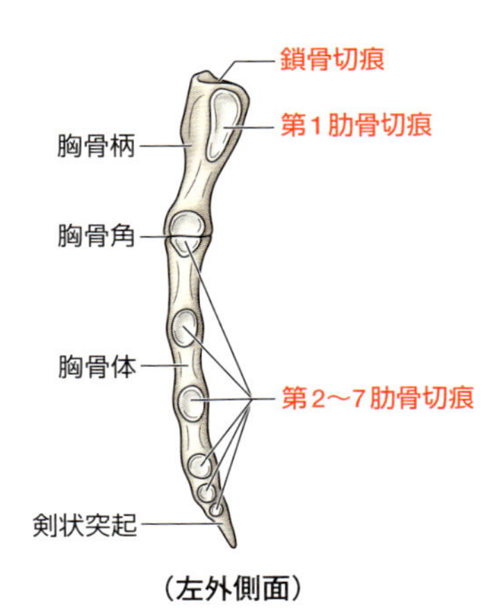


（左外側面）



**ポイント**

◆胸骨は上部から、胸骨柄、胸骨体、剣状突起の３部からなりたつ。
◆胸骨は、第１〜７肋骨と結合している。
◆胸骨と肋骨の結合部は、肋軟骨である。第８肋骨以下の肋軟骨は上位の肋軟骨に合流し、肋骨弓を形成している。

## 〈胸郭②〉 12本の肋骨の走行——肋骨

胸椎と胸椎との間の椎間孔から出た胸神経の前枝が、**肋間神経**として肋骨と肋骨の間を走行していきます。しかし、第10肋骨と第11肋骨の間を走行する**第10肋間神経**では、肋骨弓となって胸骨に向かい上行する第10肋軟骨とは離れて、そのまま前下方に向かい斜めに走行し、正中部の臍付近に分布します。みぞおち付近の皮膚も、臍およびそれより以下の腹壁の皮膚も、腰神経ではなく胸神経の枝である肋間神経が分布しているのです。皮膚だけではなく、腹直筋や脇腹の筋（外腹斜筋など）である腹筋も肋間神経に支配されています。

肋骨が各胸椎と関節して前下方に向かい走行していますが、これは、各肋骨を挙上して胸郭を拡大し、胸腔内の肺に空気を取り込む胸式呼吸をおこなうためと考えられます。例えば、第10肋骨がそのまま肋軟骨となって前下方へ向かうと、第10肋間神経が分布する臍のあたりに達します。そうしますと、みぞおちあたりか臍の付近、その下も胸骨が覆うことになれば、腹部は膨れることが難しくなります。妊娠した女性に至っては、骨に囲まれた骨盤腔からせり上がった子宮も、肋骨や胸骨に囲まれて拡大できないことになります。**腹腔の拡大を可能にするために、短い胸骨で、下方の肋軟骨が上行して肋骨弓をつくり、骨で囲われていないみぞおち以下の腹部ができているのです。**みぞおちは骨に囲まれていませんが、その両脇の下肋部は肋骨に覆われ、腹腔の上部に位置する肝臓と胃の大部分は、骨に囲まれていることになっています。

さて、最下端の第11肋骨と第12肋骨は肋軟骨も非常に短く、上位の肋軟骨に合流もせず、それゆえ、胸骨には結合していなく**浮遊肋骨**と呼ばれています。脇腹をさわるとこれら浮遊肋骨の尖端を触れることができ、例えば、腎臓の位置を推測する際などに利用できます（p.182）。

確かめてみよう

### 第12肋骨

脇腹の後ろ（背中側）に骨の出っ張りを感じると思います。または、みぞおちをつくっている肋骨弓に触れながら、なぞりながら下方に手を動かしていくと、脇腹のあたりで、骨がわからなくなると思います。さらに後方に手を動かすと、また骨のようなものを感じると思います。それが第12肋骨だと思われます。

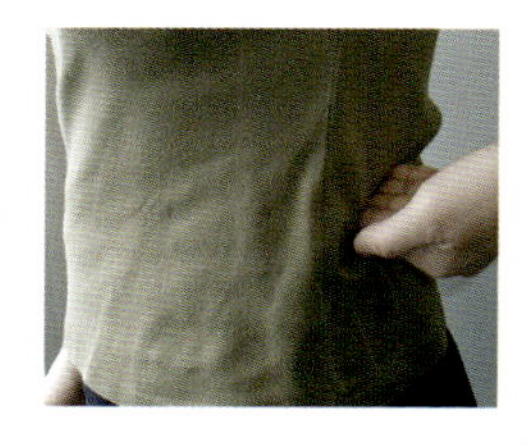

## 胸部の骨格（左 外側面）

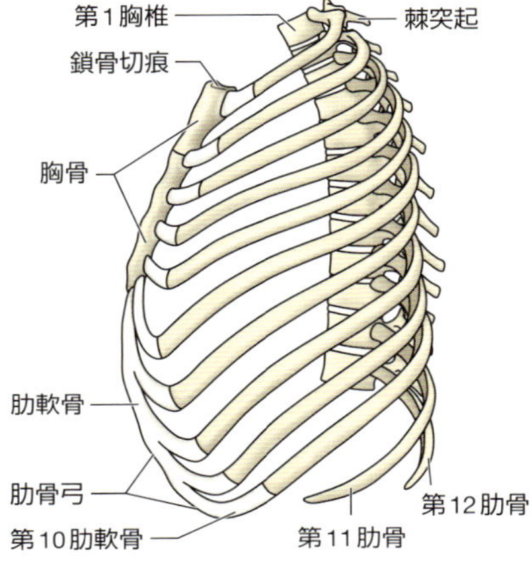


## 前腹壁の神経（前面）

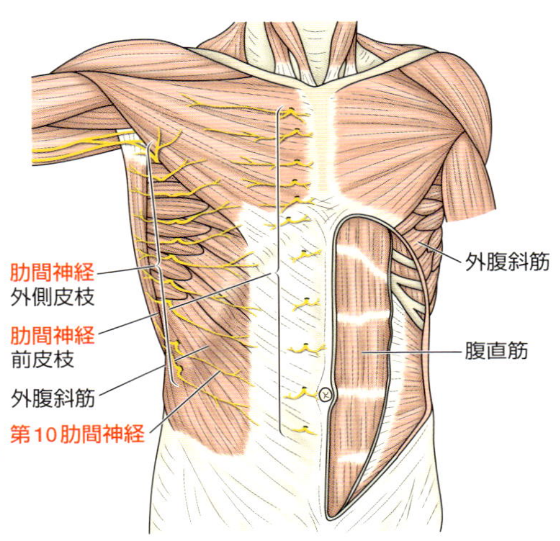


## 腎臓の位置（後面）

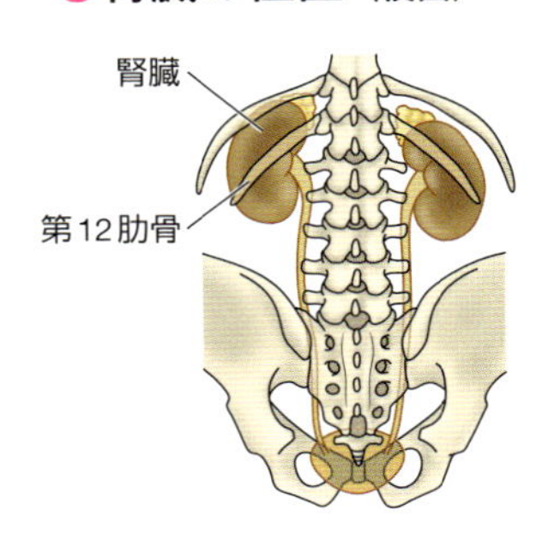


## 第10肋間神経の行き先（右 外側面）

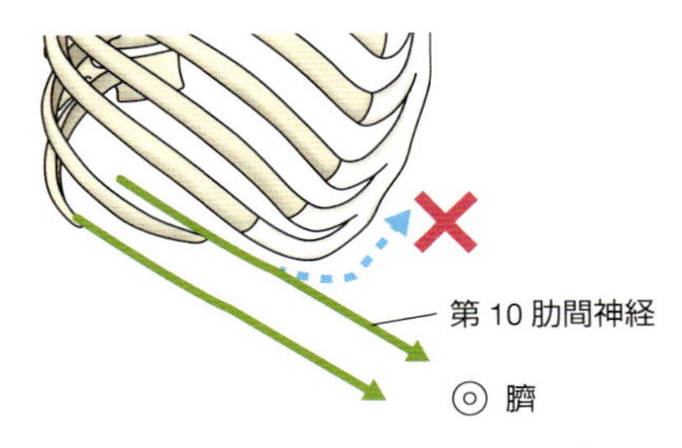


臍の付近にまで分布する

**ポイント**

◆肋骨と肋骨の間を、肋間神経が走っている。肋間神経は、胸椎と胸椎の間の椎間孔から出る胸神経の前枝である。
◆第10肋間神経は、途中で上行する肋軟骨から離れて斜めに下行し、正中部の臍付近に分布する。
◆下方の肋軟骨は上行して、肋骨弓をつくり、骨で覆われていないみぞおちの部分ができる。
◆第11肋骨と第12肋骨は、胸骨に結合していず、浮遊肋骨と呼ばれる。

体幹

## 〈胸郭③〉胃も肝臓も大部分は胸郭内——横隔膜

縦隔の項で述べましたように、胸腔には床があります。それが、**横隔膜**です。横隔膜の上に心臓と左右の肺が乗っています。そして、横隔膜の下では、右から中央そして左にかけて肝臓が接し、左下では胃の胃底部が接しています。つまり、左右の下肋部には、腹部内臓である肝臓と胃が入り込んでいます。ですから、外側から見れば、胃も肝臓も大部分が胸郭内に入り込んでいることになります。胸郭の内部が胸腔であるはずなのに変ですね。

それは、体腔を上の胸腔と下の腹腔にと隔てている横紋筋である横隔膜が、サラダボールを逆さまにしたように、ドーム状に胸郭の内部に入り込んでいるからなのです。

横隔膜は「膜」といっていますが骨格筋であり、その始まりは胸郭下口の周囲の骨から始まっています。すなわち、第1～3腰椎の椎体前面とその両側にある弓状の靱帯から（腰椎部）と、第12・11肋骨と肋骨弓（第7～10肋軟骨）の内面（肋骨部）と、胸骨剣状突起の内面（胸骨部）、つまり、体幹の周り一周からです。そして、それぞれの始まりからの筋線維は、胸腔内を中央上部に向かい、その先で停止のための腱線維となります。しかし、胸腔の中央には停止すべき骨はなく、腱線維どうしが中央に集まって**腱中心**という腱膜をつくって終わっています。各筋線維が中央の上部に向かいますので、横隔膜は、サラダボールを逆さまにしたようにドーム状に突出し、胸腔内に入り込んでいるのです。このような形態の横隔膜は、その筋線維が収縮しますとドーム頂上（上を向いたサラダボールの底）は低下し、それによって胸腔は上下径を増して、その容積を広げることになります。**胸腔の容積が拡大しますと、吸気がおこなわれ、これが腹式呼吸の吸気運動となります。**

横隔膜がドーム状に胸郭・胸腔内に入り込んでいますので、横隔膜の下面に接している肝臓と胃も、その大部分が胸腔内に入り込み、胸郭に覆われているのです。

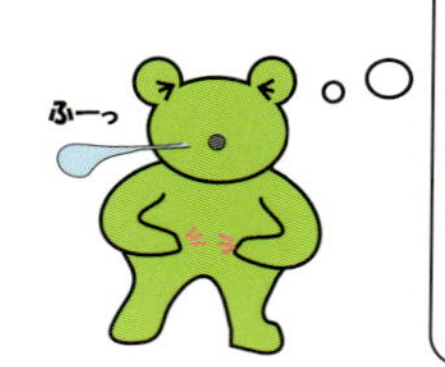


腹式呼吸で、息を吹き出す時はどうするのかな？息をぐーーと吹き出してみると、お腹に力が入って、お腹がきゅーとへこんでいくね。まるでお腹の中から空気を絞り出すように。腹筋に力を入れて、腹圧を高めることで、横隔膜が上がって息が吐き出されるんだよ。ところで、胃のことですが、胃の上部にあるのに胃底っていうんです。びっくりですね。

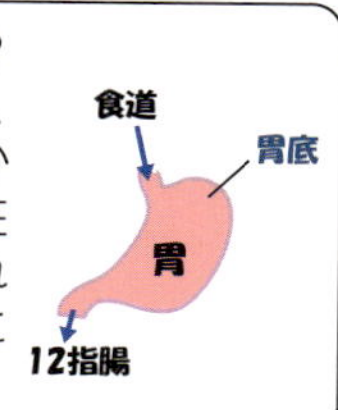

## 横隔膜

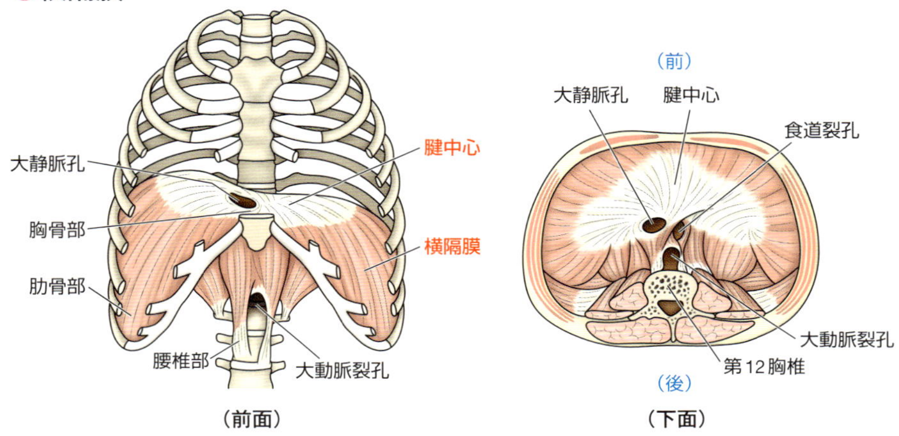


（前面）　（下面）

## 呼吸と横隔膜の動き

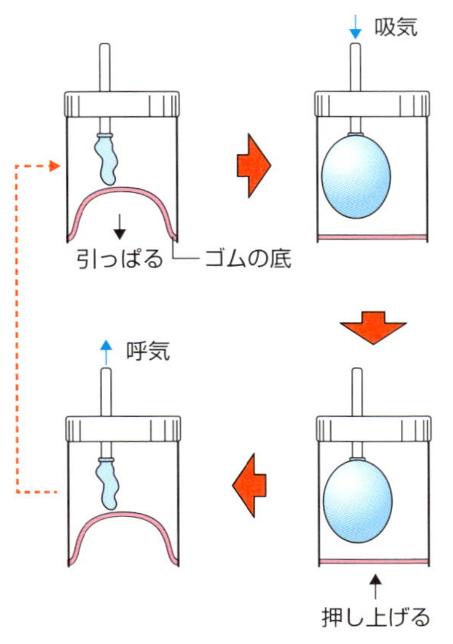


ゴムの底を横隔膜、風船を肺と考える

## 胸腹腔内臓

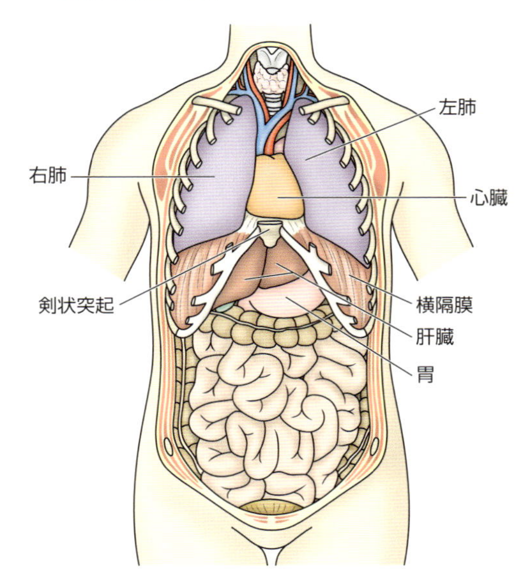


（前面 胸腹壁を除く）

**ポイント**

- 横隔膜は、筋肉であり、体腔を上の胸腔と下の腹腔に隔てている。
- 横隔膜は体幹の周りから、胸腔の中央上部に向かい、腱中心という腱膜で終わる。
- 横隔膜は、ドーム状に突出し、胸腔内に入り込んでいるため、胃や肝臓は胸郭内に入り込んだ状態に位置している。
- 横隔膜の筋収縮により、胸腔の容積が拡大し、吸気がおこなわれる。

## 〈食道〉**長く続く道のり。3 か所の狭い箇所**

縦隔内にある器官として名前が挙がった**食道**ですが、長さ約 25 cm といわれ、咽頭と胃をつないでいます。名前のとおり、単に食べ物を運ぶだけの道筋にすぎません。

食道の走行を見てみましょう。頸部においては、咽頭に続いて第 6 頸椎から第 1 胸椎の高さまで**椎骨のすぐ前で、気管のすぐ後ろを下行**しています。

胸腔の縦隔内を走行する胸部は、気管が左右気管支に分岐すると前方の気管がなくなりますが、その前方は心臓に覆われることになります。そして左心室（p.171）の大動脈口から始まった上行大動脈が、大動脈弓として左後方に弯曲し、第 4 胸椎の左で下行する胸大動脈となりますと、大動脈が食道の左側から後ろに入り込んでくることになります。それゆえ、前の気管がなくなってからの食道は、前に心臓、後が大動脈に挟まれるように走行して、大動脈の左前方、第 10 胸椎の高さで横隔膜の食道裂孔を通って腹腔に入ります。この腹部は短く約 2 ～ 3 cm で、第 11 胸椎の左前方で胃の入り口である噴門につながります。

消化管である食道は管状の器官ですが、前後に圧平されていて、食べ物が通過する時に内腔が広がります。そのため、嚥下の際に比較的広がりにくい、生理的な**狭窄部が 3 か所**あり、その狭窄部は、食べ物の通過が遅れたり、障害が起こりやすいところとなっています。また、食道がんの好発部位ともなっています。

第 1 狭窄部は、咽頭に続く始まりの部分で、下咽頭収縮筋が食道を囲んでいての狭窄部と考えられています。第 2 狭窄部は、前方の気管が左右気管支に分岐したあたりで、前方の左気管支と左後方に弯曲した大動脈弓とが交差し、それらによって食道の左側壁が圧迫されて狭くなっているといわれます。第 3 狭窄部は、横隔膜の食道裂孔を通過する部位です。

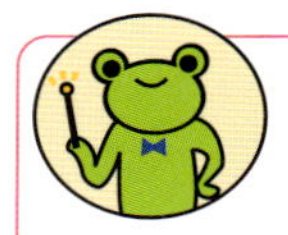

**MEMO　頸椎や頸神経、胸椎や胸神経の記号について**

頸椎は、第 1 頸椎から第 7 頸椎まであります。cervical vertebrae といい、C1、C2…、C7 というように略記されます。頸神経 cervical nerves は、第 1 頸神経から第 8 頸神経まであり、同様に C1、C2…、C8 と示されます。
胸椎は、第 1 胸椎から第 12 胸椎まであります。thoracic vertebrae といい、T1、T2…、T12 というように略記されます。胸神経 thoracic nerves は、第 1 胸神経から第 12 胸神経まであり、同様に T1、T2…、T12 と示されます。

## ●食道と大動脈（前面）

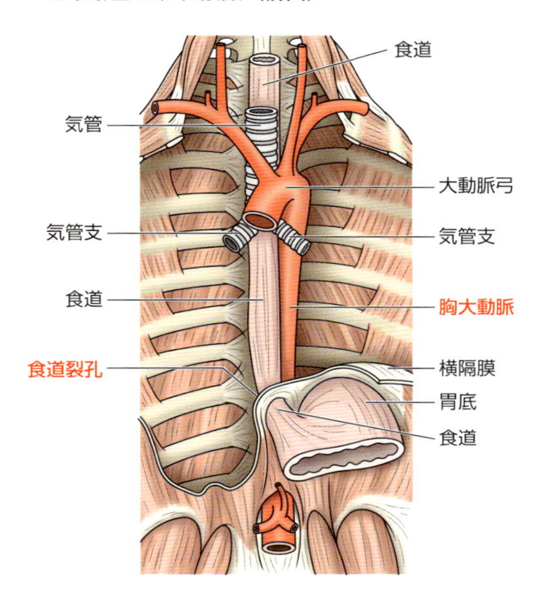


## ●胸大動脈（左側面）

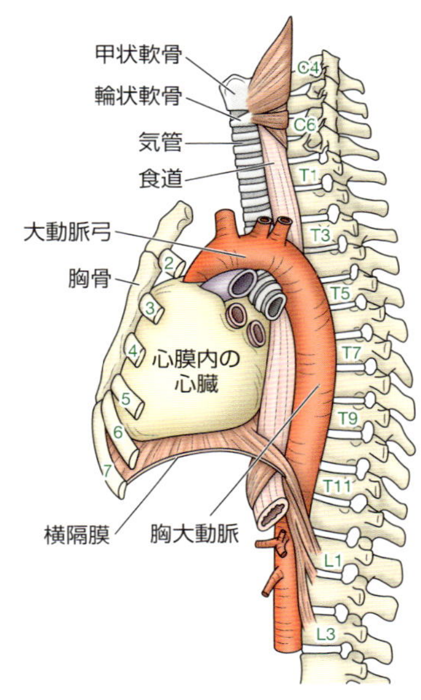


## ●食道の狭窄部

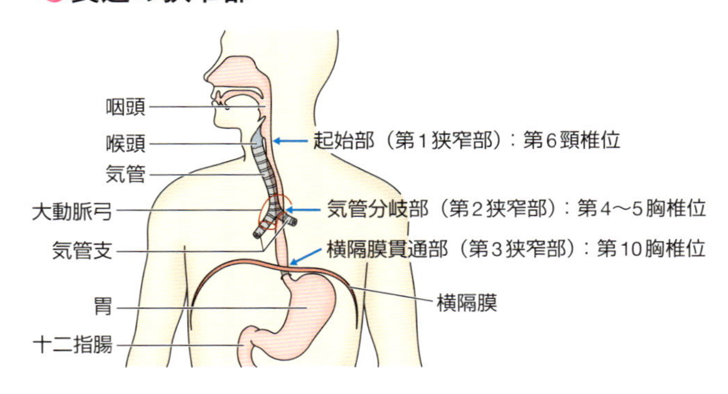


**ポイント**

◆食道は咽頭と胃をつなぐ。
◆頸部においては、椎骨と気管に挟まれる形で下行する。気管が左右気管支に分かれる部分で、食道は前に出てきてくるが、今度は前を心臓、後ろに胸大動脈に挟まれる形になる。その後横隔膜の食道裂孔を通って腹腔に入り、胃につながる。
◆食道には狭窄部が３か所ある。

## 〈肺①〉胸腔に収まる臓器

胸腔内に入っている大きな臓器は、左右の**肺**と**心臓**です。

心臓は左右の肺に挟まれて間に位置しています。ただし、胸腔の真ん真ん中にではなく、やや左に偏って入っています。おおよそ右に1/3、左に2/3ぐらいの感じでです。

胸腔内において心臓が左に偏って入っているので、その心臓に押されて肺においても**左肺が右肺より小さく**、その重量と容積も左肺が450 g、900 mLに対して、右肺は500 g、1,000 mLとなっています。また、表面上の深い切れ込み（裂）によって分けられる葉の数も、左肺が**斜裂**によって上葉と下葉の2葉に分かれるのに対して、右肺は、斜裂と水平裂によって上葉と中葉と下葉の3葉に分かれています。

この肺の左右の違いは、喉頭に続く気管が左右別の肺へと向かうために、左右に分かれた気管支にも表れています。容積の多い右肺に向かう右気管支が、容積の小さい左肺に向かう左気管支より太くなっています。また、気管支が入る肺門の位置が、心臓が左に偏っているために左肺の肺門がやや遠く、左気管支が右気管支より長くなっています。そのうえ、気管から分岐した左右気管支の走行は右気管支のほうが垂直に近い走行をとっています。つまり、**右気管支は左気管支と比べて、太く、短く、かつ垂直に近い走行**をとっているのです。そのため、誤って吸収された異物や微生物は右気管支に入りやすく、特に右肺の中葉・下葉に達しやすいといわれています。

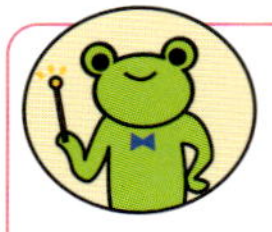

**MEMO 心尖拍動**

心臓は下方がすぼんだ円錐形です。上方の、大きく動静脈が出入りしている部を心底といいます。上にあっても底なのです。そして、上方の心底の中央から下方の心尖にかけて心臓の中央を貫く1本の軸を想定し、その軸を心軸といいます。

この心軸は、胸腔内で上方は右後方に位置し、そこから左前下方に向かっています。左心室の先端を心尖といい、左心室は収縮すると心尖が前胸壁（左第5肋間隙乳頭線よりやや内側）に当たり、心尖拍動といった形でドキドキと皮下に感じられるのです。

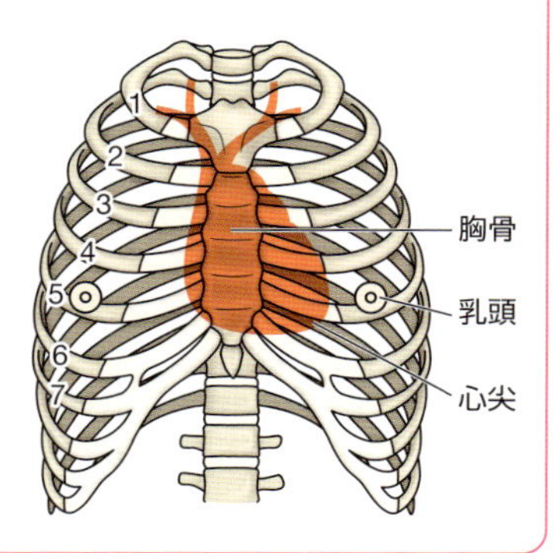

## 胸腔内の肺と心臓（前面）

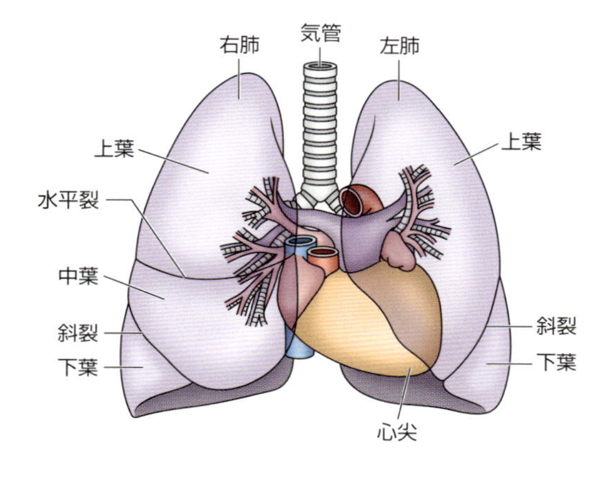


## 気管支（前面）

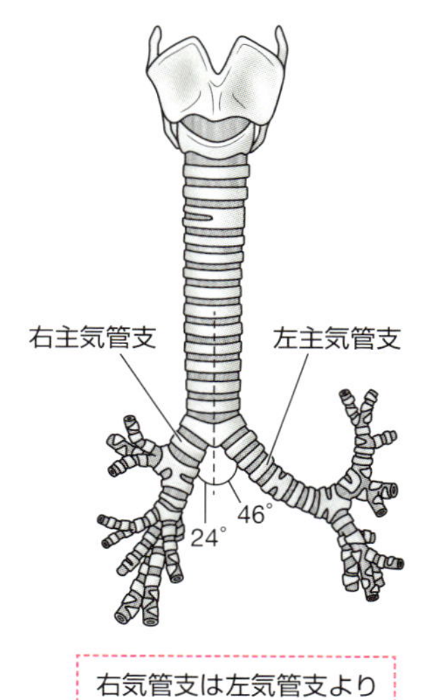


右気管支は左気管支より
↓
太さ：太い
長さ：短い
傾斜：急

## 肺の大きさ（水平面 下面）

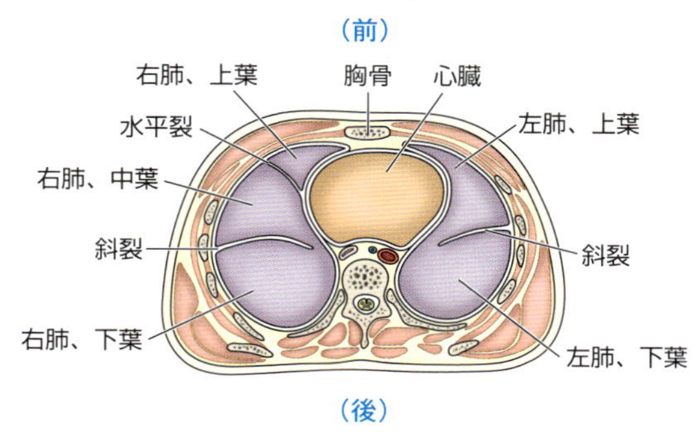


**ポイント**

◆心臓は胸腔の真ん中ではなく、やや左に偏って位置している。
◆肺は左肺のほうが、右肺より小さい。左肺は斜裂によって上葉と下葉の２葉に分かれる。右肺は上葉と中葉と下葉の３葉に分かれる。
◆右気管支は、左気管支と比べて、太く、短く、かつ垂直に近い走行をとる。

## 〈心臓①〉 1つしかない心臓でも左右差がある

心臓での左右差？　それは右心室(うしんしつ)と左心室(さしんしつ)の壁を構成している心筋(しんきん)の厚さの違いです。**右心室に比べて、左心室の心筋が約3倍も厚い**のです。筋肉の量は活動量が多いほど多く、左心室の活動量が右心室より多いということになります。

**心室は動脈へと血液を排出する部屋**であって、右心室につながっているのは**肺動脈**、左心室につながっているのは**大動脈**です。肺動脈の行き先は左右の肺で、右心室の肺動脈口から4～5 cm走って右肺動脈と左肺動脈に分岐し、それぞれ左右の肺へと向かいます。そして、肺ではガス交換をおこない、酸素を多く含んだ血液を運ぶ肺静脈が左心房(さしんぼう)につながります。この「**右心室→肺動脈→肺→肺静脈→左心房**」の流れを肺循環といいます。つまり、右心室は左右の肺まで血液を送り出す部屋で、心筋はそのための働きをしています。左右の肺は、心臓に接してすぐ隣でした。近いですよね。

一方、左心室の大動脈口から出る大動脈は上行して（上行(じょうこう)大動脈）、右第2胸(きょう)肋(ろく)関節の高さからUターンを始め（大動脈弓）、第3～4胸椎(きょうつい)の高さで下行し始めて（下行(かこう)大動脈）、第4腰椎(ようつい)の高さまで走行し、その途中より上肢へ、頭頸へ、胸部へ、腹部へ、下肢へと多くの枝を出して、全身へと血液を運びます。徐々に分岐し細くなった動脈（細動脈）はさらに分岐して毛細血管となり、毛細血管周囲の組織細胞と血管内の血液との間で物質交換をおこないます。

このように、大動脈へと血液を送り出す左心室は、その血液が全身の各器官、組織、細胞へと向かいますから、すぐ隣にある左右の肺に送りつけるだけの右心室より、より強い力を必要とします。そのため、左心室の壁をつくる心筋は、より多くの力を出すため、右心室より3倍もの厚さをもっているのです。

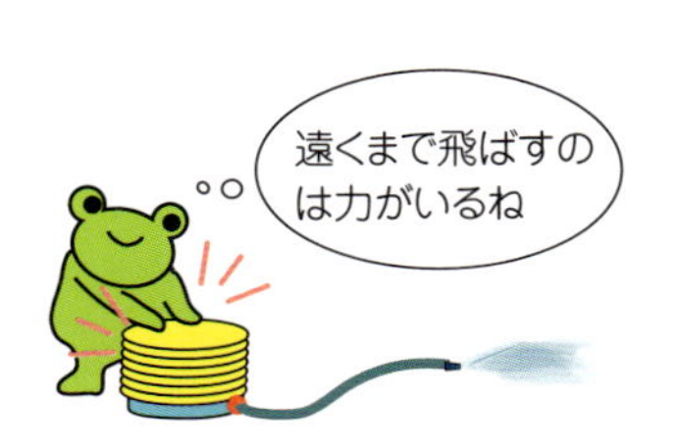

## ●心臓（前頭面）

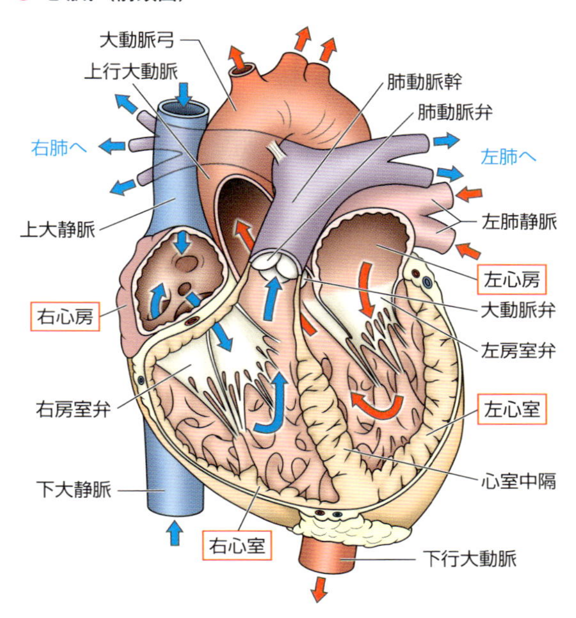


## ●心室（拡張期 水平面）

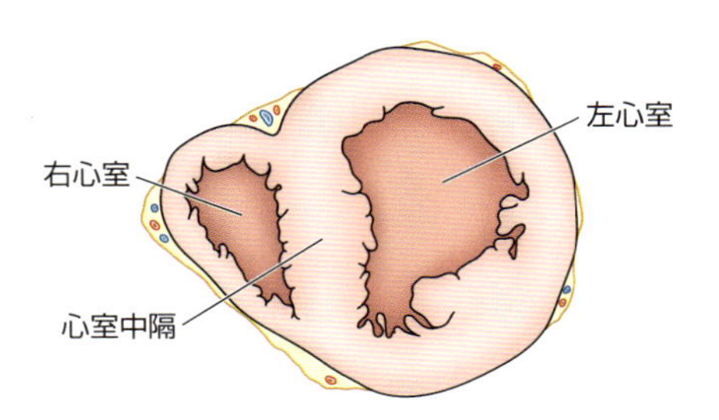


**ポイント**

- ◆心室は動脈へと血液を排出する部屋である。
- ◆右心室と左心室を構成している心筋の厚さに左右差があり。左心室の心筋は右心室の約３倍の厚みがある。左心室の活動量のほうが右心室より大きいからである。
- ◆右心室につながっているのは肺動脈で、左心室につながっているのは大動脈である。大動脈は多くの枝を出しながら、全身に血液を運ぶため、左心室はより強い力が必要である。

## 〈心臓②〉心臓の壁にはいくつの孔(あな)がある？
## ——肺循環と体(たい)循環

心臓は血液を体中に送り出すポンプの役割をしていて、心臓に戻ってくる血液を受け入れる心房(しんぼう)と血液を心臓の外へ送り出す心室(しんしつ)とは、それぞれ別の部屋となっています。そして、**心房へと送り込まれてくる血液を通す血管を静脈、心室から送り出された血液が通る血管を動脈**といいます。

心臓を中心とした血液循環路には、肺のみを経由する**肺循環路**と、全身を循環する**体循環路**とがあります。これら循環路を通る血液には多くの物質が含まれ、毛細血管を通る際にさまざまな物質交換がおこなわれます。そのなかで、酸素と二酸化炭素とを交換するガス交換を取り上げて説明してみましょう。

呼吸では、肺から呼気として多くの二酸化炭素を吐き出し、吸気として酸素を含んだ空気を肺に取り込みます。肺にて酸素を多く含んだ血液は、肺静脈を通って左心房(さしんぼう)へと運ばれます。左心房から左心室(さしんしつ)に移動し、酸素を多く含んだ血液は大動脈へと出ていきます。大動脈からは全身各部へと枝が出て細動脈となり、その先の毛細血管で、酸素を細胞へ、細胞からは二酸化炭素を受け取り、二酸化炭素を多く含んだ血液は細静脈を通って大静脈から右心房(うしんぼう)へと運ばれます。肺静脈を通ってきた血液は酸素を多く含み、大静脈を通ってきた血液は二酸化炭素を多く含んでいますから、混じらないように、心房中隔(しんぼうちゅうかく)によって左心房と右心房が分けられています。右心房の二酸化炭素を多く含んだ血液は右心室(うしんしつ)に運ばれ、肺動脈を通って肺に至(いた)ります。

**さて、心臓には、血管が出入りする孔がいくつ開いているのでしょうか？** まず心室は、心臓から出るほうの血管がつながっていて、左心室からは大動脈が、右心室からは肺動脈が出てということで、2個の孔が開いています。心房は入るほうの血管がつながっていて、左心房には左右の肺からそれぞれ2本ずつの肺静脈が入って、4個の孔が、そして右心房へは上半身からの上大静脈と、下半身からの下大静脈が別々に入り、なおかつ、心臓壁から戻る冠状(かんじょう)静脈洞が直接入り込み（冠状静脈口）、3個の孔が開いています。つまり、心臓の壁には、動脈口が2個、静脈口は7個、計9個の孔が開いているのです。

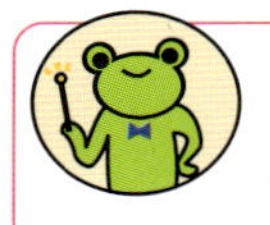

**MEMO　ミニクイズ**

静脈なのに動脈血が流れる血管は？

## 心臓

上行大動脈
肺動脈幹
左肺静脈
左心房
上大静脈
右心房
冠状溝
冠状溝
左心室
下大静脈
前室間溝
右心室

（前面）

大動脈弓
上大静脈
左肺動脈
右肺動脈
右肺静脈
左肺静脈
右心房
左心房
下大静脈
冠状溝
左心室
後室間溝

（後面）

## 心臓を流れる血液の方向
（前頭面）

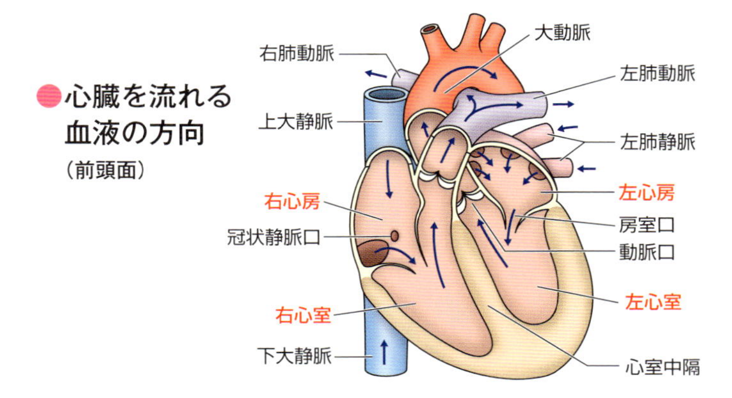


## 血液循環路

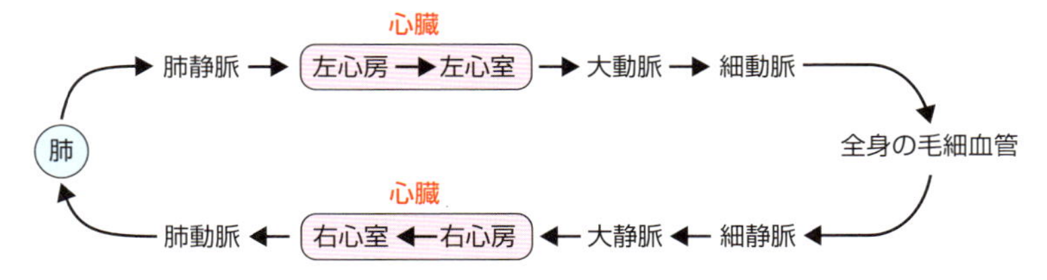


**ポイント**

◆静脈は、心房へと送り込まれてくる血液を通す血管である。動脈は、心室から送り出された血液が通る血管である。

◆心臓を中心とした血液循環路には、肺循環路と体循環路がある。

◆心臓の壁には、動脈口が２個（大動脈と肺動脈）、静脈口が７個（左右の肺静脈２×２、上大静脈、下大静脈、冠状静脈洞）、計９個の孔が開いている。

ミニクイズの答え：肺静脈

体幹

## 〈心臓③〉心臓内部にはあと２つの孔が——弁

心臓の内部には、右心房から右心室へと**右房室口**が、左心房から左心室へは**左房室口**が開いています。

それらの心房と心室の境にある孔（**房室口**）には、心室内の血液が心房に逆流しないように弁がついています。房室口の弁なので**房室弁**といい、弁の形をみてみると心内膜のヒダで膜状となり、先端が尖った三角形をしているので、**尖弁**ともいわれます。この尖弁が右房室口では３枚あり三尖弁といわれ、左房室口では２枚で二尖弁といわれます。二尖弁は、その形がキリスト教の牧師（僧侶）がかぶるフード（帽子）に似ていることから、**僧帽弁**ともいわれます。尖弁は、心房から心室へと血液が流入する際には、心室側に押し込まれ房室口を開きますが、血液を動脈へ押し出すために心室が収縮すると、心室内の血液に押されて尖弁は閉じられます。そして、尖弁の心室側の先端には多くの糸状の線維腱（**腱索**）が付いています。腱索は乳頭筋から起こっていて、心室が収縮すると乳頭筋も収縮して腱索を引いて尖弁が心房側に反転することを防ぎ、心室から心房への血液の逆流を阻止しています。

ところで、胎児は母体の子宮内では羊水中で成長するため、外呼吸はおこなっていません。それゆえガス交換、また栄養摂取、排泄などは、母体子宮壁の**胎盤と臍帯内の臍動静脈を通しておこなっています。**胎盤でガス交換し栄養物を与えられた動脈血は、臍静脈を通って、臍輪から胎児体内に入って静脈管となって下大静脈につながり、右心房に入ります。胎児は肺での外呼吸をおこなっていませんので、「右心室→肺動脈→肺→肺静脈→左心房」と血液が流れる肺循環路は必要ありません。それで、**右心房に入った血液は肺循環の最後である左心房に直接入るために、左右心房の境である心房中隔に卵円孔が開いているのです。**この卵円孔が胎児の時の、もう１つの孔となっています。

この卵円孔は、出産直後に『オギャー』と産声を上げることで肺呼吸が始まり、その際に閉じられます。

**MEMO　半月弁を覚えてますか？**

心臓の弁といえば、形で分けて、半月弁と尖弁の２種類があったのを覚えていますか？
今回は、尖弁の話だけだったので、半月弁の話を僕がいたします。
半月弁は、大動脈弁と肺動脈弁があります。どちらも心臓から出ていく大きな血管の弁になっています。見た目は、３つの半月状の弁が合わさって、開いたり閉じたりしています。

## ●心臓（前頭面）

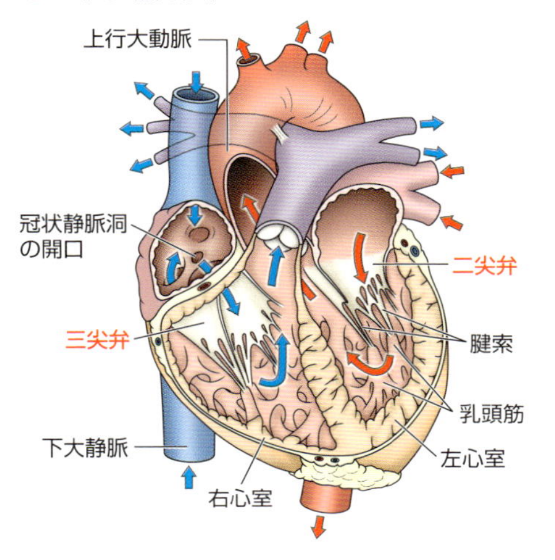


## ●卵円孔（出生前）

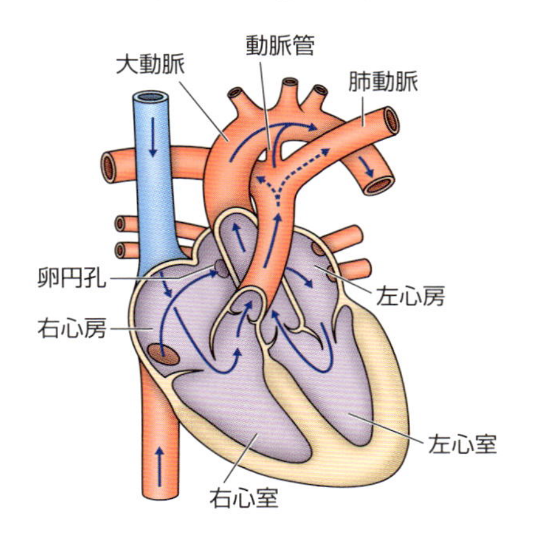


## ●心臓弁

（心室拡張期 上面）

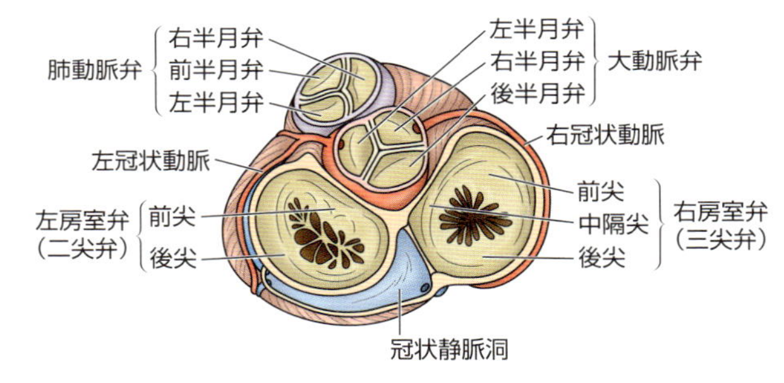


（心室収縮期 上面）

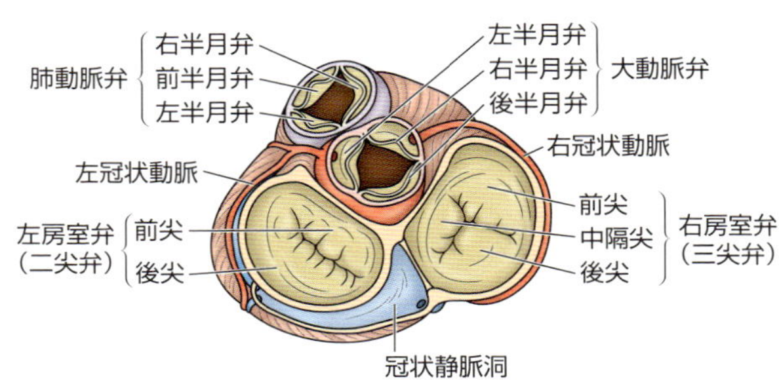


**ポイント**

◆心房と心室の境には、房室口という孔が開いている。
◆房室口には、房室弁があり、心室から心房への血液の逆流を防いでいる。
◆房室弁は先端が尖った三角形をしているので尖弁ともいわれる。糸状の線維腱（腱索）が付き、その腱索は心室内の乳頭筋につながっている。
◆右房室口では 3 枚あり、三尖弁といわれる。また、左房室口では 2 枚あり、二尖弁といわれ、またその形から僧帽弁ともいわれる。

体幹

## 〈肺②〉 **肺の出入り口と門**——肺門

身体で「**門**」のつく場所といえば肛門が思い浮かぶかと思いますが、他にも声門とか胃の入り口の噴門や出口の幽門などがあります。これらは糞や食べ物、空気などが通る管腔の出入り口につけられた名称です。実は臓器の出入り口でも、門を使うことがあります。五臓のうちの心臓を除いた、肝臓の肝門、腎臓の腎門、脾臓の脾門、肺（臓）の肺門などです。**これらの門は、血管などの管や神経などの出入り口**となっています。

縦隔*の左右の壁となっていました肺ですが、縦隔に面している中央付近に、出入り口となる**肺門**があります。肺はガス交換する臓器ですから、肺門には呼吸によって空気を運ぶ気道である気管支が通っています。そして、酸素や二酸化炭素を運ぶ血液を流す機能血管としての肺動脈と肺静脈もここを通っています。そのうえ、栄養血管としての気管支動脈と気管支静脈も、ここを通っています。また、リンパ管や神経もここを通っています。

**肺門に出入りする気管支、肺動静脈、気管支動静脈、リンパ管、神経およびリンパ節は、結合組織に包まれて肺根となります。**

肺の表面を覆っていた**臓側胸膜**である肺胸膜は、肺門の周辺で肺根を包んで折れ返り、**壁側胸膜**である縦隔胸膜に移行します。

肺は深い切れ込みによって**肺葉**に区分されます。左右の肺に挟まれている心臓が左に偏って胸腔内に入っているため、左肺が右肺より小さく、大きい右肺は上葉と中葉と下葉の３葉に、小さい左肺は上葉と下葉の２葉となっています。

肺葉を区分している深い切れ込みは、３葉の右肺では**斜裂**と**水平裂**となり、２葉の左肺では斜裂となっております。臓側胸膜として肺表面を覆っている**肺胸膜も、これらの裂の中に入り込んで、各葉をほとんど完全に分離しています。**

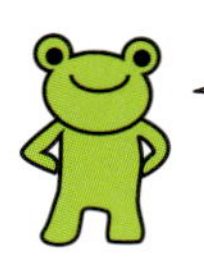

臓側胸膜と壁側胸膜については、
次の『胸膜』で詳しく説明するよ！

＊縦隔：縦隔は胸腔内の正中部を占める空間。左右の肺に挟まれ、前面は胸骨に、後面は胸椎に、下面は横隔膜によって区切られた空間（p.158 参照）。

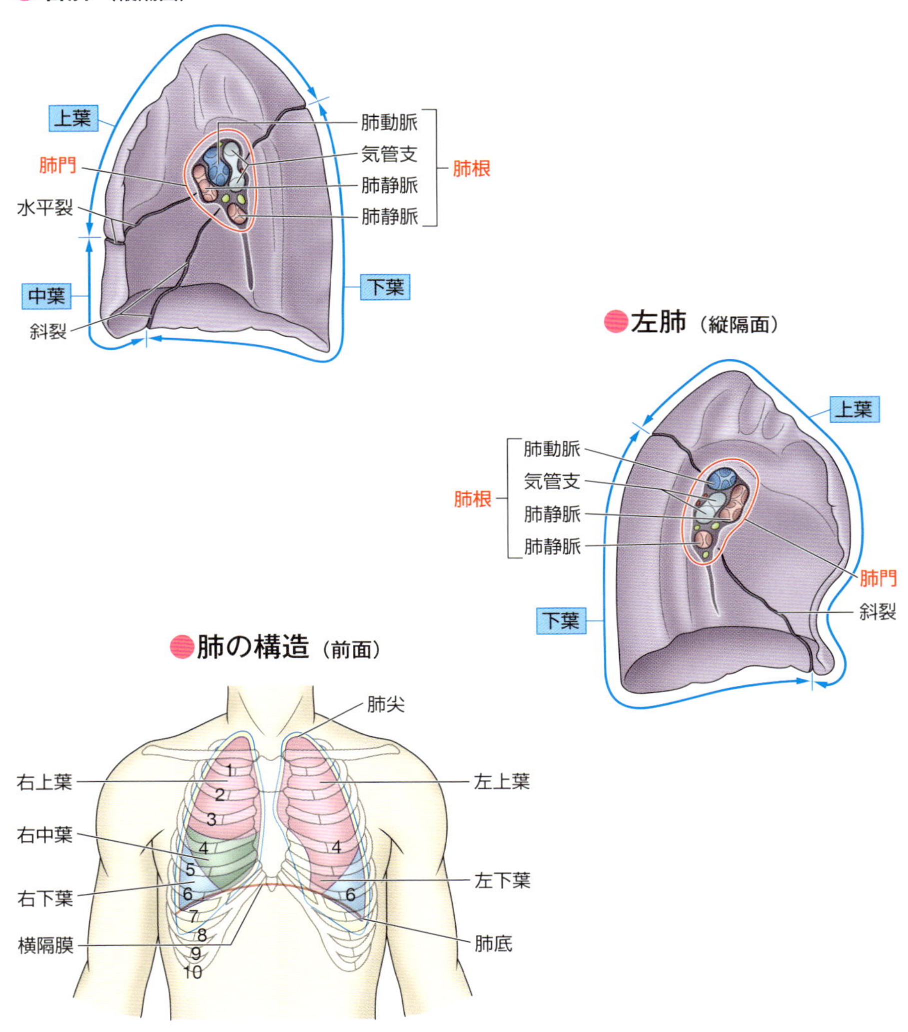


体幹

**ポイント**

◆肺門は、肺への血管などの管や神経などの出入り口である。
◆肺門に出入りしているのは、気管支、肺動脈・肺静脈、気管支動脈・気管支静脈、リンパ管、神経、およびリンパ節である。これらは結合組織に包まれて、肺根となる。
◆右肺は、２つの深い切れ込み（斜裂と水平裂）によって３つの肺葉に区分される。左肺は１つの深い切れ込み（斜裂）によって、２つの肺葉に区分される。
◆臓側胸膜である肺胸膜は、これらの裂の中に深く入り込み、各葉をほとんど完全に分離している。

## 〈胸膜〉壁側と臓側って何？

左右の肺が入っている胸腔は、「胸郭」というかご状の骨格で囲まれた空間です。後面は 12 個の胸椎、側面は 12 対の肋骨、そして前面は胸骨によって、かご状になっています。底は横隔膜になっています。その胸郭ですが、肋骨が上下に移動し、形を変えて肺の入っている胸腔を拡大したり縮小したりしています。その拡大縮小に伴い、左右の肺も空気を吸い込んで膨らんだり、縮んで空気を吐き出したりしています（p.164）。つまり、入れ物の形の変化に同調して、肺の大きさも変化しています。ということは、呼吸運動の際に、入れ物の壁である肋骨や肋間筋（胸壁）と中身の肺とが接して摩擦を生じることが考えられます。その摩擦の軽減のために、胸壁の内面および肺の表面を漿膜が覆っています。この漿膜を**胸膜**といい、胸壁の内面の胸膜を**壁側胸膜**、肺の表面を覆っている胸膜を**臓側胸膜**といっています。

臓側胸膜は、一般には**肺胸膜**といい、肺の表面には肺葉を分ける亀裂である水平裂や斜裂がありますが、肺胸膜はその亀裂の底部にまで侵入して覆っています。ただし、肺胸膜は、肺の内面で気管支や肺動静脈が出入りする肺門を覆うことはなく、そこで反転して壁側胸膜に移行します。左右の肺に挟まれた胸腔中央部を縦隔といいましたが、肺胸膜が反転して移行した壁側胸膜を縦隔胸膜といいます。縦隔の前方は胸骨、後方は胸椎になりますので、縦隔胸膜は前後それぞれで反転して、胸郭の側壁を構成する肋骨と肋間筋の裏打ちへと移行します。その壁側胸膜を肋骨胸膜、あるいは肋膜といいます。壁側胸膜と肺胸膜の間は狭い空間があり、その空間を**胸膜腔**といい、内部には摩擦防止のために少量の漿液が入っています。縦隔は左右の肺の内面が壁となっていますから、**胸膜腔は右と左と別々の腔となっています。**

胸腔の床として、横隔膜が胸郭下口をふさいでいます。そのため、側壁の肋骨胸膜は横隔膜の起始部で反転して、横隔膜の上表面を覆う胸膜に移行します。名称も**横隔胸膜**となり、**壁側胸膜はそれが覆う胸壁の部位により、肋骨胸膜と縦隔胸膜と横隔胸膜の 3 部に分けられています。**

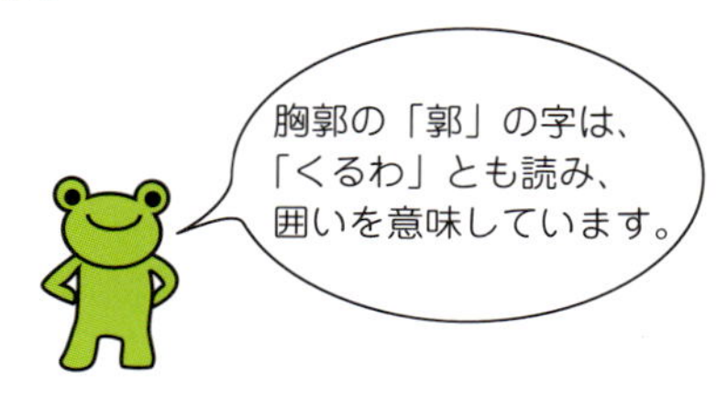

## 肋骨の上下移動と胸腔の拡大縮小

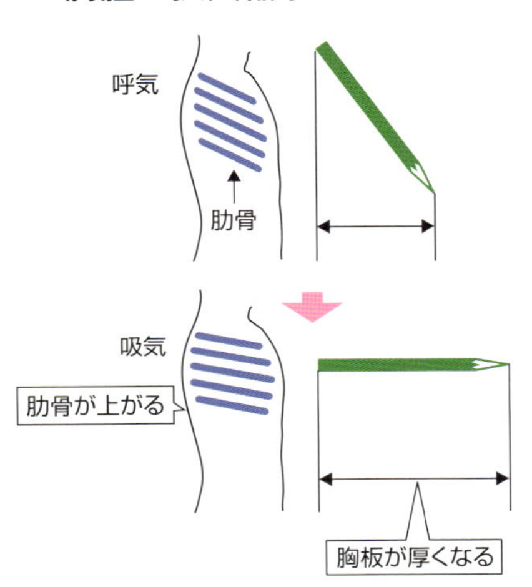


## 臓側胸膜と壁側胸膜（右 前頭面）

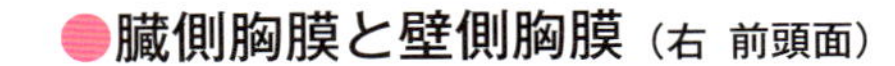

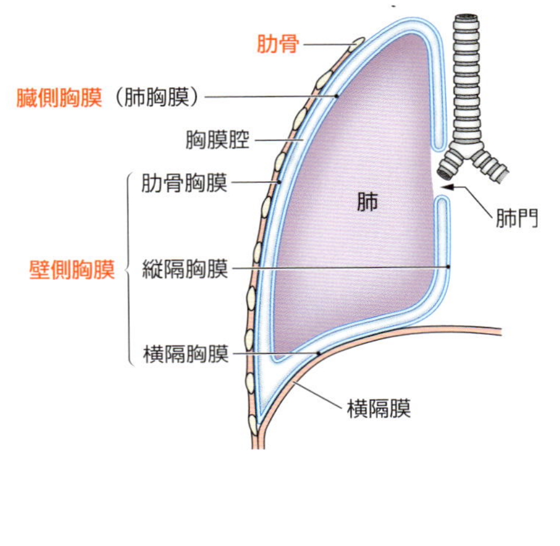


## 胸腔（水平面 上面）

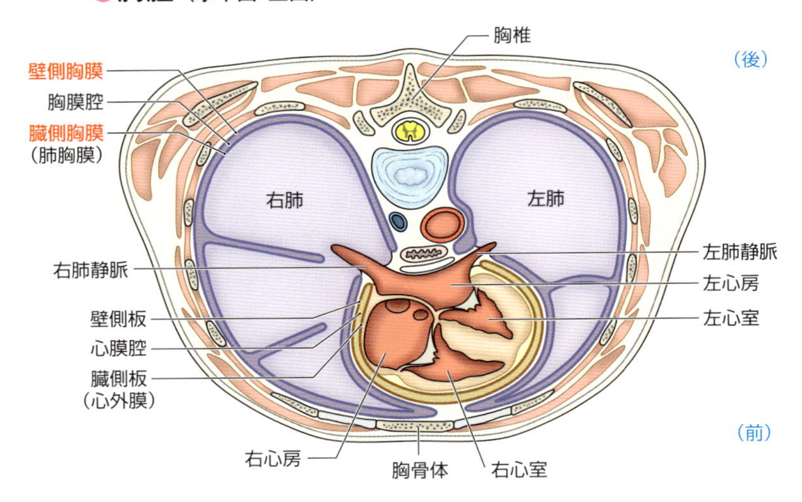


**ポイント**

- ◆胸壁の内面と肺の表面を漿膜（胸膜）が覆っている。壁側の胸膜を壁側胸膜、肺の表面を覆っている胸膜を臓側胸膜という。
- ◆臓側胸膜は一般的には肺胸膜という。肺胸膜は肺門で反転し、壁側胸膜へと移行する。
- ◆壁側胸膜は、それが覆う胸壁の部位により、肋骨胸膜と縦隔胸膜、横隔胸膜の３部に分かれる。

# 腹部

臓器の管の出入り口に注目。さらに腹筋や腹膜もみていきます

## 〈肝臓・腎臓①〉肝臓の管の出入り口——肝門と門脈

呼吸器系の肺と、消化器系の肝臓で、管の出入り口を比べてみましょう。

肺門では機能血管*（肺動・静脈）と栄養血管*（気管支動・静脈）の動・静脈が各２種類、計４種類出入りしていました。それに対して、肝門（肝臓の管の出入り口）では、**栄養血管としての固有肝動脈**（腹大動脈からの枝です）が入り、**機能血管として門脈と呼ばれる静脈**が肝臓内に入っていきます。肝門から肝臓に入る血管は、固有肝動脈も門脈も、血液を肝臓内に流入しています。肝臓内を流れる全血液量のうち、固有肝動脈から入ってくるのは約1/5で、門脈を通って流れ込んでくる血液は4/5にも達するといわれています。

門脈とは、胃や腸などの壁側から戻ってくる血液を流す静脈が集合して１本となって、肝門から肝臓内に血液を流入している血管で、**血管壁は静脈**なのです。特に小腸の粘膜では、腸絨毛という小突起が消化した栄養素に接し、腸絨毛内に入り込んだ細動脈、毛細血管、細静脈の血管内を流れる血液にその栄養素を吸収しています。細静脈に続く腸壁から戻ってくる、栄養などを含んだ血液を通す静脈が集合し、門脈となって肝臓内にその血液を送り込んでいるのです。肝臓には栄養の処理、貯蔵、中毒性物質の分解・解毒などの働きがあり、**小腸で吸収された物質を含む血液は肝臓を経由するために門脈を通って運ばれてくるのです。**

肝門から入った動脈と門脈は、**肝小葉**の角を通る小葉間動脈と小葉間静脈となって、それぞれからの枝が肝小葉中央の中心静脈に向かう**洞様毛細血管**となって肝細胞の間を走行します。洞様毛細血管を集めた中心静脈は、さらに集まって**肝静脈となり、肝門を通らずに後上面から肝臓を出て下大静脈に注ぎます。**

肝臓には分泌腺としての働きもあり、**胆汁**を産生します。胆汁は、小葉間動脈・小葉間静脈と一緒に走っている小葉間胆管を通り、小葉間胆管は集まって**肝管**となり、この**肝管が肝臓の肝門から出て、十二指腸に向かいます。**

---

＊機能血管と栄養血管：機能血管とは、その臓器の働きに合わせて血液を運ぶ血管で、肺のガス交換のための血液を運ぶ肺動・静脈や、小腸で吸収した栄養などの物質を含んだ血液を肝臓に運ぶ門脈などをいいます。これらの臓器も、働くためには栄養や酸素を必要としますので、その栄養・酸素を運ぶための血管（気管支動脈や固有肝動脈）を栄養血管といいます。

## ●肝臓（臓側面 下から）

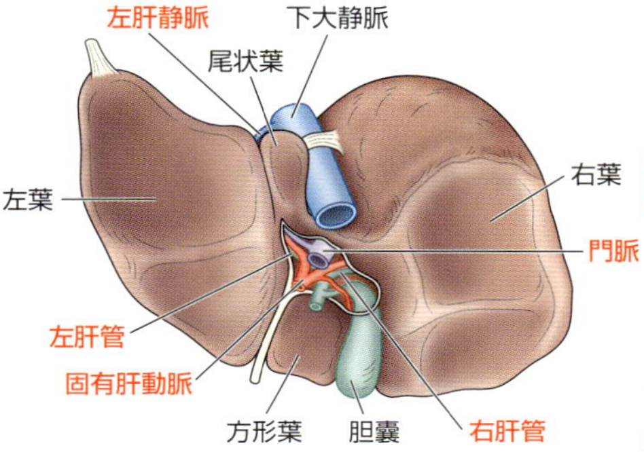

## ●肝小葉の構造

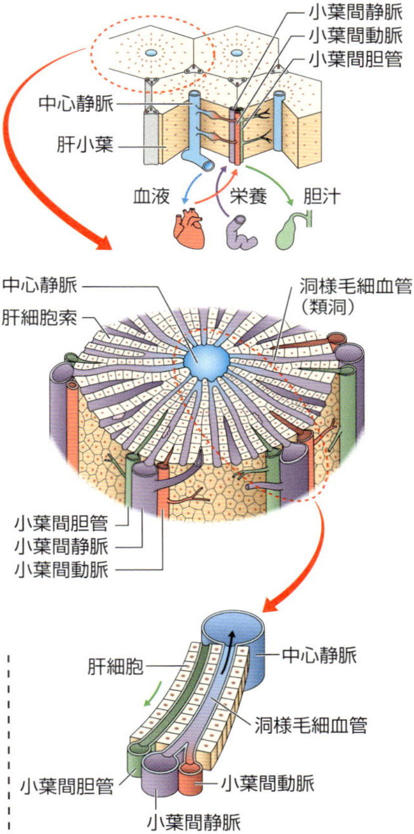

## ●門脈と栄養素

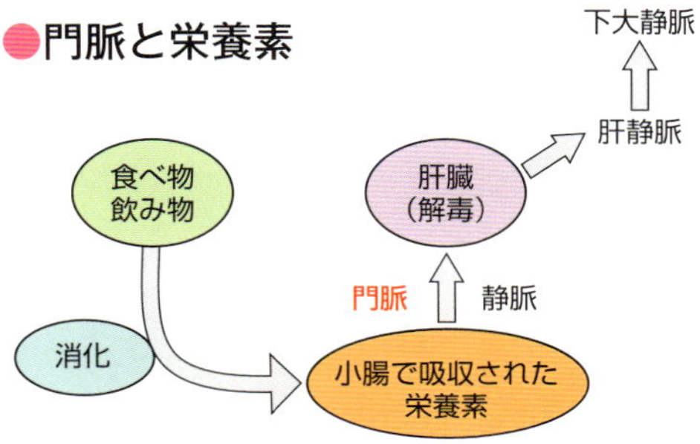

**ポイント**

◆肝門には、栄養血管としての固有肝動脈、機能血管としての門脈、胆汁を運ぶ肝管が通っている。
◆門脈は静脈であり、小腸で吸収された栄養物質などは、門脈を通って肝臓内に入る。
◆肝門から入った固有肝動脈と門脈は、小葉間動脈と小葉間静脈となり、それぞれの枝を洞様毛細血管に伸ばす。洞様毛細血管が集まり中心静脈となり、さらに集まって肝静脈となる。肝静脈は後上面から肝臓を出て、下大静脈に注ぐ。
◆肝臓で分泌された胆汁は小葉間胆管を通り、小葉間肝管は集まって肝管となり、肝門から出て、十二指腸に向かう。

体幹

## 〈肝臓・腎臓②〉右腎臓は左腎臓より下がっている

### ——肝臓の形と腎臓の位置

脇腹を触れてみますと、肋骨の先端を感じることができます。7番目より下の肋骨は、肋軟骨が合流して肋骨弓をつくり胸骨に結合していましたが、12個の肋骨のうち11番目と12番目の肋骨は、その肋骨弓に合流することなく、途中で終わってしまいます。肋骨弓を下に向かって触れていきますと、脇腹でそれから外れる感じで先端が触れるのは、第11肋骨なのです。その下で、脇腹というより少し後ろに回り込んで触れてみますと、第12肋骨の先端が触れるはずです。先端が肋骨弓に合流しない第11肋骨と第12肋骨を浮遊肋骨と呼んでいます(p.162)。

お腹の中の奥、後ろ側にある腎臓のおおよその位置を推測するには、この浮遊肋骨が役に立ちます。腎臓は、第11胸椎から第3腰椎にわたる高さで背骨の両側にあり、下方に向かって走行する第12肋骨が斜めに横切っています。え、第11肋骨は？　**実は、左側の第11肋骨は、腎臓の上部を斜めにかするように横切りますが、右の第11肋骨は右腎臓のやや上を外れて走行します。**なぜかといいますと、**左右の腎臓は、高さが少々異なっているのです。**右側の腎臓が左側よりも半椎体ないしは1椎体ほど低いのです。

これは肝臓の形と位置に関係しています。肝臓は体の右側を底辺とし、右上部が直角で頂点が左側となる三角形状をしていて、厚く大きく約4/5を占める右葉と、薄く小さく約1/5の左葉に、肝鎌状間膜によって分けられます。この厚く大きな右葉によって圧迫されて、右腎臓は左腎臓より下がっているのです。右腎臓を押し下げている肝臓右葉の底面には、右腎臓が当たっていたところに**腎圧痕**と呼ばれる浅いくぼみができています。

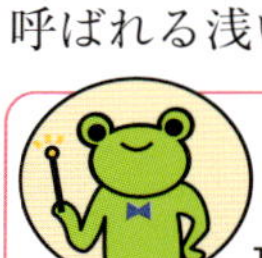

**復習！　肋骨弓と浮遊肋骨**

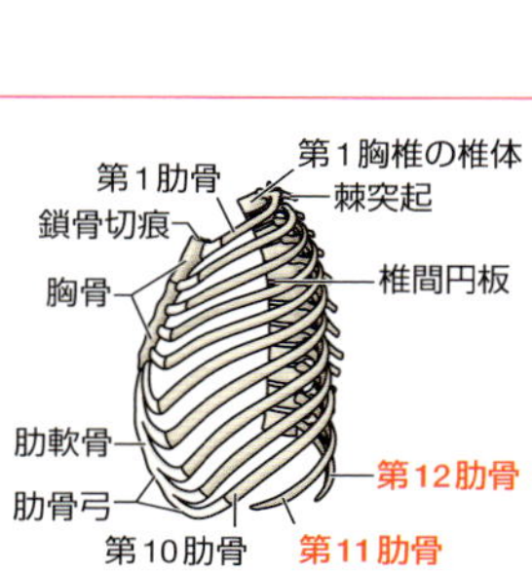

162頁で勉強しましたが、復習です。のどのくぼみに触れて、そのまま下に指を下げてください。硬い骨に触れますね。これが胸骨です。この胸骨と7番目までの肋骨がその先の肋軟骨で、連結しているのでした。胸骨をそのまま下に指を下げていくと、みぞおちになりますね。みぞおちの両側にハの字に広がっているのが、肋骨弓です。7番目の肋軟骨に、8番目から10番目までの肋軟骨が上方に向かって合流して、ハの字を作っているのです。
そして、この肋骨弓に参加していない11番目と12番目の肋骨を浮遊肋骨といいます。

## 肝臓の位置（後面）

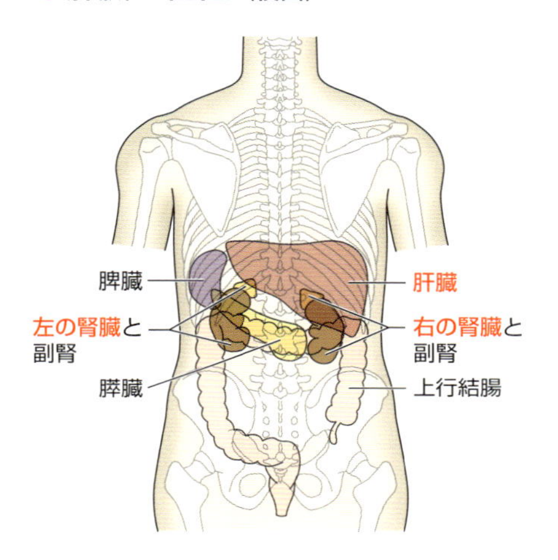


## 腎臓の位置（後面）

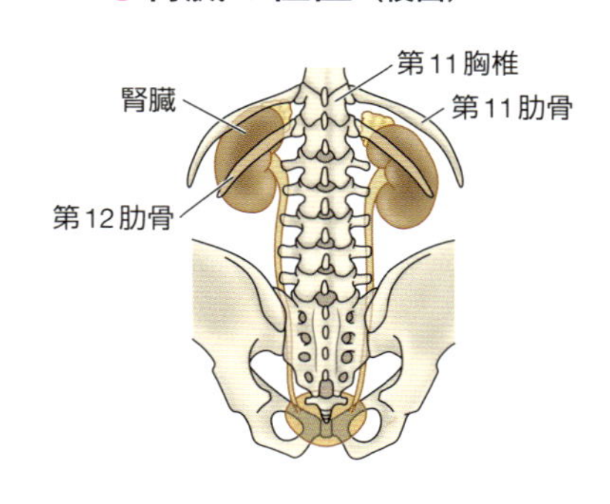


## 肝臓の腎圧痕（臓側面 下から）

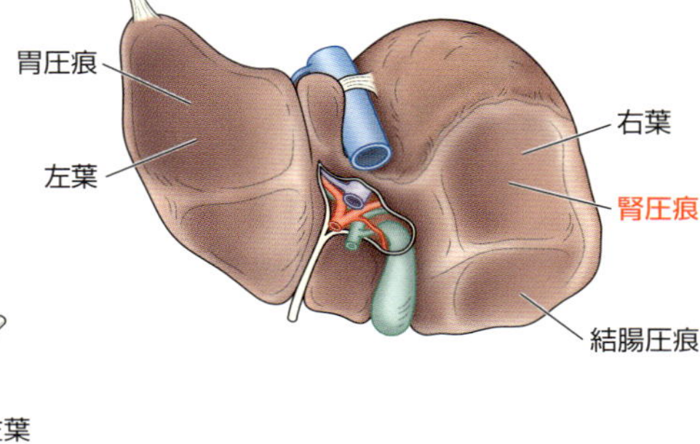


## 肝臓の右葉と左葉（前面）

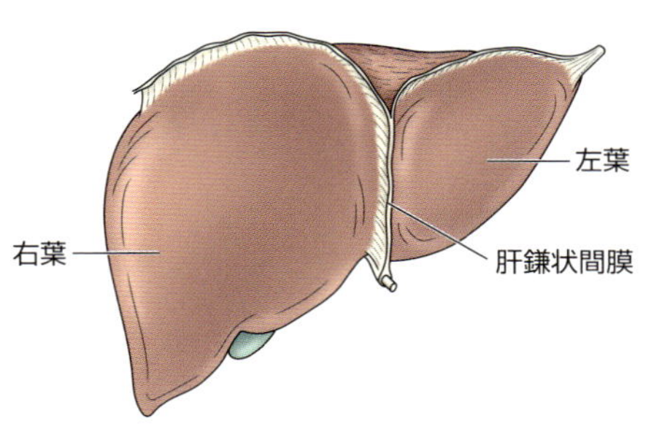


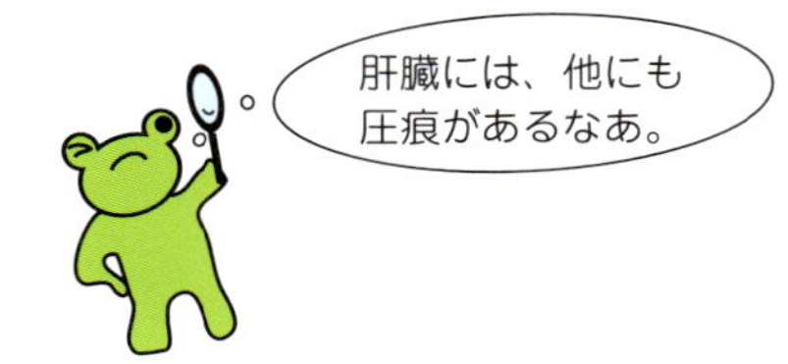


体幹

**ポイント**

- ◆左右の腎臓は高さが少し違い、右側の腎臓は左側より、半椎体～1椎体ほど低い。
- ◆肝臓は三角形状の形をしている。体の右側部を底辺とし、右上部が直角、頂点が左側である。
- ◆肝臓は肝鎌状間膜によって、右葉と左葉に分けられる。右葉は厚く大きく、左葉は薄く小さい。
- ◆右の腎臓は肝臓の右葉によって圧迫されて、位置が下がっている。肝臓右葉の底面には腎圧痕と呼ばれる浅いくぼみができている。

## 〈肝臓・腎臓③〉 **腎臓の管の出入り口**——腎門

肝臓の腎圧痕の内側には、固有肝動脈や門脈が入り、肝管が出る肝門という出入り口がありました。腎臓にも**腎門**と呼ばれる出入り口があります。その腎門は、左右腎臓の内側縁の中央付近にあります。左右腎臓の間を腹大動脈と下大静脈が走り、腹大動脈から左右に１対の腎動脈が出て、腎門から腎臓に入ります。そして、左右の腎臓の腎門から１対の腎静脈が出て、下大静脈につながります。腎門はリンパ管や神経も出入りし、腎臓で生成された尿を通す尿管もここから出てきています。

腎臓は、血液中の代謝産物などの中から不要物質（老廃物）や毒物などを抽出して、尿として体外へ捨て去るための器官です。そのためには血液を腎臓に送り込む必要があり、腹大動脈からの枝である腎動脈が腎門から腎臓内に入っているのです。その場合、腎動脈内を流れて腎臓に送り込まれる血液中には、尿となる産物である不要物質（老廃物）や毒物などが含まれているわけです。

そして、腎門から入った腎動脈は腎臓内で枝分かれし**葉間動脈**となり、葉間動脈は、腎門に近い内面の髄質と外面の皮質との境を弓状に走る**弓状動脈**となります。この弓状動脈からは、皮質の小葉間を腎臓の表面の方向に走る**小葉間動脈**と、髄質の方向に向かう**直細動脈**を出しています。

小葉間動脈は、尿を生成するネフロン（腎単位、p.186 参照）の内部を２種類（p.186 参照）の毛細血管として通過したのち、小葉間静脈として弓状静脈に入ります。一方、髄質からの直細静脈も弓状静脈に入り、弓状静脈は、葉間静脈を経て腎静脈として腎門から出て下大静脈に注がれます。

ネフロン内の毛細血管から小葉間静脈へと流れてきた血液中には、ネフロンで尿を生成するために、不要物質（老廃物）や毒物などが抽出されており、それらの成分は含まれていないのです。ですから、腎門から下大静脈に向かう**腎静脈中の血液には、不要物質（老廃物）や毒物などは含まれていない**のです。尿の生成については、次項で詳しく説明します。

●腎動脈と腎静脈のルート

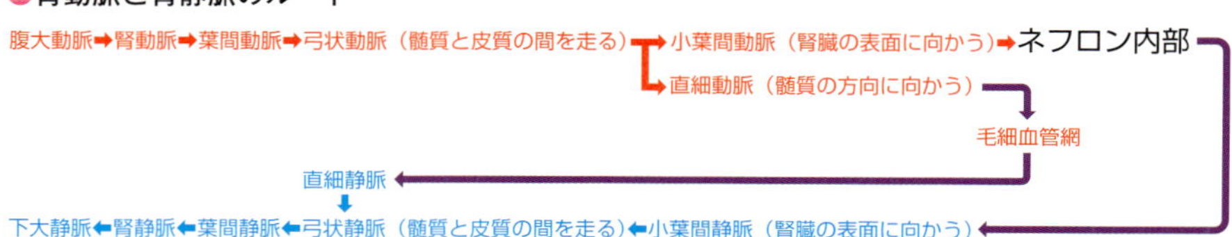

## ●腎臓の位置（前面）　●腎臓の肉眼構造（右 後面）

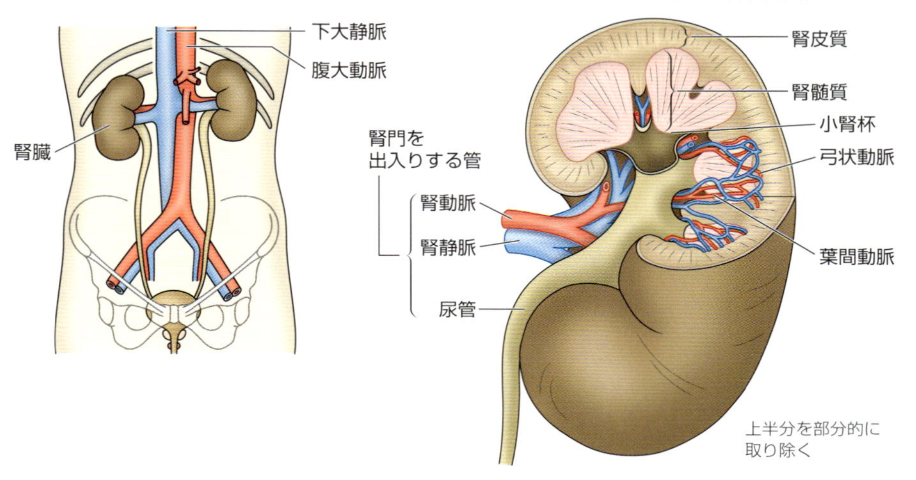


## ●ネフロン（腎単位）と集合管および血管系

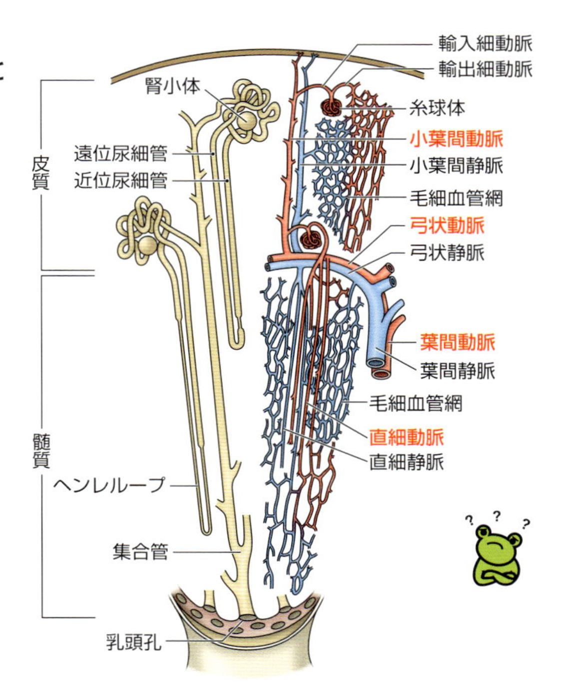


**ポイント**

◆左右の腎臓の内側縁の中央付近に、腎門がある。腎動脈・腎静脈、尿管などの出入り口となっている。

## 〈肝臓・腎臓④〉原尿は1日150L？——糸球体

**腎単位**といわれ、尿を生成するネフロンは、血液をろ過する毛細血管の集合した**糸球体**とそれを取り巻く**ボウマン嚢**（糸球体嚢）、これらを腎小体といい、そしてボウマン嚢に続く尿細管の一連のセットからなります。ネフロンは片側の腎臓に、100万個から200万個存在しているといわれます。弓状動脈から皮質内に入ってきた小葉間動脈、その小葉間動脈から枝分かれした細動脈は、**輸入細動脈（輸入管）としてボウマン嚢内に入って、**毛細血管となって糸球体をつくります。その糸球体を構成する毛細血管の壁から、血液中の不要物質（老廃物）をボウマン嚢内に抽出します。それを原尿といい、その量は1日に150～180L（リットルですよ！）にもなるといわれています。体液と呼ばれる体内の水分量は体重の約60％といわれていますから、60kgの人で36Lにすぎず、1日で150Lも排泄されてしまえばミイラになってしまいますね。

輸入細動脈がボウマン嚢内で、毛細血管となって糸球体をつくりましたが、その毛細血管は集まって**輸出管としてボウマン嚢から出ていきます。**この輸出管は細動脈で**輸出細動脈**といわれます。

**その輸出細動脈は再び毛細血管に分かれて、尿細管を取り囲む毛細血管網となります。**尿細管内を流れてきた原尿から、水分と生体に有用な物質であるグルコースなどの糖質やアミノ酸、ナトリウムや塩素などの電解質の大部分が、尿細管を取り巻いている毛細血管内の血液に**再吸収**されます。その再吸収は原尿の99％以上にもなり、約1％の約1.5～1.8Lが実際に1日に排泄される尿量となります。ですから、ミイラにはならないのです。尿細管を取り巻いた毛細血管は細静脈となり、小葉間静脈、弓状静脈、葉間静脈、腎静脈となり、体循環の下大静脈に合流します。

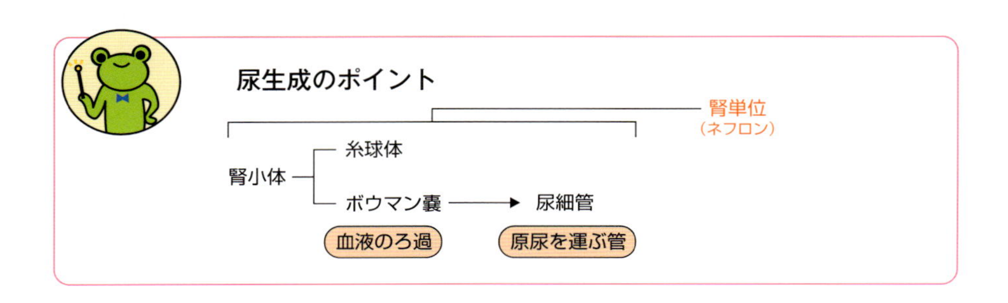

## ●腎小体（糸球体とボウマン嚢）

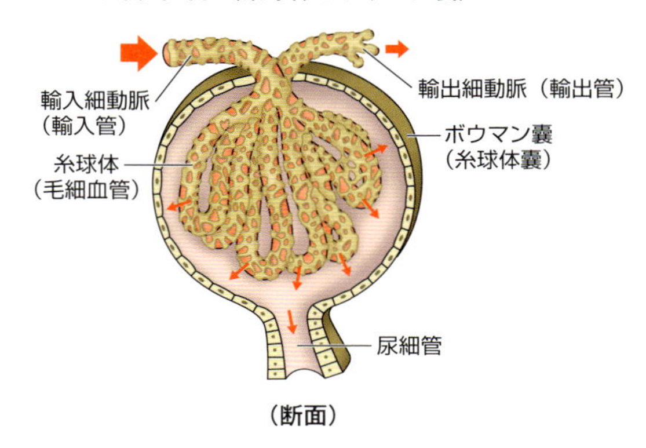


（断面）

## ●尿生成と血流方向（尿細管再吸収）

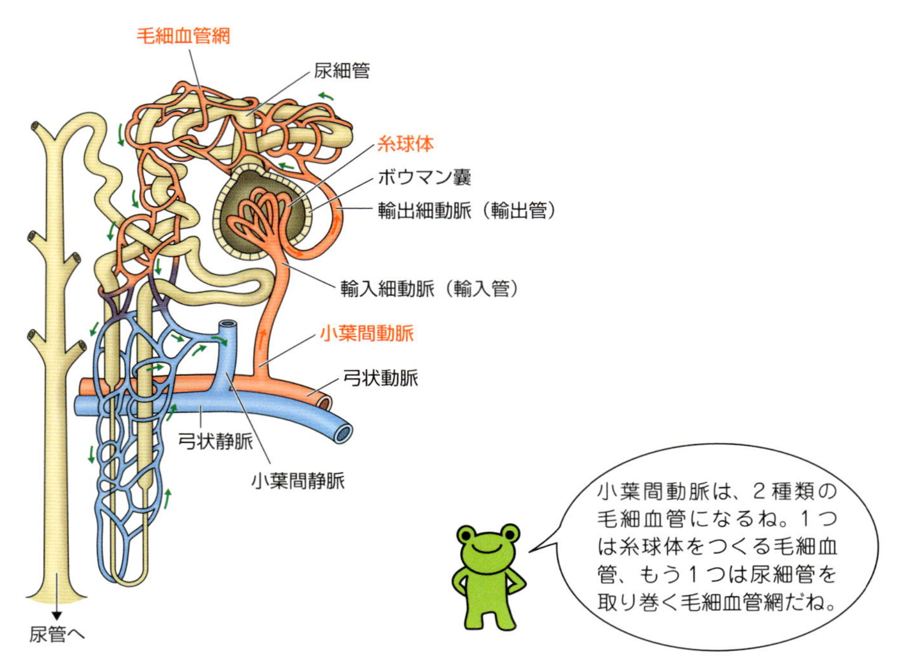


**ポイント**

◆小葉間動脈は輸入細動脈となり、輸入管としてボウマン嚢の中に入り、毛細血管に分かれて、糸球体をつくる。そして、その毛細血管は再び集まって、輸出管としてボウマン嚢から出ていく。輸出管も細動脈であり、輸出細動脈といわれる。

体幹

## 〈副腎〉分泌されるホルモンが皮質と髄質で違う

腎臓のところで、「皮質」と「髄質」の言葉が出てきました。そう、腎臓は**弓状動・静脈**を境にして、外側の**腎皮質**と内側の**腎髄質**とに区分され、原尿を生成する**腎小体は皮質に存在**しているのでした。

大脳でも、外側の大脳皮質と内側の大脳髄質とに区分されました。このように、**外側を皮質、内側を髄質と呼ぶ**ことがあり、腎臓の上に帽子のようにかぶさって「副」腎と呼ばれる器官にも、外側の副腎皮質と内側の副腎髄質との区分があります。

副腎は名前に「腎」がつくように、腎臓とともに脂肪被膜に包まれています。しかし、副腎は脂肪被膜の内側でさらに固有の被膜に包まれ、**泌尿器官である腎臓とは機能的に直接的なつながりはありません。副腎は、内分泌器官としてホルモン分泌する内分泌腺なのです。**

外側の副腎皮質と内側の副腎髄質は起源が異なり、機能的にも異なっています。

**副腎皮質**は、実質の大部分（80 ～ 90％）を占め、脂肪に似て淡黄色で、外側から内側に向かって球状帯・束状帯・網状帯の３層からなり、層によって分泌されるホルモンが異なっています。副腎皮質ホルモンはステロイド（コルチコイド）ホルモンで、球状帯からは電解質コルチコイドが、束状帯からは糖質コルチコイドが、網状帯からは男性ホルモンであるアンドロゲンが分泌されます。糖質コルチコイドには抗炎症作用もあり、炎症の拡大を防いだり、局所の浮腫を軽減したり、抗発熱作用や鎮痛作用を発揮したりしますので、薬として用いられます。それゆえ、軟膏などの説明書にステロイド軟膏とか副腎皮質ホルモンとの記載があったりするのです。

**副腎髄質**は、カテコールアミンを含む細胞で構成されていて、アドレナリンとノルアドレナリンが分泌されます。アドレナリンには、心拍数増加や血糖値を上昇させる働きがあります。

## ●副腎（前面）

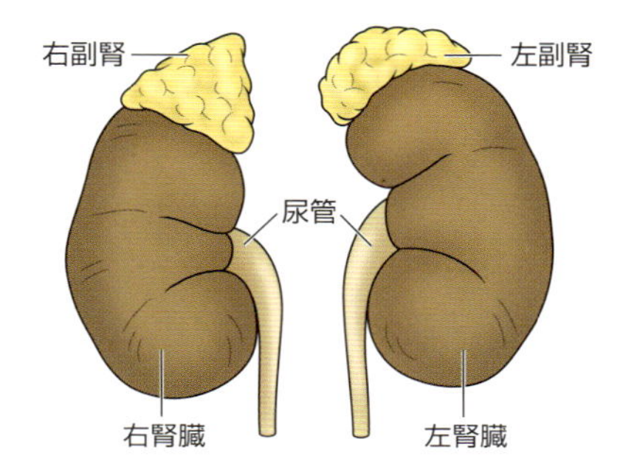


## ●副腎の断面図と組織

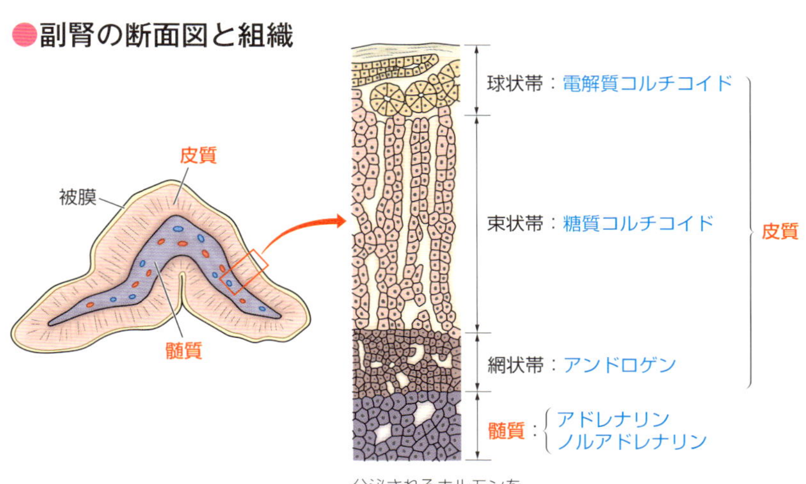


**ポイント**

◆副腎は、ホルモンを分泌する内分泌器官であり、副腎髄質と副腎皮質に分かれる。
◆腎臓の上に帽子のようにかぶさっているが、腎臓と機能的な直接のつながりはない。

体幹

## 〈膵臓〉外分泌腺と内分泌腺

「インスリン」といえば、糖尿病治療薬のインスリン製剤を思い浮かべませんか？　そのインスリンとは、膵臓から分泌されるホルモンなのです。

膵臓といえば、肝臓と一緒に消化器官に含まれ、消化液である膵液をつくる外分泌腺です。外分泌線がどういうものかはあとでお話しします。肝臓でつくられた**胆汁を運ぶ総胆管**と**膵液を運ぶ（主）膵管**が合流して、十二指腸の内壁の**ファーター乳頭**（大十二指腸乳頭）に開口しています。

膵臓は、第１腰椎から第３腰椎の高さにありますＣ字状の十二指腸に挟まれた膵頭に始まり、左に向かって膵体・膵尾と横走し、左脇腹で脾臓に接します。膵臓は実質臓器で多くの小葉に分けられ、その小葉は外分泌部と内分泌部とからできています。

**外分泌部**は、膵液という消化液を分泌する漿液性の分泌腺で、導管をもち、それらは膵尾から膵体・膵頭へと次第に太くなって（主）膵管および副膵管となり、膵頭の入り込んでいる十二指腸の内壁に開口しています。この開口部が先ほど話したファーター乳頭です。

膵液を分泌する腺小葉の中に、ほぼ円形の**内分泌性細胞群**が島のように散在していて、膵島またはランゲルハンス島と呼ばれています。ランゲルハンス島などというと、ハワイ島・カホオラウェ島・リシアンスキー島などと同じように太平洋上に浮かんでいる島のように思われるかもしれませんが、ホルモンを産生する内分泌腺です。

**ランゲルハンス島**では、Ａ（$\alpha$）細胞・Ｂ（$\beta$）細胞・Ｄ（$\delta$）細胞の内分泌細胞が区別されます。Ａ（$\alpha$）細胞は血糖を上昇する働きをもつグルカゴンを分泌し、Ｂ（$\beta$）細胞は血糖を下げる働きをもつインスリンを分泌し、Ｄ（$\delta$）細胞はグルカゴンとインスリンの産生と分泌を抑制するソマトスタチンを分泌します。グルカゴンは肝細胞に働いてグルコースを放出し、血糖を上昇しますが、インスリンは全身のほとんどの細胞において、グルコースの取り込みと使用を促進して、血糖を下げる働きをしています。

**ポイント**

◆膵臓は多くの小葉に分けられ、その小葉は外分泌部と内分泌部からできている。
◆外分泌部は膵液を分泌する。膵液は膵臓の中を通る導管を通って、十二指腸に運ばれる。十二指腸への開口部をファーター乳頭という。
◆内分泌部は、ランゲルハンス島または膵島と呼ばれ、血糖を調節するホルモンを分泌する。

## ●膵臓（前面）

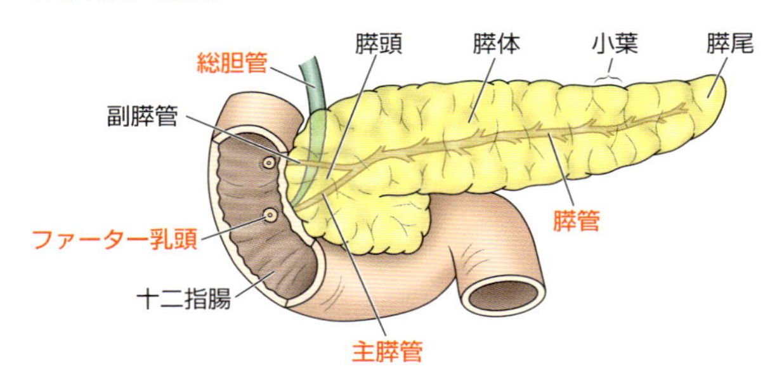


## ●脾臓と膵臓（後面）

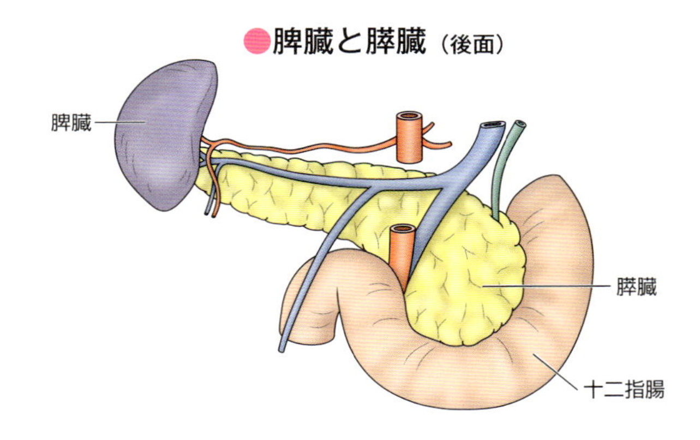


## ●膵島の模式図

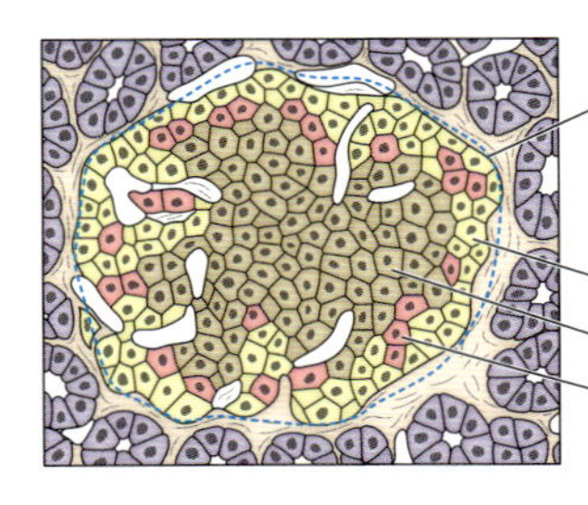


### MEMO　外分泌腺と内分泌腺

外分泌腺とは、体の外に物質を分泌する組織のことをいいます。（十二指腸などの胃につながる消化管の中も、体の外側と考えます。）また、分泌先までの導管をもつのが外分泌腺です。
内分泌腺は、体の中に物質を分泌する組織のことをいいます。血液中に分泌されるホルモンをつくっているのは内分泌腺の細胞です。

体幹

## 〈脾臓〉走ると痛くなる脇腹

急に走ると脇腹が痛くなることがあります。脇腹を脾腹ということもあります。脾腹の「脾」は、脾臓のことです。**脾臓は無対の臓器で、胃の左端の裏側で膵尾（すいび）の先に位置しています。**つまり、左脇腹にあるのです。ですから、右脇腹を脾腹というのは正確ではないと思われます。左脇腹、腹とはいえ**左第９～11肋骨に覆われて体表からは触れません。**

左脇腹、脾腹が痛くなるのは、脾臓が原因となっていることがあります。脾臓には血液を貯める働きがあります。運動をしますと筋肉が多くの酸素を必要とし、酸素を運ぶ血液を多量に送り届ける必要があります。急な運動の際には脾臓に貯めていた血液が使われ、脾臓が一気に収縮し、そのことにより脇腹の痛みを引き起こしてしまうのです。やはり、運動をする時は急にではなく、準備運動が必要なのですね。

さて、脾臓は、腎臓や副腎（ふくじん）のように皮質（ひしつ）と髄質（ずいしつ）とには区分されません。膵臓（すいぞう）の膵島（すいとう）が腺小葉の中に散在しているように、**脾臓は赤脾髄（せきひずい）の中に白脾髄（はくひずい）が点状に散在しています。**

脾臓は血液、特に赤血球を多く含んでいて、その働きは赤血球の鉄を貯蔵したり老化した赤血球を破壊したりすることです。赤血球には、鉄を含んでいる色素（ヘム）とタンパク質（グロビン）とが結合したヘモグロビンという物質が含まれています。赤血球に含まれた鉄が酸素と結合して、血液の酸素の運搬作用をおこなうのです。**この赤血球を多量に含んで、肉眼的に赤褐色に見える脾臓の実質が赤脾髄です。**

脾臓は系統別ではリンパ系に含まれます。**白脾髄はリンパ球（Ｔリンパ球・Ｂリンパ球）の集まりで灰白色を呈して、マクロファージ（大食細胞（だいしょくさいぼう））も含まれています。**老化した赤血球、硬くなったり形の変わった赤血球は、マクロファージの食作用で処理破壊されるのです。

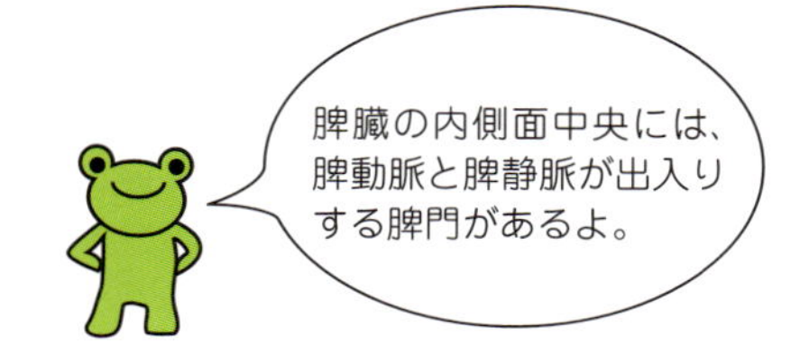

## ●脾臓の位置

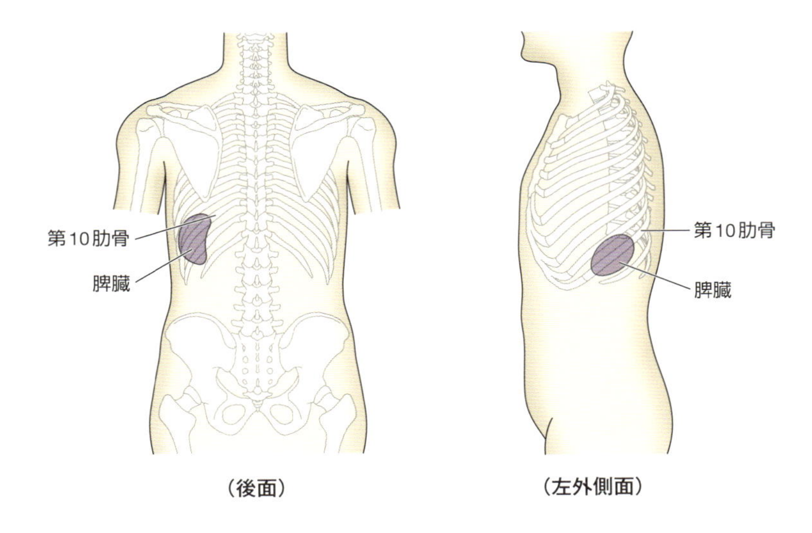


## ●脾臓と隣接する器官（前方から）

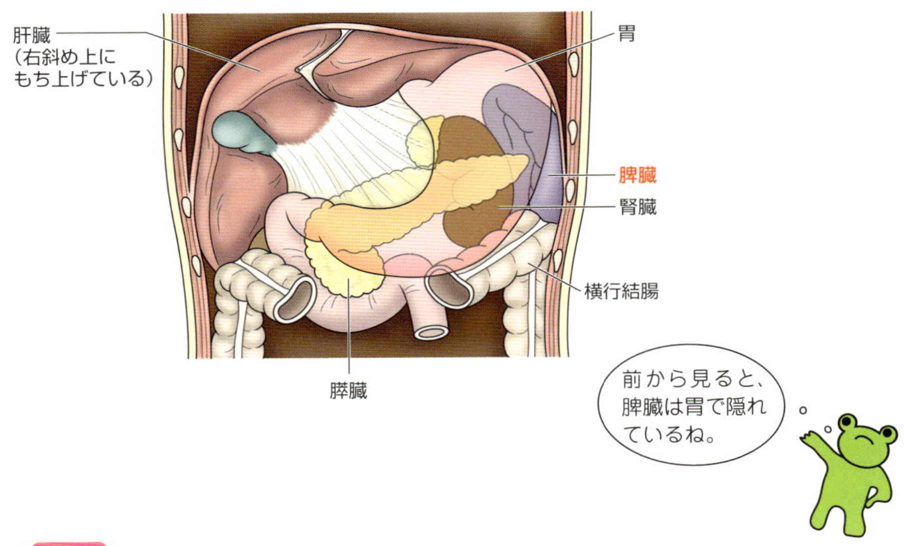


体幹

**ポイント**

◆脾臓は、胃の左端の裏側で、膵尾の先に位置している。左第９～11肋骨に覆われて体表からは触れられない。

◆脾臓の実質には、赤脾髄と白脾髄がある。赤血球を多量に含んで、肉眼的に赤褐色に見える赤脾髄の中に、リンパ球の集まりで灰白色に見える白脾髄が点状に散在している。

## 〈腹部の筋①〉**割れた腹筋、シックスパック**——腹直筋

「腹が割れている」などといわれる腹筋は、腹直筋のことを指していると思われます。なぜ、筋肉が割れて見えるのでしょう？

胸には、脊柱の胸椎と肋骨と胸骨からなる胸郭というかご状の骨格がありますが、お腹ではお臍周りの前腹も脇腹も、触れてみても骨は感じられません。後ろの正中には脊柱の腰椎がありますが、それ以外に腹部には骨がないのです。

お腹の下には、後方で脊柱の仙骨に下肢骨である左右の寛骨が関節（仙腸関節）し、前方では左右の寛骨が軟骨結合（恥骨結合）した骨格、骨盤があります。

骨格筋は骨と骨を結びますが、前腹には骨がありません。そこで、臍の両脇では、胸郭と骨盤とを結んで上下縦に真っ直ぐに走っている腹筋があり、**腹直筋**と呼ばれています。詳細に述べますと、腹直筋は骨盤の恥骨結合前面と恥骨結節上縁から始まり、胸郭の第５・６・７肋骨肋軟骨と胸骨の剣状突起に付いています。そして胸郭の前壁を引き下げる、つまり腰を曲げてお辞儀をする際などに働きます。また、胸郭を固定しますと、反対側の骨盤の前を引き上げ、同時に腹圧を加える働きをします。腹筋運動の主要筋です。

さて、この腹直筋ですが、解剖図を見てみると、上下に走っている筋の途中にいくつかの白い線が横に入っています。これは何でしょうか？　骨格筋が骨に付く際は収縮性のない腱で付き、腱と腱の間の筋線維が収縮して骨を引き運動を行います。筋線維が収縮すると、上腕の力こぶのように中央が膨らみます。腹直筋が胸郭と骨盤を結んでいる長い筋線維だとしますと、前屈をしますとお腹の力こぶはかなり膨らんでしまいます。そこで、間に骨はありませんが中間に腱を入れて、それぞれの筋線維を短くしています。この**中間の腱を腱画といいます**。3（または4）個の腱画があって、4（または5）節に分けています。腱は収縮しませんから、腱画と腱画の間が収縮して力こぶとなります。つまり、**腹直筋が発達していて皮下脂肪がない人は、この腱画と腱画の間の筋腹が目立ち、腹が割れるように見える**のです。この際、1節目は肋軟骨の上にあり目立たず、みぞおち以下で「シックスパック」となります。

**お辞儀をしてみよう**

きれいなお辞儀はお腹に力が入っている？

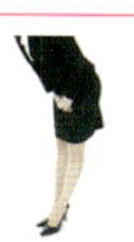

## 外腹斜筋と腹直筋（前面）

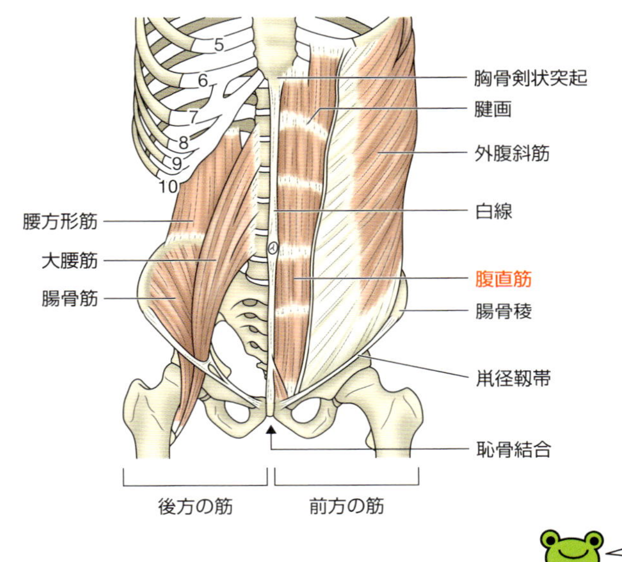


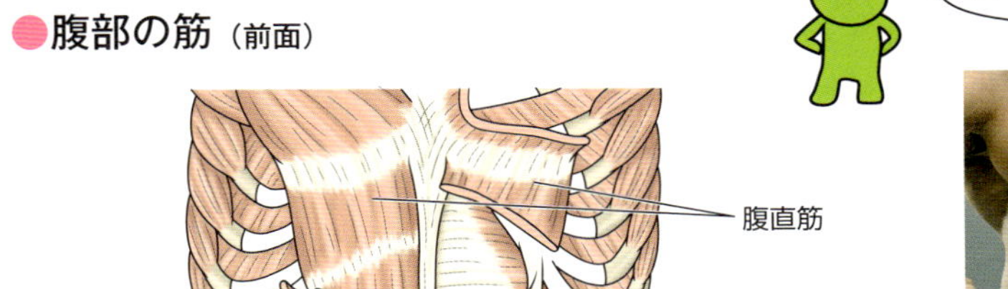


## 腹部の筋（前面）

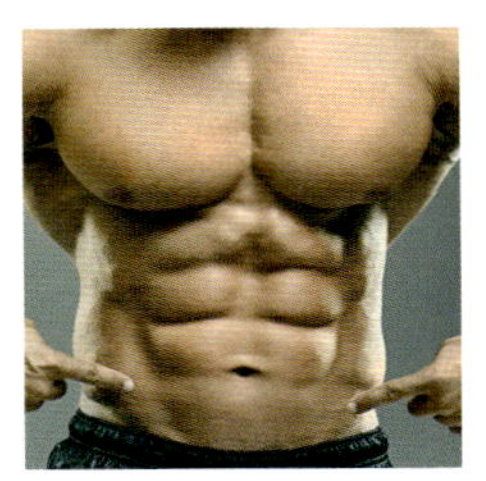

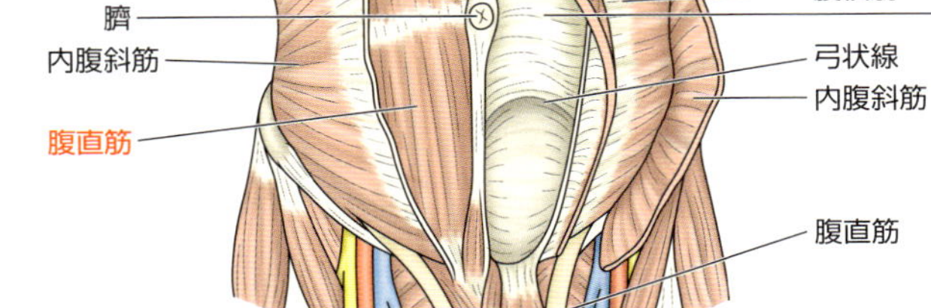


体幹

**ポイント**

◆腹直筋は、骨盤と胸郭を結び、上下縦に真っ直ぐに走る筋である。
◆腹直筋には、3（または4）の腱画があり、腱画と腱画の間が収縮して力こぶとなる。

## 〈腹部の筋②〉3つの筋の腱膜が鞘をつくる
### ——外腹斜筋・内腹斜筋・腹横筋

脇腹の筋（側腹筋）は幅広い筋で、3層あります。最外層と中間層は、筋線維・腱線維の走行が斜めになっているため、**外腹斜筋**と**内腹斜筋**と呼ばれています。最内層は上位2層と異なり、後ろから前に横走しており、**腹横筋**と呼ばれています。これら3層の側腹筋の筋線維は、前腹に至るとそれぞれ腱線維に代わって膜状をなして腱膜となります。左右それぞれの側腹筋の腱膜は、左右の腹直筋を通り過ぎて正中に至ります。普通なら、骨格筋の停止腱は骨に付くのですが、腹部正中には骨がありません。そこで、正中線上、臍の上下で左右の腱膜を構成する腱線維は、反対側の腱線維と合することで停止します。赤っぽい筋線維に対し腱線維は白っぽく見え、左右の腱線維が合した正中線上、上方が剣状突起から下方が恥骨結合の上縁にかけて白い線状に見え、これを**白線**といいます。この白線が、側腹の3筋の正中での停止となっています。

さて、側腹から前腹に走行してきた腱膜ですが、前腹には臍の両側に腹直筋があります。3層の側腹筋の腱膜は、すべてが腹直筋の前を走行しているわけではありません。**外腹斜筋の腱膜は腹直筋の前**を走行しますが、**最内層の腹横筋の腱膜は後ろ**を走行します。そして、**中間層の内腹斜筋の腱膜は、腹横筋の腱膜と後ろを走行するのと、外腹斜筋の腱膜と前を走行するのと2枚に分かれます。**腹直筋の前を行く腱膜と後ろを行く腱膜は、正中部で白線となり、腹直筋を鞘状にくるむことになります。腹直筋を刀と考えれば、腱膜は刀の鞘と考えられ、**腹直筋鞘**と呼びます。そして、腹直筋の前を行く外腹斜筋と内腹斜筋の腱膜を**腹直筋鞘の前葉**、後ろを行く内腹斜筋と腹横筋の腱膜を**腹直筋鞘の後葉**といいます。ただし、臍のすぐ下あたりで後葉が途切れて、弓状に縁が見え、それを**弓状線**といいます。弓状線より下の後葉であった腱膜はといいますと、腹直筋の前に回り込み、前葉の一部となっているのです。

MEMO

外腹斜筋は、第 5～12 肋骨の外面から始まり、腹直筋鞘前葉と一部は腸骨陵に停止します。後ろ上方から斜め下前方に走行しています。体幹を左に捻る動作のときは、右の外腹斜筋が働いています（反対側回旋）。肋骨が腹部正中の白線に向かって引き寄せられるからだね。体幹の回旋には、内腹斜筋も働いていて、内腹斜筋は同側回旋となっています。

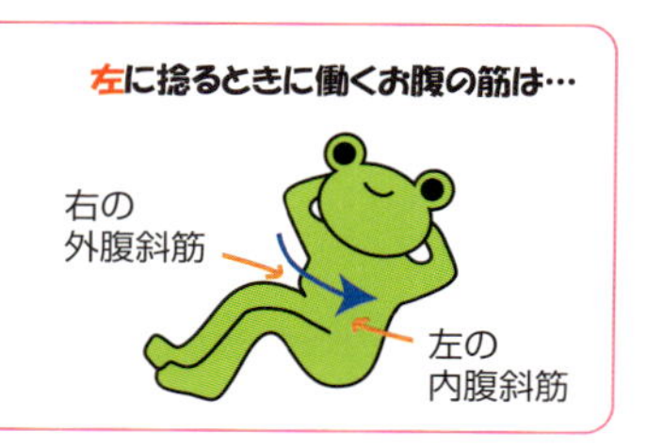

## 腹部の筋

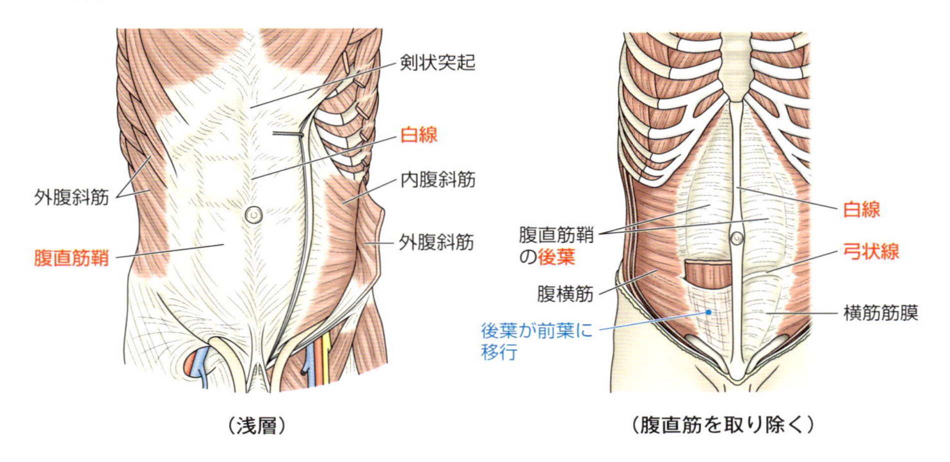


（浅層）　（腹直筋を取り除く）

## 腹直筋鞘（横断面）

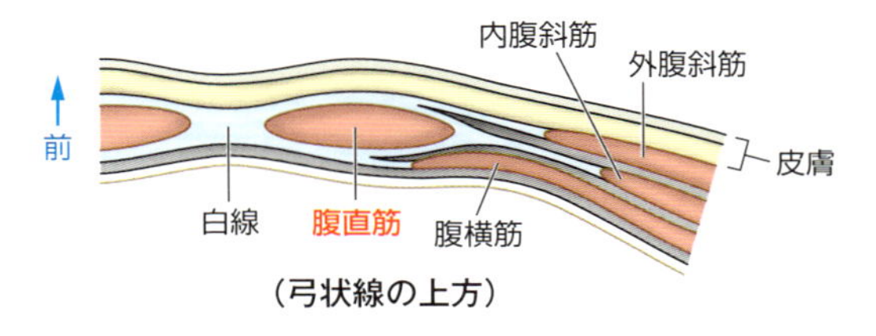


（弓状線の上方）

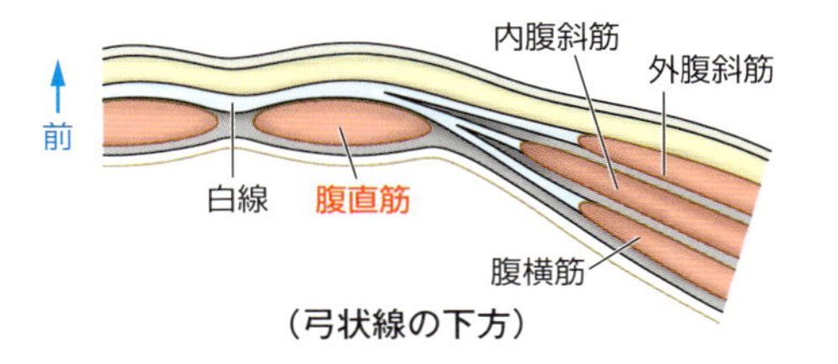


（弓状線の下方）

**ポイント**

- ◆側腹筋は３層からなり、最外層は外腹斜筋、中間層は内腹斜筋、最内層は腹横筋である。
- ◆これらの筋膜は、前腹の正中線上にある白線に停止する。外腹斜筋は、腹直筋の前を通り、内腹斜筋は、腹直筋の前を通る腱と後ろを通る腱に分かれる。腹横筋は、腹直筋の後ろを通る。
- ◆腹直筋の前を通る腱膜と後ろを通る腱膜は、腹直筋を鞘のようにくるむ。この鞘を腹直筋鞘といい、前を通る腱膜を前葉、後ろを通る腱膜を後葉と呼ぶ。
- ◆臍のすぐ下あたりでとぎれた後葉の縁を、弓状線という。

体幹

## 〈腹膜〉お腹の中の膜

腹痛を訴え、「腹膜炎では？」とかいわれることがあります。腹膜とは、お腹（なか）の壁である腹筋（ふっきん）の裏打ちをしている膜と腹部内蔵の表面を覆っている膜の総称で、それらの膜は平滑で、少々の液体（漿液（しょうえき））で湿潤している漿膜（しょうまく）でできています。**腹膜は壁側と臓器、または臓器間の摩擦を軽減し、感染に対して抵抗する働きをもっています。**

胃や腸の臓器はその壁を平滑筋（へいかつきん）で構成し、筋の収縮弛緩で食べ物やその消化物などの内容物を移動させます。臓器間および臓器と壁側の腹筋とは接していて、そのままでは摩擦が生じます。それゆえ、**壁側の腹筋の裏打ちをする漿膜（壁側腹膜（へきそくふくまく））**と**臓器の平滑筋を覆う外膜である漿膜（臓側腹膜（ぞうそくふくまく））**が、腹膜として腹腔（ふくくう）内には存在しています。**壁側腹膜と臓側腹膜は連続していて**、それらの間にはわずかな腔隙（くうげき）があり**腹膜腔（ふくまくくう）**といいます。この腹膜腔内に貯留した漿液などの滲出液（しんしゅつえき）を腹水（ふくすい）といい、肝硬変や腹膜炎などで貯留すると、腹部が膨満してしまいます。

覆われ方は臓器によって異なります。胃や空腸（くうちょう）や回腸（かいちょう）などのように、臓側腹膜によって完全に覆われる臓器、膀胱（ぼうこう）や子宮や直腸・上行結腸・下行結腸のように表面の一部を臓側腹膜が覆うが臓器を壁側に押し付けて腹膜は折れ返り壁側腹膜となる臓器、また、腎臓や膵臓（すいぞう）や十二指腸（じゅうにしちょう）のようにそのほんの一部だけが覆われるが、大部分は腹膜の後側に位置する臓器（**腹膜後臓器**）などがあります。

腹膜には、胃体を覆った臓側腹膜が、大弯（だいわん）*にて離れ、横行結腸（おうこうけっちょう）・空腸・回腸の前をエプロン状に垂れ下がる腹膜（臓側腹膜でもないし壁側腹膜でもない）もあり、**大網（だいもう）**と呼ばれています。また、膀胱の上方から後方を覆った臓側腹膜が反転して子宮体の前壁に移動し、その反転部を**ダグラス窩（か）**といい、血液や膿（うみ）などが溜まりやすい場所となっています。

---

＊大弯：胃の左側下方でＪ字に湾曲している部位

確かめてみよう

### 腹膜と腸間膜

布などにペンやコップなどをくるんでみよう。くるんだ布や紙が腹膜で、くるまれたペンやコップが臓器となります。

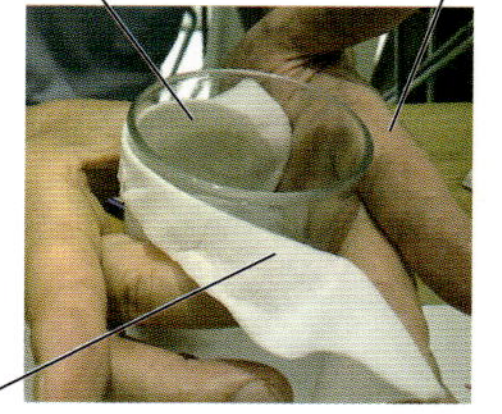


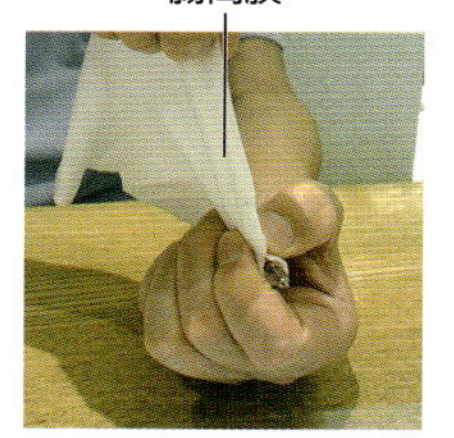

## 腹部

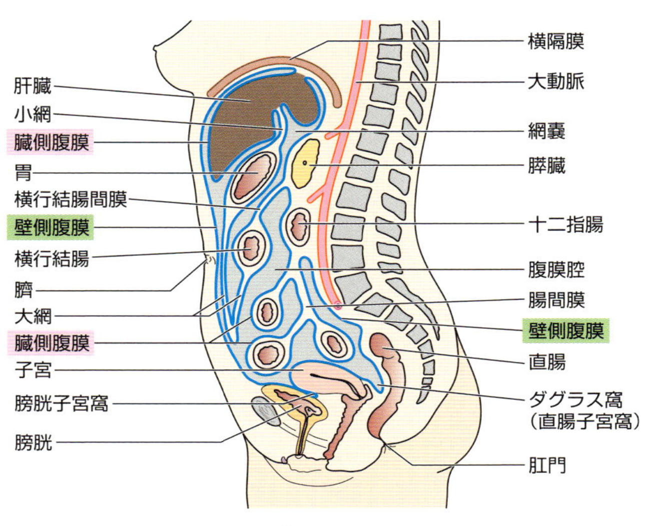


（矢状面 女性）

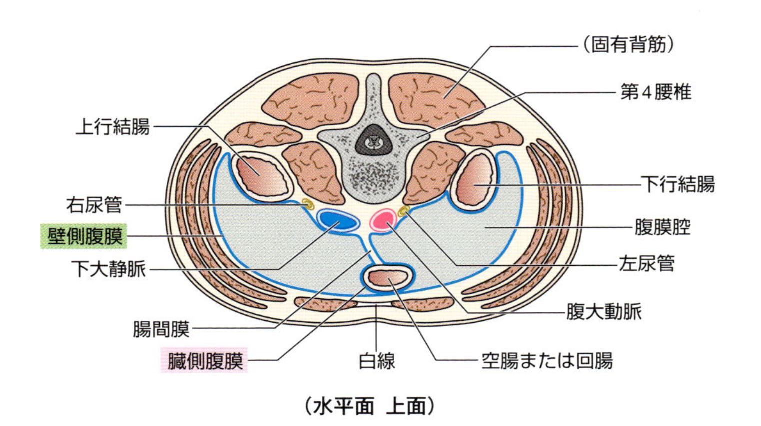


（水平面 上面）

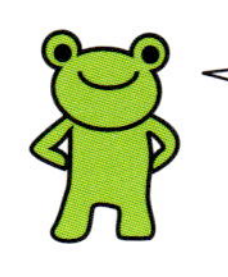

大網、小網、腸間膜のように、壁側にも臓側にも含まれない漿膜があるよ。

**ポイント**

◆腹膜には、腹筋の裏打ちをする漿膜（壁側腹膜）と、臓器の平滑筋を覆う漿膜（臓側腹膜）がある。
◆壁側腹膜と臓側腹膜は連続していて、間にはわずかな空隙があり、腹膜腔という。

僕のおじいさんは、解剖学の授業で、助手を務めていたらしいです。『好きになる解剖学』『好きになる解剖学 Part2』『好きになる解剖学ミニノート』にその活躍の様子が書かれていました！
僕もおじいさんを見習って、解剖の勉強を始めましたが、まだまだひよっこです。またお会いできるとうれしいです。

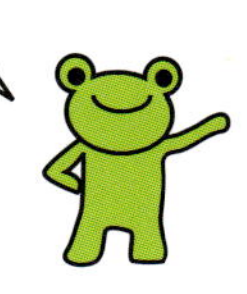

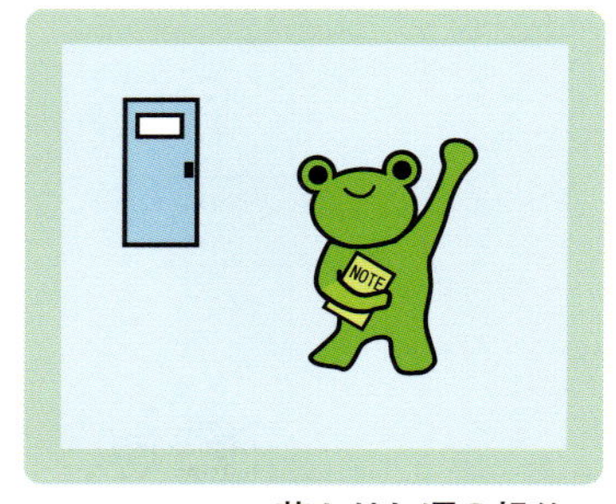


若かりし頃の祖父

# 参考文献

diFiore 人体組織図譜 原書第 11 版、相磯貞和訳、南江堂、2011
運動学第 3 版（全国柔道整復学校協会監修教科書）、齋藤宏・鴨下博、医歯薬出版、2012
解剖学カラーアトラス 第 8 版、J.w. ローエン・横地千仭、医学書院、2016
解剖学講義　改訂 3 版、伊藤隆原著・高野廣子改訂、南山堂、2012
解剖学用語　改訂 13 版、日本解剖学会監修、医学書院、2007
解剖生理学　第 10 版、坂井建雄・岡田隆夫、医学書院、2018
解剖トレーニングノート　第 7 版、竹内修二、医学教育出版、2018
肩 その機能と臨床　第 4 版、信原克哉、医学書院、2012
カラー人体解剖学 構造と機能：ミクロからマクロまで、井上貴央監訳、西村書店、2003
カラー図解 人体解剖学の基本がわかる事典、竹内修二、西東社、2012
カラダを大切にしたくなる 人体図鑑、竹内修二、SB クリエイティブ、2016
新版 からだの地図帳、佐藤達夫監修、講談社、2013
ギャノング生理学 原書 25 版、岡田泰伸監修、丸善、2017
五感のふしぎ絵事典、竹内修二監修、PHP 研究所、2007
史上最強　図解 これならわかる!!　解剖学、竹内修二、ナツメ社、2014
人体組織学　原書第 2 版、内山安男・相磯貞和監訳、南江堂、1999
図解 生理学、中野昭一編集、医学書院、2000
図解でわかる からだの仕組みと働きの謎、竹内修二、SB クリエイティブ、2008
図説 体表解剖学、窪田金次郎・G. H. シューマッハ、朝倉書店、1992
図説 運動器の機能解剖 、荻島秀男訳、医歯薬出版、2000
組織学　19 版、伊藤隆著・阿部和厚改訂、南山堂、2005
体表からわかる人体解剖学、大川淳・秋田恵一監訳、南江堂、2014
竹内先生の楽しくわかる解剖生理　人のからだにある“あな”、竹内修二、ナツメ社、2015
手 その機能と解剖　第 6 版、上羽康夫、金芳堂、2016
解いてわかる解剖生理学―問題集、竹内修二、医学教育出版、2014
日本人体解剖学 下　第 19 版、金子勝治・穐田真澄、南山堂、2000
日本人体解剖学 上　第 19 版、金子勝治・穐田真澄、南山堂、2000
ネッター解剖学図譜 学生版　第 2 版、相磯貞和訳、丸善、2001
プロメテウス解剖学コアアトラス　第 2 版、坂井建雄監訳、医学書院、2015
プロメテウス解剖学アトラス　解剖学総論／運動器系　第 3 版、坂井建雄・松村讓兒監訳、医学書院、2017
分担解剖学 1　第 11 版、森於菟・小川鼎三、金原出版、1982
分担解剖学 2　第 11 版、平沢興・岡本道雄、金原出版、1982
分担解剖学 3　第 11 版、山田英智・養老孟司、金原出版、1982
臨床に役立つ 生体の観察　第 2 版、星野一正、医歯薬出版、1984

# 索引

## 《欧文》



## 《あ》



## 《い》



## 《う》



## 《え》



## 《お》



## 《か》

《き》



《く》



《け》



《こ》



《さ》

《し》

## 著者紹介

竹内（たけうち）　修二（しゅうじ）　医学博士

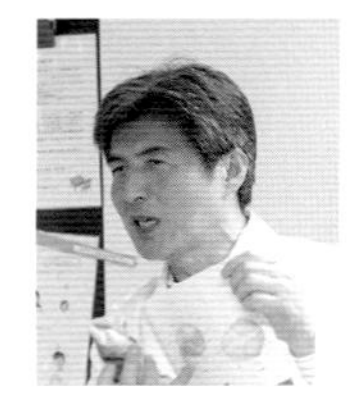

1972 年　東邦大学理学部生物学科卒業
元 常葉大学健康プロデュース学部　学部長　教授

NDC491　　215p　　21cm

好（す）きになるシリーズ
好（す）きになる解剖学（かいぼうがく）　Part 3

2018 年 11 月 26 日　第 1 刷発行

著　者　竹内修二（たけうちしゅうじ）
発行者　渡瀬昌彦
発行所　株式会社　講談社
〒112-8001　東京都文京区音羽 2-12-21
販　売　(03) 5395-4415
業　務　(03) 5395-3615
編　集　株式会社　講談社サイエンティフィク
代表　矢吹俊吉
〒162-0825　東京都新宿区神楽坂 2-14　ノービィビル
編　集　(03) 3235-3701
印刷所　株式会社双文社印刷
製本所　株式会社国宝社



ISBN978-4-06-154185-6